U0255660

协和

（第二版）

名誉主编：吴 东 李 剑

主　编：赵久良　冯云路

中国协和医科大学出版社

内科住院医师手册

图书在版编目（CIP）数据

协和内科住院医师手册（第二版）／赵久良，冯云路主编. —2版. —北京：中国协和医科大学出版社，2014.3
 ISBN 978-7-5679-0016-5

 Ⅰ. ①协… Ⅱ. ①赵…②冯… Ⅲ. 内科-疾病-诊疗-手册 Ⅳ. R5-62

中国版本图书馆 CIP 数据核字（2014）第 004508 号

协和内科住院医师手册 （第二版）

主　　编：赵久良　冯云路
责任编辑：戴申倩　孙　兰

出版发行：中国协和医科大学出版社
　　　　　（北京东单三条九号　邮编100730　电话65260431）
网　　址：www.pumcp.com
经　　销：新华书店总店北京发行所
印　　刷：中煤（北京）印务有限公司

开　　本：787×1092　1/32 开
印　　张：18
字　　数：560 千字
版　　次：2014 年 5 月第二版
印　　次：2019 年 10 月第 15 次印刷
定　　价：50.00 元

ISBN 978-7-5679-0016-5

再版序

　　完全由北京协和医院内科住院医师编写的《协和内科住院医师手册》受到广大的住院医师欢迎。而且就我所知不仅受到了内科住院医师，同时也受到了很多其他科室的医师欢迎。

　　临床工作是一项既需要有大量理论知识，又必须掌握许多技能及治疗原则的实践科学，不仅需要每天阅读大量的书籍和文献，同时又需要我们面对病人，特别是危重病人立即做出诊断和治疗方案。因此，充满理论和进展的大部头书籍在每天大量的日常工作中的使用受到了限制。而适用一线医师实用的手册则填补了这一不足。它从具体的操作入手，令使用者一目了然，可以很快了解主要的处理原则，为抢救治疗危重病人赢得宝贵时间。住院医师是临床医学队伍中的最基本单位，大量的住院病人、急诊病人都需要他们来处理。因此一个医院住院医师的水平决定了这个医院的医疗质量，他们也最了解他们自己工作中的需求。由他们组织编撰的《协和内科住院医师手册》非常贴近临床的需要，是一本常伴随住院医师的好助手。

　　随着现代医疗行为的需求，再版中增加了"工作规范"一章，在这章中包括"住院医师工作守则"、"医患沟通"、"临床教学"等，使得这本手册的内容更加丰富，对住院医师的工作将起到很好的指导作用。

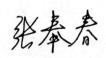

2014 年 3 月

前 言

自《协和内科住院医师手册》第一版发行以来，获得广大临床医生的高度评价。五年来，这本手册迅速在业内成为了抢手的"工具书"，我院内科住院医生和相关临床科室住院医生几乎人手一本，同时也是进修医生最喜爱的一本手册。这主要得益于其编写的宗旨是解决住院医生临床工作最常见问题，培养住院医师独立分析、独立处理临床问题的能力，所以成为极具实用价值的"口袋书"。

再版时延续同样的理念，同时重点考虑临床新知识、新技术的更替，所以特别更新逾半的内容：除了各个主题做了相应的更新外，还增添了新专题内容，包括临床工作规范、知情同意、医患沟通、病房教学、过敏性休克、顽固性呃逆、吸入性肺病/肺炎、息肉/息肉病、感染性休克、布氏菌病、POEMS综合征、淀粉样变性、抗磷脂抗体综合征、成人斯蒂尔病等；另外，第二版重点内容在于强调住院医师基本技能的培训，包括快速解读 ECG、ABG、CXR、肺功能、骨髓涂片等，我们希望能够通过上述更新使得手册内容更贴近临床实践，给住院医师临床工作带来更多帮助。

当然，临床医学知识浩如烟海，单靠一本手册不可能囊括所有内容，本手册仅针对住院医师面对临床常见问题的诊断和早期处理思路上提供帮助，具体更深入的内容还需查阅相关文献和专业书籍。非常欢迎大家在阅读的过程中提出宝贵的意见和建议。

最后，非常感谢本手册第一版的编委会成员，他们渊博的临床知识，精湛的临床技能以及在第二版编写过程中的指导都是对我们莫大的鼓励和支持；感谢再版的所有编者，他们都是临床一线工作的内科住院医师，在繁忙的临床工作中积极参与编写和修订工作。

诚然，编者的临床经验和水平毕竟还有不足，书中难免存在缺陷，甚至错误，恳请读者提供宝贵意见和建议（Email：zhaojiuliang@pumch.cn）。同时，考虑到临床工作者使用本手册的简便，书中使用了较多的术语简称和略语，这对于初学者可能会有所不便。但衷心地希望《协和内科住院医师手册》能够一如既往地为每一位读者在临床实践中提供帮助！

北京协和医院内科

赵久良　冯云路

2014 年 3 月

目 录

5

7

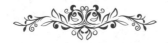

工作规范

■ 住院医师工作守则

临床工作中有很多不成文的规矩，如下守则或让你终身受益。

1. 临床实践

- 永远记住，你所面对的另一半是患者：他们理应得到我们的帮助，关爱，特别是尊重
- 热情：做一个快乐向上的工作者。住院医师生涯是一段非常艰苦的经历，工作繁重而琐碎，如果没有足够高的热情，很容易在工作中产生倦怠甚至厌烦的心理
- 学习、学习、再学习：要保证看书的时间，每晚至少 1~2 小时
- 效率才是关键：住院医师工作繁重，应有效利用时间，并且分清主次
- 知之为知之，不知为不知，是知也：病人病情，关乎生命，容不得含糊
- 做到比任何人都更了解你所管理的患者，对病史准确性和完整性的追求是永无止境的
- 患者病情很少突然恶化，而多是临床医生突然发现
- 观察病人要细致，事必躬亲：所有的病人体征、实验室检查结果、影像学结果均要亲自看到，亲手掌握
- 从做好每一件小事做起：不仅仅包括做完做好，更包括由此而引申出来的所有方法、沟通、技能等等，只有对每一个小事情做到面面俱到的了解和掌握，你才能往前走得更快
- 住院医嘱之撰写是一种艺术，关乎医护人员及其他工作人员对病人诊疗，应追求准确、简明，不能含混不清，以致错误

2. 医护配合

- Be kind to nurses, they will be kind to you. Be unkind to nurses, they will make your life a tragedy, 善待每一个人会让你的生活更容易
- 相互鼓励，相互关心：不管多么棘手的医患问题，绝不可在病人面前相互指责或埋怨

3. 医患沟通

- 重视患者的每一个主诉：耐心聆听患者的诉苦，不能主观臆断，以专业观点判断患者的诉苦
- 病情变化前花 15 分钟谈话，比变化之后花 2 个小时谈话更有效
- 应妥善解决病人的问题，有效的满足病人的需求才能建立医师的权威
- 注意保护病人隐私：电梯间、楼道、食堂等任何公共场合不要

谈病情

4. 良好的工作习惯

- 每日早晨巡视患者前看体温单、I/O、临时医嘱、化验单，和值班医师快速交流
- 掌握自己所管病人所约检查的日期（注意看已约和未约检查，听每日早护士交班）
- 每天早交班前半小时巡视病人
- 认真听早交班、认真听同组住院医师的汇报和主治医师的指示
- 有意识记录特殊检查的操作流程
- 每天下班前巡视自己的病人及病房危重病人
- 下班前、周末注意写清楚危重病人交班
- 各种影像学资料及时交还病人，各种化验单及时粘贴
- 病程记录必须及时、到位，强调不能罗列化验单，强调有自己的思考，不能单纯记录主治医师的意见
- 永远不要问我该干什么，而应该问我能不能这样干

■ 临床工作规范

　　住院医生绝大部分日常工作就是新收患者、开医嘱、书写入院病例，负责管床患者病程记录、汇报病例、办理出院等等，期间经历会有各种经验体会，甚至教训，每位医生均应从中探索出一套适合自己的工作流程，才能高效地完成临床工作。

■ 新收病人常规

1. **知己知彼、百战不殆**：利用任何机会提前了解病情（总住院医师或主治医师口头病情介绍、门诊或既往住院病历、近期检查结果、外院病历资料），尝试了解此次就诊原因、对病情做初步判断

2. **自我介绍**：与患者首次见面一定要做充分自我介绍
- 告知你是他的主管医生：如"您好，我是您的主管医生，我姓×，您可以称我×大夫"
- 交代病房日常工作常规：什么时候在哪里能够联系到你

3. **详细询问病史及体格检查**
- 了解患者的社会背景、职业、家庭：这些内容均可能对病情有一定的帮助
- 重点体格查体

4. **开具医嘱**：应成系统撰写，才能避免遗漏："ADC VAAN DIMLS"
- **A**dmit 记录收入病房床号、责任医生、护士
- **D**iagnosis 入院诊断
- **C**ondition 病情程度：稳定、病重、病危
- **C**ode Status：full code 积极抢救，DNR 拒绝心肺复苏，DNI 拒绝气管插管
- **V**itals 生命体征：是否需要心电监护、血压测量频次、FUO 患者测体温频次
- **A**llergies 药物过敏史：无明确药物过敏史（NKDA）
- **A**ctivity 活动度：绝对卧床、床旁活动、保护性隔离、单位隔离、需要陪护
- **N**ursing 护理常规
  - ✓ 24 小时出入量、尿量（分记日夜尿量）、测体重
  - ✓ 是否需要吸氧：鼻导管、文丘里面罩、储氧面罩、BIPAP 呼吸机
- **D**iet 饮食：普食、软食、清流食、少渣、低盐低脂、糖尿病膳食（标明热卡＝理想体重×25～30kcal/kg）、低蛋白、低嘌呤、

5

禁食水（NPO）

- **IV** access 静脉通路
  - ✓ 明确患者是否需要静脉通路，几条？型号？在急救时，套管针（16 和 18guage）补液速度优于中心静脉导管
  - ✓ 外周通路困难，或者需要长期应用静脉营养患者，尽早联系放置外周中心静脉导管（PICC）
  - ✓ 其他管路：尿管、胃管、胸/腹腔/伤口引流管、气管插管
- **Medications** 目前用药
  - ✓ 充分利用所有资料：包括既往出院小结，门诊/病房病例系统中记录，外院病例摘要，收费清单
  - ✓ 务必与患者再次确认，是否按时按量服用上述药物
  - ✓ 同时询问患者是否服用保健药物、中药、或者其他非处方药物
- **Labs** 实验室检查：根据诊断及鉴别诊断思路，开据明日完成的抽血化验检查及常规检查（ECG、胸片、腹部超声等）
- **Special** 特殊情况
  - ✓ 与上级医生沟通，确立特殊检查
  - ✓ 根据病情需要：联系专科医生会诊

5. Inform consent 知情同意

- 要求患者家属留下常用联系电话，同时确定哪一位家属拥有决策权
- 了解患者及家属的期望值
- 签署知情同意书：包括病危通知书、授权委托书、医保患者自费协议书、任何有创操作知情同意书、输血同意书、造影剂应用同意书

6. 病历书写、拟诊讨论

- 入院 8h 内完成首次病程记录，24h 内完成大病历，24h 内记录主治医师首次查房记录
- 拟诊讨论：总结病例特点，系统讨论诊断及鉴别诊断，提出所应做的关键性的实验室检查及特殊检查

■ 患者出院管理

1. 出院前准备（24~48h 内）
- 药物尽可能过渡为口服药物，避免较大用药调整
- 明确患者出院后是否需要准备特殊医疗器材：如吸氧装置，胰岛素注射笔
- 明确结果未归的检查需要什么时候能够得到结果
- 拔除尿管、胃管、静脉通路等，如 PICC 等需要带管离院需签署知情同意书
- 草拟出院证明：与上级医生沟通确认最终出院诊断和医嘱
- 归还患者外院资料、门诊病历蓝本、影像学资料
- 办理医疗结算，准备出院小结，24h 内完成病历整理

2. 出院证明撰写
- 出院诊断
- 出院带药：明确药物用法、用量、疗程，包括餐前/后服用，特别是糖皮质激素及免疫抑制剂的用法及减量方法
- 日常活动注意事项：
  - ✓ 饮食：戒烟、戒酒，健康饮食，生活规律
  - ✓ 多长时间后方可以工作、开车，不能剧烈运动，注意休息
  - ✓ 伤口护理：几日换药，几天后拆除敷贴，能否洗澡，其他特殊注意事项
- 患者教育：多数慢性疾病有特殊注意事项
- 注意观察哪些症状，如有病情变化，当地医院或者门/急诊就诊
- 安排随访时间、确定随访医生

■ 日常病程记录

工作规范

1. **书写原则**：less is more！重点突出、简明扼要；有分析、有判断；病情有预见、诊疗有计划；切忌流水账；疑难病例鼓励加入文献分析
- 始终贯穿两条主线：
  ✓一方面真实、科学地反映患者病情现状、变化及转归
  ✓一方面准确地记录医生拟定或调整诊治方案的思维和科学依据，再现医生为救治患者所做的一切努力

2. **病程格式**（Event SOAP）
- 日期、时间
- **E**vents 当日发生事件：如特殊检查、输血记录、多科会诊、交代病情
- **S**ubjective 当前主诉：症状、疼痛、饮食、睡眠
- **O**bjective 客观结果：生命体征、出入量、体重、如实记录重点查体结果，有重点、条理清晰的摘录检验/检查结果
- **A**ssessment 评估：对目前存在的主要问题逐一分析，诊断及鉴别诊断，包括病情程度评估、预后判断等
- **P**lan 诊疗计划：根据评估结果拟定下一步诊治方案，治疗决策变更

3. **及时签名**：尚不能独立行医者需上级医生同时签名

■ 如何汇报病例

汇报病例往往是教授、主治医师评估住院医师能力的主要途径。汇报病例蕴含反复的锤炼以及知识的积淀，不要指望第一次就能完美！随着时间的推移，你将学会有条理、有组织的并且简明、重点突出的总结患者临床信息。

1. 主要原则

- 以讲故事的方法"背病历"，忌讳念病历，避免过于机械
- 务必简明、扼要、重点突出的介绍病史、查体以及检验/检查结果用于表明你对于患者病情的理解，准确阐述目前的主要问题，以及你对于该问题的判断和诊疗计划
- 有条理，避免重复、颠三倒四，Practice before you present！
- 争取在 4~5 分钟内完成
- 绝不能完全照搬"入院病历"，听者如果想了解更多的细节完全可以翻阅病历，因而一定要"Only pertinent information"！
- 注意语调、语速，言语越轻松，越显得专业

2. 病例结构

- **患者身份及主诉**：始终以一句话开始："患者姓名、性别、年龄、主因×××于××时间收入病室"，如有相关既往史可囊括其中，如病情复杂，可补充说明"患者目前存在如下几个问题"
- **现病史**：以主要症状为核心，按照时间顺序（如 1 个月前、1 周前、3 天前）介绍主诉，伴随症状，加重缓解因素，相关阳性或阴性结果
- **既往史、长期用药、过敏史、个人史**：主要介绍病情相关信息，长期用药可简单介绍药名，重点药物需要介绍剂量，如"口服环磷酰胺，1 片/日，目前累积 4.5g"；简单介绍个人史，如"北京市民，已婚，高中教师，否认近期外出，吸烟 20 年，每日 10 支，否认饮酒史"。
- **体格检查**：每次汇报均应包括生命体征，相关的阳性或阴性体征
- **检验/检查**：如果有条件，可以与此前结果相比较分析
- **评估及诊疗计划**：截至到此，听者应该具有一个初步的判断，你将以总结性语言综合阐述目前患者主要问题以及你的判断、诊疗计划

■ 如何交班

1. 交班原则

- 每日交班是临床工作中最重要部分之一，关系患者医疗安全。交班最重要的三项内容：**患者安全、治疗延续、同事之间相互照顾**
- 接班医生可能要面对更为繁重的任务，因此，交班汇报一定要简明、直接，但不能仓促
- 交班技巧很难传授，但可在实践中不断改善，从而能够区分哪些重要信息是必须要交班的，而哪些信息对夜班医生并没有多少帮助
- 交班医生在交班前务必完成日间所有常规工作，特别是医嘱变更
- 危重患者床旁交班，接班医生要尽可能详细地了解病情，请大胆提出问题，对于危重病人，必要时可进行简单病情讨论
- 交班金标准：推己及人，应该按照你所希望别人如何向你交班方式将你的患者交给别人

2. 书面交班主要内容

- 基本信息：姓名、性别、年龄、床号，危重患者每日均要有书面交班
- 现病史：用1~2句话概括整体情况，包括今天所做事情
- 目前主要问题：一定是当前亟需解决问题，由重至轻排序
- 目前用药：列出当前用药，特别标明：胰岛素、抗生素、阿片类药、镇静药物、抗凝药物
- 是否积极抢救，DNR/DNI、full code
- 预期可能出现的问题
- 接班医生需要做的事情：强调要具体

3. 交班格式 Signout？

- **S**ick or Not Sick？"这是一个危重患者，家属要求积极抢救；"
- **I**dentifying Date（one liner），"×床，×××，56岁男性，明确诊断社区获得性肺炎。"
- **G**eneral hospital course 入院后病情变化："他是在7天前因血氧降低、低血压入院的，经过莫西沙星静脉输液治疗后病情好转，目前还存在如下问题：…"
- **N**ew events of today：今天新发生事情"今天下午CT引导下右侧胸腔穿刺置管引流，引流液淡黄清亮，常规检查提示为渗出液…"
- **O**verall health status now：目前整体状况："目前仍有发热，血压已经正常，尿量可。"

10

- **U**pcoming possibilities 预期可能发生的情况："如果夜间再次发热，予以赖氨匹林 1 支静脉注射退热治疗，如血压降低，低于 100/70mmHg，需关注尿量，警惕感染性休克，必要时请 ICU 医生会诊。"
- **T**asks to complete overnight 夜间需要做的事情："目前血钾 3.0mmol/L，晚间 22 点需复查电解质，如果仍然低于 3.5mmol/L，需要加强口服补钾。"
- ？"你还有哪些问题？"

4. 其他注意事项

- 如果患者已经明确诊断，无需介绍主诉和症状，如"××患者，65 岁、男性，因肺炎就诊"，不必要说"咳嗽、咳痰 1 周，发热 3 天"等
- 如果患者诊断不明，总结其临床症状：如"××因胸痛入院，胸痛性质似心绞痛"，不需要说"左侧胸痛，持续不缓解，向左肩放射，与体位无关"等
- 患者常有较多既往史：不需列出所有内容，仅列出可能会出现症状以及与此次入院原因相关病史即可
- 不要将一个新入院或者病情尚未稳定且尚未完成评估的患者交班，这样做对你的同事不公平。至少要完成评估，做好简单处理，并向上级医师汇报完成后方可以交班
- 不要将操作相关的事情留给接班医生：比如颈内静脉穿刺置管/PICC 放置后预约床旁胸片，写操作记录等等
- 如果你已商请会诊，下班前会诊医生还没来，请尝试再次联系会诊医生确认他/她已经知道这里有一个会诊，并告知会诊医生来会诊时与哪位医生联系
- 不能只给夜班医生交待任务，却不给出计划。如夜班医生问"Hb 结果出来我需要怎么做？"，你只是回答"没什么，只是复查一下"，这是无法接受的！
- 如果你计划夜间复查 Hb 以决定是否输血：请确认你已经告知患者及家属，且患者及家属已了解目前情况、签署输血同意书、填写输血申请单、已联系血库备血
- 如果你有患者即将转科，请提前完成转科记录、注意事项、医嘱处理、医疗结算，不能留给接班医生
- 不要以为夜班医生已经充分了解你的患者
- 血压：如果你的患者高血压，请明确告知夜班什么情况需要干预，如何干预，目标血压值是多少，日间哪些治疗是有效的；如果患者低血压，请明确告知夜班干预时机和方式

■ 知情同意

1. 概述
- 临床医生在法律和伦理上均有责任为患者提供充分信息，帮助患者了解病情并作出恰当决策，从而保护患者的安全性以及自主性
- 任何有创或复杂临床操作，以及存在明显风险的治疗措施，均需知情同意
- 签署知情同意仅代表医生履行告知义务，不牵涉发生医疗纠纷时责任判定

2. 知情同意的获益
- 使患者了解本人健康状况
- 改善医患关系
- 促使医生全面总结患者的治疗选择
- 在发生并发症时能够降低患者不满及诉讼

3. 知情同意决策的确立
- 1）评估患者的独立行为能力以及沟通能力
- 2）解释干预措施的风险及获益：应用通俗语言，描述具体细节
- 3）讨论其他可能的选择（包括不进行干预），及其相关风险和获益
- 4）评估患者是否已经完全理解
- 5）签署知情同意书并记录存档
  - ✓ 注：患者仅在知情同意书上签名并不等同于完成知情同意，同时需要记录"同意/拒绝"，并注明具体时间
  - ✓ 同时需要在病程记录或者操作记录中记录知情同意

4. 紧急情况下知情同意
- 紧急情况下可假定患者知情同意。但若情况允许，务必事前通过授权委托人获得知情同意，并且上述情况必须记录
- 可通过电话方式获得知情同意，但是电话讨论内容需要由另外一位医院职工作证并在病程中详细记录

5. 知情拒绝
- 与知情同意同等重要，尤其是可能出现违背医生建议或将自己置于不利境地的患者，评估患者决策能力并按照常上述知情同意步骤完成签署知情拒绝
- 患者可能拒绝签署知情拒绝，务必在病程中详细记录，并有其他医生见证
- 但在紧急情况下，如果患者行使知情拒绝权违反公共利益、他

人权利或其自身的最大利益，则该权利应受到限制

6. 如何评估患者的独立行为能力以及沟通能力

- 本人是否**理解**目前病情：请您告诉我您对自己目前的病情了解吗？您认为如果不接受治疗情况下将会怎样？
- 患者是否**知晓**当前选择的风险和获益：您是否认为需要这样的治疗？这种治疗给您带来什么好处？
- 患者是否做出**理性**决策：什么原因让您接受/拒绝我们推荐的治疗方案？
- 患者是否表达**前后一致**的选择：请您再次确认是否做出上述决定？什么原因困扰您很难做出选择？
- 如上述四个问题，均能正确回答，则患者对当前问题具有独立决策能力
- 如不能正常回答，并且在改善沟通方式（选择通俗语言，确保患者听到），改善疾病状况（控制感染、纠正低氧、改善肝功能、氮质血症、抑郁状态），避免应用镇静药物，稳定情绪（镇痛、家属需要在场/回避）等情况下仍然不能正常回答，则不具有独立决策能力

■ 如何与患者家属谈话

1. 谈话前准备
- 充分了解病情，明确沟通目标
- 安排合适的时间以及安静、相对隐私的场所
- 邀请所有家庭成员参加，提前明确哪一位家属具有决定权
- 请示上级医师是否参与，是否需要请其他科室医生一同参加
- 明确由哪一位医生来主持谈话

2. 开场白
- 首先自我介绍，并请患者家属逐一介绍与患者之间的关系
- 询问家属是否了解患者目前病情："您能简单告诉我您对您父亲目前病情的理解吗?"

3. 切入正题
- 用通俗的语言解释患者目前的病情，避免用医学专业术语
- 告知患者目前面临的问题，患者及家属有哪些选择，以及每种选择面临的风险和获益
- 询问患者本人的意愿："您父亲是否曾提到过如果他病情危重时希望医生怎么处理?"
- 一定要注意倾听，了解家属意愿

4. 结束谈话
- 询问在场家属还有什么疑问
- 安排随访（哪位医生将会和哪位家属，什么时候做什么事情）
- 总结此次谈话所作出的决定
- 在病程记录中记录此次谈话以及下一步计划

5. 谈话要点
- 明确患者及家属所关心的问题，并对此作出解答
- 向家属交代可能的预后及大概时间：数小时至数天，数天至数周，数周至数月等
- 谈话主题为患者的病情，避免跑题
- 强调并尊重患者及家属的意愿
- 避免承诺你不能兑现的诺言
- 谈话期间注意保持医患双方互相沟通

6. 避免使用的语言
- "我们没有什么可以帮你的了"：要给予患者希望
- "您愿意我们尽一切可能帮助您母亲吗?"：内容过于宽泛，不具体
- "您还是放弃治疗吧"：避免使用"放弃"这类词汇
- "这样做没有任何意义"：避免直接否认患者及家属

■ 急诊工作原则

- 急诊大多数诊疗问题都由住院医师独立决定，比病房值班的难度更大，风险更高
- 与病房不同，急诊工作的首要目标是迅速发现并及时干预可能威胁生命的急症，而不是弄清所有细节（"先开枪再瞄准"而不是"先瞄准再开枪"）
- 精力充沛才能在处理病人时反应快速准确，感觉更游刃有余
- 刚开始急诊工作时，应专门去熟记一些常用口服、静脉药的用法、价格，这会使你在工作时效率提高
- 必须掌握可能致命和对诊疗时机要求高的急症，如急性冠脉综合征、心衰、肺栓塞、主动脉夹层、气胸、肺炎、急腹症、脑血管意外、脑膜炎、休克等
- 任何情况下都要保持清醒冷静的头脑
- 对于没有把握的问题，不要犹豫，及时请示上级医师
- 面对每一位患者，均需要问自己病情是否危重，有无隐患，是否需要留观？
- 接诊患者，首先看生命体征记录，再观察一般状况，然后开始询问病史
- 注意诊室拉帘，保持诊室安静，保护隐私
- 特殊病人特殊对待
  - ✓ 很年轻的一定要确认年龄，18 岁以下禁用氟喹诺酮类
  - ✓ 哺乳期、妊娠期妇女：药物选择需谨慎
  - ✓ 拟近期妊娠妇女，避免射线
- 任何检查结果，尤其是影像学结果，均要亲自看到并仔细分析，绝不能依赖于其他人口头交代，你将要依靠这些结果作出自己的判断
- 无时无刻"勤做"心电图
  - ✓ 胸痛，胸闷，呼吸困难等心脏相关主诉及体征
  - ✓ 生命体征异常：SBP < 90mmHg 或 > 180mmHg，HR > 100bpm，RR > 30bpm
  - ✓ 老年人哪怕没有心肌梗死的迹象，有时间也要做个心电图留作参考
  - ✓ 病情未明者
  - ✓ 意识障碍无法交流者
- 好记性永远不如烂笔头，任何时候均需要及时记录任何内容，不要指望自己记住任何信息
- 内科经常是其他专科患者的首诊科室，鉴别诊断思路须广阔
- 及时预见患者可能出现的问题，提前和家属充分沟通

- 绝不要对患者说"你没病"
- 如果在病情处理或者护理上出现任何差错，尽快承认，并向患者解释你的补救措施
- 始终耐心服务，因为你十分清楚换班的时刻马上就到了！
- 充分沟通，充分交代病情，充分理解！告知每一位患者关于病情描述及治疗计划，并要有书面记录：不要指望患者能够记住所有信息及医嘱
  - ✓ 嘱咐肠梗阻、胰腺炎、消化道出血、术前患者禁食水
  - ✓ 嘱尿路感染患者多饮水，勤排尿，避免憋尿
  - ✓ 嘱心力衰竭患者记24小时出入量，测体重，酌情利尿，监测电解质
  - ✓ 嘱醉酒、呕吐、咯血患者侧卧位，警惕窒息
- 除非你有确切把握，否则不能轻易放走病人。留下所有未完成接诊患者的病历记录，借出会诊前要登记，再忙乱也要在病人临走前回顾病历，与患者解释病情及医嘱同时，重新整理诊疗思路，再次确认有无纰漏
  - ✓ 就诊的主要问题是否解决
  - ✓ 生命体征是否已平稳
  - ✓ 是否充分告知病情及注意事项
  - ✓ 是否已安排随访
- 不要强迫自己解决所有问题，大量的急诊就诊病人可以去看门诊、可以回家观察、可以去其他医院完成治疗
- 当发现自己已疲于应付时，要意识到有些事情可能已超出你的能力范围了，要请上级医师协助减负：转移患者至观察室、抢救室、处理棘手病人
- 容易漏诊的疾病：心肌梗死、心肌炎、阑尾炎、胰腺炎、宫外孕、肺栓塞、主动脉夹层、各类中毒

■ 临床教学

教学医院承担着培养下一代临床医生的重要责任，临床和教学相得益彰，每位医生的教学风格不同，但好的临床教师往往具有如下特点：

1. 一般原则
- 教学艺术的本质不在于传授本领，而在于激励、唤醒、鼓舞和表率
- 讲授一般原则、传授临床思维、强调良好的行为习惯
- 榜样的力量是无穷的，身教重于言传
- keep it simple, stupid!

2. 提前计划：绝大部分有效的教学都不是自发产生的
- 每日查房前需评估每位患者病情轻重，明确需要密切观察、深入讨论及拟定出院的患者
- 查房前（或者前一天晚上）花一些时间回顾病房患者病情，明确哪些是学习机会以及可能的教学主题，并据此做相应准备
- 按计划安排正式的教学：如主治医师讲课、住院医/医学生汇报

3. 床旁教学：优秀的教师往往具有较高的热情，并能够随时随地开始临床教学内容
- 教学素材：it is never too early to collect teaching files. 高效的教学计划应包括：
  - ✓ 教学目标：如呼吸困难的鉴别诊断及处理
  - ✓ 教学要点：如急性呼吸困难的处理流程
  - ✓ 教学方法：如病例分析、小组讨论、或者床旁实践教学等
  - ✓ 了解学生常见的误解以及学习的难点
- 多次、简短（<40min）、并且与病房现有病人相关的教学最受欢迎，避免冗长的系列式教学
- 床旁教学多耗时，但深受学生欢迎，适合于体格检查或者医患沟通教学
- **"The One Minute Preceptor" 模式**：在学生汇报病例后，按照如下五步实施：
  - ✓ 得到一个结论（如"你认为患者目前的主要问题是什么？"）
  - ✓ 询问学生得出该结论的理由（如，"哪些要点支持你的诊断？"，还需要和哪些疾病鉴别？）
  - ✓ 教学关键要点：例如体格检查、诊断及鉴别诊断、治疗手段等等
  - ✓ 提供正反馈，指出优点

✓提出需要改进的地方，纠正错误

4. 门诊教学

- 住院医生很少接触门诊患者
- 门诊与病房病种不同，有助于开阔眼界，丰富知识，培养决策能力
- 一种有效的门诊教学方法：住院/实习医生先接诊患者，得出初步判断和诊治方案，向主诊医师汇报，主诊医师重新核实临床信息，并做出点评

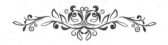

值　班

■ 早期识别危重病人

患者病情一般不会"突然"变化，而是医生"突然"发现其变化。

1. 未及时发现危重病人的常见原因
- 对生命体征和重要脏器功能监测不够
- 对临床表现的解释不正确
- 过于关注诊断，忽视了治疗
- 拘泥于入院诊断，忽视病情变化
- 简单照搬书本，对复杂情况估计不足

2. 重视生命体征的变化
- **心率**：窦性心动过速必须找到合适的原因
  - ✓ 首先考虑需要干预的情况：休克前期、容量不足、发热、不适（痴呆、老年或气管插管患者无法自我表达）等
  - ✓ 其次考虑其他非紧急情况：情绪干扰、运动、药物等
- **呼吸频率**：容易忽视的生命体征
  - ✓ 呼吸增快是感染性休克最早期的改变，或酮症酸中毒的主要症状
  - ✓ 呼吸频率持续大于 30 次/分需警惕呼吸肌疲劳，应评价气管插管指征
  - ✓ 呼吸节律异常，潮式或深大呼吸提示代谢性酸中毒
- **血压**：血压下降是容量不足的晚期表现，避免在此时才意识到休克
  - ✓ 重视"坐起时头晕"等主诉，直立性低血压是容量不足的表现

3. 重视对表现不典型患者的评估
- **老年人**：临床表现不典型，机体储备能力差，不能自我表达
  - ✓ 感染可无发热，心梗可无胸痛，急性胆囊炎可无腹痛，查体需仔细
  - ✓ 重视老年人"习惯"改变，如精神变差，食欲减退，嗜睡等，需床旁停留，询问病史，详细查体，警惕病情变化
- **青壮年**：耐受力强，在病情急速恶化之前可自我代偿，易被忽略，必须重视异常的体征及实验室检查结果
- **免疫抑制患者**：可能体征不明显，影响鉴别诊断

危重患者的诊治模式不同于一般患者，及早干预是关键。在辅助检查结果回报之前就需干预，故临床判断十分重要！

■ 床旁胸片

1. 床旁胸片的意义
- 评价不明原因的呼吸困难
- 判断管路位置是否合适

2. 读片顺序（ABCDE）
- **A**irway：气管
- **B**ones：肋骨、锁骨、肩胛骨、肩锁关节、脊柱
- **C**ardiac：心脏、纵隔、肺门
- **D**iaphragm：膈肌，肋膈角，膈下
- **E**ffusions：双侧肺野病变

3. 床旁胸片与立位胸片的区别
- 纵隔增宽：仰卧位胸片的正常心胸比增至 0.56，上纵隔增宽可达 10%~40%
- 常在呼气相拍片，导致肺容积减少，肺纹理增多，影响对肺野病变的判断
- 少量气胸或胸腔积液可能难以显示
- 较多胸腔积液不表现为肋膈角变钝，而是一侧肺透光度减低

4. 气管导管
- 声门一般位于 C_4~C_5，隆突位于 T_5~T_6，气管导管尖端应在二者中点处（颈部位于正中位时，管尖应在隆突上 4~6cm）
- 颈部屈曲时管尖下移，反之则上移（移动距离可达± 2cm）
- 气管导管直径约为主支气管直径的 1/2 至 2/3，气囊应充满主支气管而不造成气管扩张，若气囊直径明显超过主支气管直径，提示存在气管软化
- 气切管与气管插管不同，位置不随颈部位置改变，其尖端应在气切口至隆突距离的 1/2 至 2/3 之间

5. 中心静脉导管
- 管尖应在上腔静脉入右心房处，即 2~3 前肋之间。右主支气管是上腔静脉和右心房的分界线
- 经外周中心静脉置管（PICC）管尖应在上腔静脉下段
- 置管后新出现的胸腔积液，应考虑血胸或导管液体外渗

6. 右心漂浮导管：管尖离中线不应超过 3~5cm

7. 起搏器：导线尖端应位于右室心尖部

8. 胃管
- 管尖应进入胃内至少 10cm，置管前先在体表估测长度

- 胃管跨过膈肌进入胃内的位置应在中线附近，否则应怀疑胃管误入肺内，并刺穿膈肌
- 胃管误入气道可能致命，但少数患者反应可能并不明显（尤其是老年人，神经系统疾病或接受镇静治疗的患者）
- 注意胃管有无在口咽部弯曲打折

9. 气胸见肺脏疾病：气胸

10. 单侧肺实变
- 胸腔积液
- 肺不张：痰栓、中心性肺癌、气管插管误入主支气管
- 其他单肺病变：肺炎、误吸、肺出血

11. 双侧肺实变（ABCDE）
- **A**lveolar proteinosis：肺泡蛋白沉积症（PAP）
- **B**lood：弥漫性肺泡出血（DAH）
- **C**ells：细胞浸润
  - ✓ 炎症：肺炎、ARDS、误吸、脂肪栓塞
  - ✓ 肿瘤：肺泡癌、淋巴瘤
- **D**PLD：弥漫性肺实质病（机化性肺炎、嗜酸细胞肺炎）
- **E**dema：左心衰、二尖瓣狭窄/关闭不全

12. 呼吸困难，但胸片正常
- 代谢性疾病：贫血、全身性感染、代谢性酸中毒
- 肺栓塞/肺动脉高压
- 早期病变：ARDS、肺孢子菌肺炎（PCP）
- 特殊人群肺炎：免疫抑制、粒细胞缺乏
- 气道病变：上气道梗阻，哮喘，细支气管炎等
- 神经肌肉病变：双侧膈肌麻痹、吉兰-巴雷（格林巴利）综合征
- 焦虑（排除性诊断）

Clinical Intensive Care and Acute Medicine 2004 2nd：311
Irwin and Rippe's Intensive Care Medicine，6th Edition，2008

■ 发热

1. 退热治疗本身不能改善预后，治疗重点应是导致发热的原发病

2. 首先评估患者是否稳定
- 测量生命体征，关注尿量及神志，对患者进行详细查体
- 重视**报警症状**（Red flags）
  - ✓ 生命体征异常（HR>120 次/分或 Δ↑20，SBP<90 或 Δ↓10mmHg）
  - ✓ 高龄（年龄>70）或高热（体温>40℃）
  - ✓ 头痛/颈强直/意识障碍
  - ✓ 免疫抑制：糖皮质激素、免疫抑制剂、粒细胞缺乏
  - ✓ 腹痛+外科体征

3. 详细查体，采集病史
- 注意有无管路（PICC，深静脉置管，尿管），
- 免疫抑制患者应注意皮肤、肛周等易忽略部位
- 注意患者的用药及近期有无手术操作

4. 鉴别诊断
T 38.3~38.8℃，可能是感染/非感染；T 38.9~41℃，多为感染；T≥41.1℃，多为非感染，如药物热，输液反应，肾上腺皮质功能不全，甲亢危象，中枢热

- **感染**
  - ✓ 肺部：老年、长期卧床及意识障碍患者需警惕误吸（见值班：误吸），辅助通气患者警惕 VAP（见危重疾病：呼吸机相关肺炎）
  - ✓ 导管相关感染：（见危重疾病：中心静脉导管）
  - ✓ 尿管相关泌尿系感染
- **炎症**（结缔组织病、胰腺炎、结节病、炎性肠病）
- **肿瘤**（淋巴瘤、白血病、肾癌、肝癌、转移性低分化腺癌）
- **药物热**（β 内酰胺类抗生素、脂肪乳、抗结核药、两性霉素、化疗药）：**除外性诊断！**用药后第 1~2 周发热、相对缓脉、皮疹、嗜酸细胞数增多、血小板数减少、发热有时间规律、**患者一般情况好**
- **输血反应**：非溶血性/溶血性输血反应，后者属临床急症，可致休克及 MODS，需及时处理：（见血液疾病：输血及输血反应）
- **血栓**（PE/DVT，肠系膜血栓）
- **手术/创伤**

- **神经系统疾病**（脊髓/下丘脑损伤、颅内出血、癫痫）
- **内分泌疾病**（肾上腺皮质功能不全、甲亢、酮症酸中毒）
- **其他**：恶性高热、心梗、伪热

5. 辅助检查
- 血常规、尿常规、血培养（48小时之内抽过通常不需重抽），胸片，必要时查血气
- 怀疑感染时不忘次日送检病原学：痰涂片+培养，尿培养等

6. 处理
- 避免盲目应用抗生素，除非有明确感染、感染风险很高或血流动力学不稳定（见危重疾病：感染性休克）
- 物理降温：饮水、冰袋、酒精擦浴
- 退热药物：（可能影响肝功和血象）
  - ✓ 口服：泰诺林 650mg、乐松 30~60mg
  - ✓ 置肛：吲哚美辛（消炎痛）栓 1/3~1/2 支
  - ✓ 静脉：赖氨匹林 0.5g、冬眠合剂（异丙嗪 25mg＋氯丙嗪 25mg＋哌替啶 50mg）
- 退热时大汗可引起血容量不足，尤其是老年人，酌情补液

■ 猝死与心肺复苏

1. 猝死是紧急且易引起纠纷的事件

- 心源性猝死（SCD）的类型：VF/VT，机械电分离（PEA），心跳停搏

2. 预先告知是关键，需交代猝死风险的临床情况

- **心脏疾病**：2度Ⅱ型及3度AVB，SSS，长QT综合征，先天性离子通道病，心衰（EF<35%），ACS，心肌炎，心肌病，IE，心房黏液瘤，猝死家族史等
- **非心脏疾病**：主动脉夹层，PAH，PE，脑出血，脑疝，癫痫，肿瘤/化疗（溶瘤）等

3. 值班医生需做到

- 熟知抢救设备的位置，上级医师（总住院医师）的联系方式
- 熟知病房内有猝死风险的患者及抢救意愿，多主动巡视
- 控制可逆因素：
  - ✓ 6H：Hypovolemia（低血容量），Hypoxia（低氧），Hydrogen（酸中毒），Hyper/hypokalemia（高钾/低钾血症），Hypothermia（低体温），Hypoglycemia（低血糖）
  - ✓ 6T：Trauma（创伤），Cardiac Tamponade（心脏压塞），Tension Pneumothorax（张力性气胸），Coronary Thrombosis（冠脉血栓），Pulmonary Thrombosis（肺栓塞），Toxins（中毒）
  - ✓ 其他：如PAH患者注意避免情绪激动、寒冷，并保持大便通畅等

4. 心肺复苏

- **2010 AHA指南的主要更改**
  - ✓ 强调快速：对于目击倒地、无自主/正常呼吸的无意识患者，立即开始胸外按压，去掉"看、听、触"步骤
  - ✓ 强调循环（Circulation，C）：立即开始胸外按压，由A-B-C更改为C-A-B
  - ✓ 强调质量：深度由3~5cm更改为≥5cm，频率由100次/分更改为≥100次/分
  - ✓ 对于PEA/心脏停搏，取消常规使用阿托品，仅针对PEA为慢心律（HR<50次/分）时，予阿托品1mg静推，3~5min重复，最多3次
- **继续强调的内容**
  - ✓ 暂停胸外按压严重影响复苏效果，只允许每2min（5个循环）行心律评估及电除颤时短暂停止按压

26

✓ VF/VT 的转复成功率取决于心律失常持续时间及电除颤的及时性, 应尽快除颤

5. 复苏后支持

- 保证心肺功能及器官灌注
- 尽可能转入重症监护病房继续治疗
- 识别并及时干预 ACS
- 治疗性低体温 (>33℃) 有利于脑功能恢复
- 预防及治疗多器官功能衰竭

值班

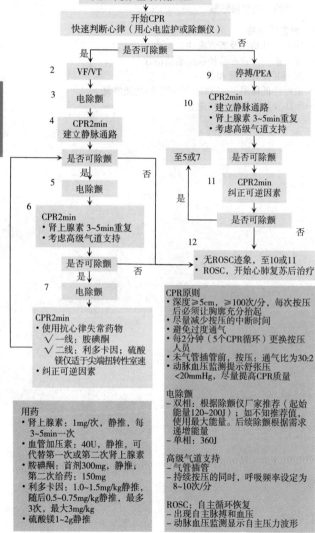

Circulation 2010; 122, S640

■ 心动过缓

1. 处理流程见流程图

2. 心动过缓的常见原因

病　因	举　例
药物	β-阻滞剂，钙通道阻滞剂，洋地黄，胺碘酮
心脏传导系统	SSS，AMI（esp. 下壁），AVB，交界性心律
心肌/心内膜	心肌炎，退行性变，心肌病，手术/创伤，心内膜炎
自主神经	神经心脏源性晕厥（迷走兴奋）
其他	甲状腺功能减退，低体温，高颅压，电解质异常，呼吸睡眠暂停，正常变异（运动员）

3. 注意事项

- 药物引起的心动过缓停药须谨慎！骤然停用某些控制心率的药物（如交感神经阻滞剂）可引起反射性心动过速，导致心肌缺血
- 高度 AVB 出现室性或交界性逸搏属代偿反应，禁用利多卡因/β-阻滞剂（可能造成心脏停搏）
- AMI 后因窦房结缺血、迷走张力过高等出现严重心动过缓，阿托品大多有效

4. 紧急起搏适应证

- 症状性心动过缓或 AVB
- 窦性停搏
- 病窦综合征
- 超速起搏治疗快速心律失常：室上速，室速
- 心脏停搏（刚发生）

5. 紧急起搏禁忌证：严重低体温（可能造成室颤）

心动过缓（HR<60）

↓

ABCs，建立静脉通路，吸氧，心电图，病史&查体寻找可逆因素

↓

不稳定=低血压/休克的症状
体征，神志改变，胸痛

是否稳定？

┌────────────┴────────────┐
是   否
↓   ↓
观察   准备放置临时起搏器（经皮）
                2度Ⅱ型或3度AVB需尽早放置

                ↓

                阿托品0.5mg iv q3~5min，总量不超过3mg

                ↓

                置入临时起搏器（经皮）

                ↓

                等待过程中或经皮起搏无效
                多巴胺2~10μg/（kg·min）或
                肾上腺素2~10μg/min

                ↓

                置入临时起搏器（经静脉）

Circulation 2005；112（Suppl I）：IV-67

■ 心动过速

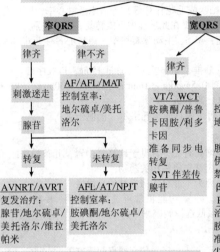

心动过速

不稳定=低血压/休克的症状体征，神志改变，胸痛

不稳定 →
• 同步电转复（除外窦速）
• PMVT需除颤

建静脉通路，吸氧，心电图，病史&查体寻找可逆因素

窄QRS

律齐 ｜ 律不齐

刺激迷走

AF/AFL/MAT
控制室率：
地尔硫卓/美托
洛尔

腺苷

转复 ｜ 未转复

AVNRT/AVRT
复发治疗：
腺苷/地尔硫卓/
美托洛尔/维拉
帕米

AFL/AT/NPJT
控制室率：
胺碘酮/地尔硫卓/
美托洛尔

宽QRS

律齐 ｜ 律不齐

VT/? WCT
胺碘酮/普鲁
卡因胺/利多
卡因
准备同步电
转复

SVT 伴差传
腺苷

AF 伴差传
控制室率：
地尔硫卓/美托洛尔

AF+WPW
胺碘酮/普鲁卡因胺/
伊布利特
禁腺苷/地高辛/CCB/
β B

PMVT（QT正常）
治疗缺血
胺碘酮/利多卡因
准备除颤

尖端扭转室速（QT↑）
纠正电解质紊乱，停
用致QT延长药物
MgSO₄ 2g iv
超速起搏/异丙肾上
腺素
? 利多卡因

电转复准备工作：
• 备心电监护、负压吸引、静脉通路、气管插管
• 镇静：力月西1~5mg静推，芬太尼100~300μg静
推，可逐渐加量

初始能量选择：
• 窄QRS，律齐：双相50~100J，单相100J
• 窄QRS，律不齐：双相120~200J，或单相200J
• 宽QRS，律齐：双相100J，单相200J
• 宽QRS，律不齐：双相120~200J，或单相360J

用药：
腺苷：6mg快速静推，必要时12mg静推 q2min×2次
胺碘酮：150mg 10min内静推
地尔硫卓：15~20mg 2min内静推，必要时15min后20~25mg静推，5~15mg/h
伊布利特：1mg 10min内静推，必要时重复1次
利多卡因：1~1.5mg/kg静推，5~10min重复
美托洛尔：5mg静推 q5min×3次
维拉帕米：2.5~5mg 2min内静推，必要时15~30min后5~10mg静推

注释：AF=房颤，AFL=房扑，AT=房速，AVNRT=房室结折返性心动过速，AVRT=房
室折返性心动过速，MAT=多形性房速，NPJV=非阵发性交界性心动过速，PMVT=多
形性室速，SVT=室上速，VT=室速，WCT=宽QRS波心动过速，WPW=预激综合征

特殊补充

1. 窦性心动过速

- 窦速以处理原发病为主，但误判为窦速会延误心律失常的处理
- HR>140 次/分时，P 波常隐匿于前一个 T 波中，很难与其他心律失常鉴别，尤其是房扑 2∶1 下传
- 除非十分确定为窦速，否则需要进一步措施明确诊断及处理
- 借助 Valsava 动作、按摩颈动脉窦、静推减慢房室传导的药物（如腺苷、维拉帕米或毛花苷 C 等）等措施减慢心率，P 波或 f 波会变得明显，而 SVT 在此过程中可能转复，有助鉴别
- 需要处理的窦速：ACS、主动脉瓣狭窄、患者心悸主诉非常强烈、老年人
  - ✓ 美托洛尔 5mg 静推，2min 重复，总量 15mg，口服序贯
  - ✓ 艾司洛尔首剂 0.5mg/kg <1min 静推→50～300μg/（kg·min），见值班：高血压
  - ✓ 改善心悸症状可考虑口服美托洛尔（倍他乐克）

2. 交界性心动过速

- 与房室结自律性增高有关，常见于地高辛中毒，儿茶酚胺或茶碱类药物过量，应首先停用相关药物
- 不适合电转复，因为不能终止房室结的自律性
- 若停药不能改善，左室功能正常可选择胺碘酮、β-阻滞剂或 CCB，左室功能减低选择胺碘酮

3. 房性心动过速

- 与自主神经功能亢进或心房异位起搏点起搏有关
- 多继发于肺部疾病，儿茶酚胺或茶碱类药物过量，注意纠正诱因
- 不适合电转复

4. 具体见心脏疾病：快速心律失常，房颤

Circulation 2005；112（Suppl I）：IV–67

■ 胸痛

1. 患者是否稳定? 立即检查生命体征（包括 SpO_2）

2. 所有胸痛患者都必须做心电图，并和以前的心电图比较

3. 除外可能致命的严重疾病（比明确诊断更重要）

- ACS：危险因素，压榨性心前区/胸骨后闷痛，向左下颌/左上肢放射，可伴恶心/呕吐/出汗/心律失常，动态监测 ECG（18导联）和心肌酶（约 1/4 的 ACS 无典型 ECG 改变）
- 主动脉夹层：高血压病史，吸烟史，撕裂样疼痛、向背部放射，双侧脉搏/血压不对称，应及时行增强 CT 检查
- 气胸：肺大疱，肺间质纤维化，肺穿后；呼吸困难，胸膜性胸痛，气管向健侧偏移，叩诊过清音，呼吸音减低，低氧血症
- PE：危险因素，呼吸困难，咯血，胸膜性胸痛，HR↑，SpO_2↓（吸氧不能纠正），下肢深静脉血栓（见肺脏疾病：肺栓塞）
- PAH：原发性和继发性肺动脉高压均可引起胸痛，可有 P_2 亢进，心电图见肺性 P 波，心脏超声有助于诊断
- 食管穿孔，心脏压塞

4. 其他原因:

心包炎（ST-T 改变无血管分布特性），肺炎/胸膜炎，胃食管反流性疾病，消化性溃疡，食管痉挛，（食管）念珠菌病，带状疱疹，肋软骨炎（Tietze 综合征），焦虑（除外性诊断）

5. 处理

- 心绞痛：鼻导管吸氧，缓解症状的方式包括:
  ✓ 消心痛 5mg 舌下含，每 5min×3 次或硝酸甘油静脉泵（SBP<90mmHg 慎用）。注意：硝酸甘油有效的胸痛并不一定就是心绞痛
  ✓ 美托洛尔 5mg iv q5min×3（COPD/哮喘和心衰慎用）
  ✓ 阿司匹林 300mg 嚼服
  ✓ 吗啡 5~10mg ih 或 2~4mg iv（副作用：恶心呕吐，呼吸抑制）
- ACS 的处理参见心脏疾病：急性冠脉综合征
- 主动脉夹层：及时转入 CCU 或 ICU，静脉予 β-阻滞剂（见值班：高血压）。尽快做增强 CT（首选）/心脏超声（对降主动脉夹层不敏感），请心脏外科会诊。升主动脉近端夹层可导致主动脉瓣关闭不全和充血性心衰，ECG 可呈右冠缺血性改变
- 气胸：拍胸片证实。如肺压缩>30%，请胸外科行胸腔置管闭式引流。如果是张力性气胸，立即在患侧第 2 肋间锁骨中线处

插入 14 号针头排气

- PE：应尽快行 CTPA 或 V/Q 显像，及时抗凝。大面积肺栓塞考虑溶栓
- PAH：*见肺部疾病：肺循环高压*

6. 胸痛消失后复查 ECG 并在病程中记录

Circulation 2002, 106：1893
N Engl J Med 2000, 342：1187

■ 高血压

1. 首先判断是否为高血压急症/次急症，若否则无需紧急处理

2. 高血压急症/次急症的定义

- 高血压急症（hypertensive emergency）：血压明显升高（SBP>180 和/或 DBP>120mmHg），伴脏器严重受累（脑、眼、心脏和肾脏）
- 高血压次急症（hypertensive urgency）：血压明显升高（SBP>180 和/或 DBP>120mmHg），但无脏器受累

3. 核实数据

- 重测血压，袖带气囊太短或太窄可致读数偏高（正常宽度为肢体周径40%，12~14cm，长度为80%）

4. 询问病史，是否为突发，是否有引起血压升高的基础疾病？

- 肾实质病变/肾动脉狭窄
- 妊娠期高血压
- 主动脉缩窄（上肢 BP>下肢），主动脉夹层（双侧上肢 BP 不等）
- 内分泌疾病：嗜铬细胞瘤，库欣综合征，醛固酮增多症，甲亢，甲旁亢，肢端肥大症
- 突然停用降压药物
- 酒精戒断（心动过速、震颤、意识障碍）

5. 是否有靶器官受累的症状及体征？

- 神经系统：脑梗死、脑出血、SAH、高血压脑病、可逆性后循环脑病
    - ✓症状：头痛、意识障碍、肢体活动障碍、抽搐
    - ✓查体重点：Glascow 评分、瞳孔、脑膜刺激征、颅神经检查、双侧病理征
- 眼：视盘水肿、眼底出血、渗出
    - ✓症状：视物模糊、视野缺损、异物
    - ✓查体重点：粗侧视力、视野
- 心脏：心衰、心肌缺血、主动脉夹层
    - ✓症状：呼吸困难、胸痛、背痛
    - ✓查体重点：心音、S3、S4、双肺干湿啰音、双上肢血压
- 肾脏：急性肾损伤
    - ✓症状：血尿、蛋白尿、尿少
    - ✓查体重点：双下肢水肿（但急性期体征可能不明显）
- 其他：微血管病性溶血性贫血，子痫

35

6. 若符合高血压急症/次急症，处理见后。若否，通常不需夜班紧急处理

高血压急症的处理

1. 心电监护，通知住院总，有脑、眼受累需请相应科室急会诊，必要时转重症监护病房
2. 静脉降压，最初 1~2h 内血压下降不超过最高值的 25%，2~6h 内控制血压并稳定于 160/100mmHg，<u>降压过快加重脏器缺血！</u>
3. 用药参考（见表格）
4. 特殊情况建议

- 脑卒中：过度降压不利于脑灌注，160/105mmHg 以内通常都可以接受
- 脑出血：避免使用硝普钠和硝酸甘油（增加颅压），可用尼莫地平
- 急性冠脉综合征：β 受体阻滞剂、ACEI 和硝酸酯类是一线用药
- 伴血压急剧升高的急性左心衰：硝普钠、呋塞米（速尿）、吗啡
- 主动脉夹层：艾司洛尔+硝普钠±吗啡；避免单用硝普钠（增加血流对主动脉根部的剪切力）
- 硬皮病肾危象：强调使用 ACEI，但要监测肾功能和血钾
- 嗜铬细胞瘤：应先用 α-受体阻滞剂，避免单用 β-受体阻滞剂（可引起肺水肿、心衰、高血压急症）
- 妊娠高血压：硫酸镁、肼苯达嗪和拉贝洛尔是一线用药

高血压次急症的处理

- 联合用药，口服为主，使血压在数小时内缓慢下降，迅速大幅度降压反而引起大脑/心肌缺血
- 卡托普利 6.25~25mg tid，10~30min 起效（注意血钾和肌酐），若有效可过渡到长效 ACEI（见心脏疾病：充血性心衰）
- 肾功能不全患者可口服哌唑嗪，0.5~1mg q6~8h
- 美托洛尔 5mg 静推 q5min×3 次→美托洛尔/卡维地洛口服
- 避免应用短效二氢吡啶类药物如硝苯地平（增加病死率）

J Hypertens 2006；24：2482
Hypertension 2003；42：1206

用药参考

药物	剂量	起效	持续	调量间隔	副作用	特殊适应证
硝普钠 50mg+50mlGS	0.25~10μg/(kg·min) *（0.9~36ml/h）	即刻 <1min	1~10min	3~5min	氰化物蓄积 最大剂量<10min >24~48h需谨慎	大部分高血压急症适用 高颅压、肾功能不全能不全慎用
硝酸甘油 50mg+40mlNS	5~100μg/min （0.3ml/h）	2~5min	5~10min	3~5min	头痛、心率增快、耐受	降压作用弱于硝普钠，适用于ACS
艾司洛尔 5g (50ml)	首剂 0.5mg/kg <1min 静推→50~300μg/(kg·min) * （1.8~10.8ml/h）*	即刻	30min	4min 调量幅度 50μg/(kg·min)	心动过缓、心衰、哮喘	主动脉夹层时首选 ACS（不合并心衰）
亚宁定 100mg+30mlNS	首剂 10~50mg 缓慢静推→初始速度可为 2mg/min，维持泵速为 4.5ml/h	5min	/	/	血压下降过快	/
酚妥拉明	5~15mg iv bolus	1~2min	10~30min	5~10min 可重复给药	心率增快、面红、头痛	适用于嗜铬细胞瘤
尼莫地平	<70kg：前2h 0.25mg/h，2小时后可增至 1mg/h >70kg：前 2h 1mg/h，2 小时后 2mg/h	/	/	/	胃肠道不适	适用于CNS受累时

*：按体重=60kg 计算

37

■ 低血压

1. 保证血压测量准确，了解患者基础血压
- 复测血压，怀疑肱动脉狭窄需更换对侧上肢或下肢测量
- 若血压测不到，则触摸动脉搏动。可触及股动脉搏动→SBP > 80mmHg；可触及颈动脉搏动→SBP > 60mmHg
- 绝对低血压：BP < 90/60mmHg（基础血压即为 90/60mmHg 者除外）；相对低血压：SBP 下降 > 40mmHg

2. 判断是否存在休克
- 灌注不足指标：皮温下降、HR 增快、少尿、意识障碍、血乳酸升高
- MAP < 60 = 重要器官灌注不足的危险性高，MAP = （SBP + 2 × DBP）/3

3. 理论知识
- MAP（决定组织灌注）= CO×SVR = <u>SV×HR×SVR</u>（MAP 平均动脉压；CO 心排血量；SV 每搏输出量；HR 心率；SVR 外周血管阻力）
- SV↓（受前负荷和心肌收缩力影响）
  - ✓ 前负荷↓：低血容量、张力性气胸、PE、心脏压塞、右室心梗、PAH
  - ✓ 心肌收缩力↓：心梗、心肌病、心律失常、酸中毒、药物
- HR↓：心动过缓
- SVR↓：感染性休克、过敏性休克、神经源性休克、肝衰、重症胰腺炎、严重外伤、甲亢危象、肾上腺皮质功能不全、动静脉瘘、药物过量
- 休克分类：

分类	低容量性	心源性	分布性	梗阻性
常见情况	水摄入过少/丢失过多 失血性休克 第三腔隙丢失：SAP	AMI、心律失常、心肌炎、心肌病、近端主动脉夹层	感染性休克、过敏性休克、终末期肝病、中毒性休克、内分泌疾病相关（肾上腺危象、黏液水肿性休克）等	张力性气胸、PAH、PE、机械通气（iPEEP）、心脏压塞等
特点	前负荷减低	心肌收缩力下降、心率异常	外周血管阻力显著降低	左室前负荷减低或后负荷增加

分类	低容量性	心源性	分布性	梗阻性
体征	皮肤干燥、肢端凉、呼吸音清	皮肤湿冷、肢端凉、湿啰音、哮鸣音、S3、S4	肢端暖、提示原发病的相应体征	一侧呼吸音消失（张力性气胸），P2亢进（PAH），心音遥远（心脏压塞），颈静脉怒张（PAH、心脏压塞）等

- 重视休克前期：身体代偿机制可使既往健康者在容量丢失10%时无任何临床症状；心率增快，外周血管收缩，血压轻度下降甚至轻度升高（eg. 部分患者在感染性休克前期，因高热、寒战、呼吸困难等不适，血压往往偏高，不能掉以轻心！）都有可能是休克早期的唯一表现，必须早期识别！

4. 休克的处理流程

- 一般措施：心电监护，吸氧（即使无低氧，吸氧亦有助改善组织灌注），导尿（准确记录尿量），心电图，血气，血常规（带配血），肝肾功能，心肌酶+NT-proBNP，凝血功能，胸片，血培养
- 呼叫住院总，尽早建立中心静脉通路，不要独立处理休克病人
- 休克时无创血压误差较大，有条件应监测有创血压，进行血流动力学监测：中心静脉压（CVP），肺动脉导管，脉搏波形轮廓心输出量监测（PiCCO）（见危重疾病：血流动力学监测）
- 大多数情况下需进行补液实验，但此前必须除外心源性休克！（决定补液前，必须确定无肺水肿体征，并已完善心电图检查！）
  - ✓ 补液实验：30min内予1000ml晶体液或300~500ml胶体液，观察血压/心率/尿量变化，评价补液耐受性
- 快速判断病因，给予针对性治疗。不同类型休克的处理参考相应章节（过敏性休克——值班：过敏性休克，感染性休克——危重疾病：感染性休克，心源性休克——心脏疾病：充血性心力衰竭）

5. 特殊情况建议

- 中心静脉压升高而无左心衰竭：PAH、PE、右室心梗、心脏压塞、张力性气胸和机械通气
- 心排血量增加而无脓毒症：晚期肝病或暴发性肝衰竭、重症胰腺炎、外伤伴全身炎症反应综合征、甲亢危象、动静脉瘘

- 仔细寻找有无隐匿出血（腹腔，胸腔），注意操作史（术后出血），月经史（异位妊娠破裂）
- 既往高血压的患者出现胸背痛和休克，除了心梗，不要忘记主动脉夹层
- 无反应性低血压：肾上腺皮质功能不全，过敏
- 如有心脏压塞，须请心内科会诊行超声心动图检查及心包穿刺
- 如有张力性气胸，不要等待胸片结果。可在第二肋间锁骨中线处插入 14 号或 16 号注射器针头排气减压，越快越好

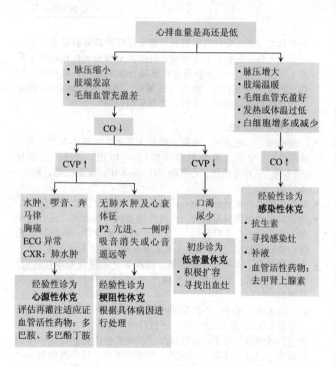

The ICU Book. 3th 2007：151
Hospitalist Handbook. UCSF 2004：15

■ 晕厥

1. 定义：由于全脑低灌注而出现的一过性意识丧失，其特点为迅速出现、持续时间短，并可自行完全恢复。

2. 值班最重要的处理是识别致命性晕厥

心源性

- 心律失常　　VT，VT，长 QT 综合征
　　　　　　　Brugada 综合征
　　　　　　　心动过缓（2 度 II 或 3 度 AVB），窦性停搏（长间歇 >3s）

- 心肌缺血　　ACS

- 结构异常　　瓣膜病：AS、MS
　　　　　　　心肌病：缺血性、肥厚性、扩张性
　　　　　　　心房黏液瘤，心脏压塞，主动脉夹层

大出血

- 外伤，消化道出血，脏器破裂，主动脉瘤
- 卵巢囊肿破裂，异位妊娠
- 腹膜后出血

肺栓塞

- 骑跨栓至流出道梗阻或严重缺氧

蛛网膜下腔出血

3. 常见晕厥病因及临床特点

	分类	病因	临床特点
反射性	• 血管迷走性	情绪介导：害怕、疼痛、晕血、过度悲伤 体位介导：长时间站立	• 无心脏基础疾病 • 反复发作 • 突然经历令人不快的情境、声音、味道或疼痛 • 进餐时或餐后
	• 情境性	咳嗽、喷嚏、胃肠道刺激（吞咽、排便、腹痛）、排尿/排尿后、餐后等	• 转头或颈动脉窦受压时（肿瘤压迫，衣领过紧等） • 用力后 • 通常有前驱症状：潮热、恶心呕吐、出汗、面色苍白等
	• 颈动脉窦晕厥	颈动脉窦过敏	

	分类	病因	临床特点
体位性	• 原发性自主神经功能衰竭	单纯自主神经功能衰竭，多系统萎缩，帕金森病等	• 通常发生在起立时或改变体位时 • 刚开始服用血管扩张剂或调整剂量
	• 继发性自主神经功能衰竭	糖尿病、淀粉样变、尿毒症、脊髓损伤，等	
	• 药物所致直立性低血压	酒精、血管扩张剂、利尿剂、抗抑郁药，等	
	• 容量不足	出血、腹泻、呕吐，等	

心源性（见上表）

4. 晕厥的风险分层（注意识别高危患者：心源性晕厥和有效血容量不足），提示高危患者的包括

- 有严重的结构性心脏病或冠脉疾病（心衰、左室射血分数降低、心梗史）
- 临床表现或 ECG 特征提示心律失常性晕厥
  - ✓ 双束支传导阻滞（LBBB/RBBB 合并左前/后分支传导阻滞）
  - ✓ 其他室内传导阻滞（QRS≥0.12s）
  - ✓ 莫氏 I 型 2 度 AVB
  - ✓ 窦缓（<50bpm）（非药物或非运动员），窦房阻滞或窦性停搏≥3s
  - ✓ 非持续性室速
  - ✓ QT 间期延长或缩短
  - ✓ 早复极
  - ✓ 预激 QRS 波
  - ✓ RBBB 波形伴 $V_1 \sim V_3$ 导联 ST 段抬高（Brugada 综合征）
  - ✓ 致心律失常右室心肌病 ECG 表现
  - ✓ Q 波

5. 辅助检查

- 血常规，肝肾功，电解质
- 心脏：包括 ECG，Holter，运动试验（心肌缺血），心脏超声，冠脉造影，电生理检查，倾斜平板试验（血管迷走性）
- 神经系统：CT，MRI，脑电图

6. 处理

- 重要的是明确病因，治疗原发病
- 心脏源性晕厥：需密切观察，考虑抗心律失常药物、电转复、电除颤、起搏器、ICD 等治疗
- 直立性低血压：补足容量，停用相关药物
- 血管迷走性：β 阻滞剂，甲氧胺福林，氟氢可的松，帕罗西汀；起搏器属于二线治疗，适合明显心动过缓、无晕厥前驱症状、其他药物治疗失败的患者

Eur Heat J, 2009, 30: 2631

■ 呼吸困难

1. **测量生命体征**：RR，SpO_2，HR，BP

2. **预示紧迫性的体征**：

- 喉鸣、三凹征提示上气道梗阻，需紧急处理（耳鼻喉科急会诊）
- 意识减弱、呼吸肌疲劳、发绀预示有呼吸停止风险，尽快准备辅助通气
- 动用辅助呼吸肌、语言不连续、不能平卧、精神激动提示病情严重

3. **详细查体**：

- 肺部：呼吸音对称性，语音共振，湿啰音，哮鸣音，痰鸣音
- 心脏：心律，S3，S4，新出现的心脏杂音，心音遥远，颈静脉怒张，P2 亢进，奇脉
- 其他：双下肢水肿及对称性，新发皮疹，贫血貌
- 注意：仅呼吸频率增快，但 SpO_2 正常、心肺查体正常，需警惕全身性疾病（感染性休克，酮症酸中毒等）

4. **快速病史采集**：

- 起病的急慢情况
- 伴随症状：咳嗽、胸痛、心悸、发热、咯血
- 基础疾病、用药情况、出入量

5. **鉴别诊断**：

分类	疾病
上呼吸道	异物，痰栓，喉头水肿（过敏），血管神经源性水肿（ACEI、NSAIDs、遗传性），外压
肺部	• 肺实质病变：肺部感染，ARDS，DPLD，肺泡出血 • 肺血管病变：肺栓塞，肺动脉高压，肝肺综合征 • 气道病变：痰堵，哮喘，COPD，细支气管炎 • 胸膜病变：气胸，胸腔积液，急性血胸，纵隔气肿
心脏	• 心梗/心绞痛：可仅表现为呼吸困难 • 心衰：有严重器质性心脏病 • 心律失常：AF/Af，2/3 度 AVB，SVT 等 • 瓣膜疾病：主动脉瓣狭窄，二尖瓣反流，腱索断裂等 • 心包疾病：心脏压塞

分类	疾病
全身性代谢或中毒性疾病	• 全身性感染：呼吸频速是感染性休克的早期征象 • 代谢性酸中毒：酮症酸中毒等 • 贫血：容易忽视，尤其是隐匿的急性失血 • 中毒：一氧化碳、氰化物、亚硝酸盐、苯胺、水杨酸、甲醇、乙二醇，等
神经精神性疾病	• 脑梗：呼吸节律异常（呼吸暂停可致严重低氧及高 CO_2 血症）、神经源性肺水肿 • 神经肌肉疾病：重症肌无力，Guillain-Barré 综合征，等 • 精神性疾病：焦虑，过度通气综合征，癔症，等

6. 辅助检查

- 根据初步评估结果进行有针对性的检查，但不能过分依赖辅助检查
- 胸片、ECG、血气、血常规、血糖
- BNP、NT-proBNP
  - ✓ BNP>100pg/ml 提示心衰致呼吸困难，Se 90%，Sp 76%
  - ✓ NT-BNP（>300pg/ml 提示心衰，Se 99%，Se 60%，除外意义大；临界值与年龄相关，>50 岁需>450 pg/ml，50~75 岁需>900 pg/ml，>75 岁则需>1800 pg/ml）

7. 处理

- 氧疗
  - ✓ 吸氧是首要处理
  - ✓ 不能因为担心 CO_2 潴留而不给患者吸氧，可用 Venturi 面罩控制 FiO_2
  - ✓ 选择吸氧装置：鼻导管（最大 FiO_2 约 40%）、普通面罩（FiO_2 可达 50%）、储氧面罩（FiO_2 可达 90%）、麻醉机（纯氧和正压）（见肺部疾病：氧疗）
- 气道痉挛
  - ✓ β_2-激动剂治疗哮喘/COPD
  - ✓ 除了哮喘/COPD，许多其他疾病也可出现哮鸣音（all that wheezes is not asthma），如充血性心衰、肺炎、误吸
- 上气道梗阻：属临床急症，应注意三凹征和喉鸣；急性梗阻应立即控制气道，气管插管可能会有困难，应请其他科室医师协助，包括 ENT、ICU、麻醉科和急诊科。慢性梗阻可行 X 线片、CT，肺功能和喉镜检查，决定治疗方案
- 急性左心衰：硝普钠，利尿剂，硝酸甘油，吗啡（见心脏疾

病：充血性心衰）

- AIDS 患者合并呼吸困难，需查 CD4 细胞计数，鉴别诊断考虑
  - ✓ 与 AIDS 无关：COPD、哮喘等
  - ✓ 与 AIDS 有关
    - —— 感染：细菌性肺炎（最常见）、TB、PCP、真菌（隐球菌、组织胞浆菌、球孢子菌）
    - —— 肿瘤：淋巴瘤，Kaposi 肉瘤
- 过度通气综合征：多无基础疾病，女性多见，焦虑、哭喊、手足搐搦（呼吸性碱中毒）、甚至濒死感。排除器质性疾病后应向患者仔细解释病情，必要时予适当镇静（地西泮 5~10mg 或咪达唑仑 1~5mg 静推）
- 机械通气：评价是否有机械通气适应证，COPD 和急性心衰可考虑无创通气。（见危重疾病相关章节）

Am J Respir Crit Care Med 1999, 152：321
Med Clin North Am 2006, 90：453

■ 咯血

1. 定义

- **咯血**（hemoptysis）：咳嗽有血或痰中带血；应除外消化道、鼻喉咽部出血
- **严重咯血**（severe hemoptysis）：100~600ml/d
- **大咯血**（massive hemoptysis）：一次咯血>150ml 或>600ml/24~48h，存在窒息危险、或因严重失血出现血流动力学不稳定的咯血
- 大咯血多来源于畸形或被侵蚀的支气管动脉；可见于支气管扩张症、空洞性肺结核、血管畸形或血管瘤、弥漫性肺泡出血等疾病

2. 病因

• 气道	急/慢性支气管炎、支扩、肿瘤、异物、气道损伤、支气管-血管瘘、Dieulafoy's 病
• 实质	• 感染：结核、真菌、寄生虫、各种细菌造成的肺脓肿或坏死性肺炎 • 炎症或免疫性疾病：ANCA 相关血管炎、贝赫切特病、SLE、Goodpasture's syndrome 等 • 医源性：穿刺操作后
• 血管	PE、肺静脉压力↑（左心衰、MS）、PAH、肺动静脉畸形、动脉瘤（包括结核性及真菌性动脉瘤）
• 凝血异常	凝血功能障碍（先天、获得/医源性）、血小板数量或功能异常
• 其他	子宫内膜异位、可卡因、贝伐单抗、特发性肺含铁血黄素沉积症

3. 初步评估

- 除外消化道出血
- 病史：提供原发病的线索
- 查体：生命体征，判断哪一侧出血
- 血常规（带配血），血型、感染四项（输血所需），尿常规，肝肾功，凝血功能，血气
- 查痰：痰培养，抗酸染色，瘤细胞
- 自身抗体，ANCA，抗基底膜抗体
- 影像学：胸片，CT
- 有创检查：支气管镜，血管造影

4. 治疗

- 充分交代病情，告知家属患者存在大咯血、甚至猝死可能（无论咯血量多少）
- 保持气道通畅，床旁备吸引器急抢救设备，纠正凝血障碍，治疗原发病
- 大咯血处理：大咯血致死原因为窒息，而非出血！
  - ✓ 患侧卧位，禁止拍背，适当镇咳
  - ✓ 垂体后叶素 0.1~0.2U/min 泵入（副作用：高血压、心绞痛、腹痛；可予硝酸甘油），酚妥拉明 10~20mg+5%GS 500ml 静点（降低肺血管压力）
  - ✓ 气道不能维持或呼吸衰竭应立即气管插管，转入 ICU 病房，可尝试头低足高位清除气道积血；有条件应行双腔气管插管（保护健侧肺）
  - ✓ 可使用止血药物（氨甲环酸、卡络磺钠等），疗效不明确
  - ✓ 介入科、胸外科会诊，必要时可考虑支气管镜/血管造影/手术

Tips

- 免疫力正常患者，最常见咯血病因为：急性支气管炎，支气管扩张，肺癌
- 咯血量与咯血病因的严重程度并不一致，但为短期死亡率的最强预测因子

Respiration 2010；80：38-58

■ 腹痛

1. 报警症状（red flags）
- 急性剧烈腹痛
- 儿童或老人
- 免疫抑制：糖皮质激素、免疫抑制剂、粒细胞缺乏
- 生命体征异常：高热、HR↑、BP↓
- 腹膜刺激征
- 基础疾病多：糖尿病、高血压、动脉粥样硬化、房颤

2. 初步评估
- 最重要的是及时发现可能危及生命的疾病（见下）
- 了解腹痛时间、部位、性质、放射、伴随症状
- 检查生命体征，必须仔细检查腹部，重点是压痛部位、腹膜刺激征、肝肺浊音界、肠鸣音和血管杂音
- 显著腹胀、腹肌紧张的患者须测量腹腔内压（IAP），除外腹腔室隔综合征（abdominal compartment syndrome，ACS）
  - ✓ 置入导尿管，排空膀胱后注入 25ml NS，腋中线上方水柱高度即为 IAP
  - ✓ IAP 升高可影响静脉回流，降低肺顺应性、增加颅内压
  - ✓ IAP>25mmHg 可引起肾脏灌注减少，导致急性肾衰，属于外科急症

3. 辅助检查
- 血常规、尿常规、大便常规+潜血、肝肾胰功、心肌酶、血糖
- ECG：上腹痛、有 CAD 危险因素、合并胸痛/呼吸困难、老年人
- 腹平片：下叶肺炎、空腔脏器穿孔、输尿管结石、肠梗阻
- 超声：肝胆/泌尿/生殖系统疾病、阑尾炎、肠缺血
- CT：胰腺炎、阑尾炎、腹主动脉瘤、肠缺血、腹膜后穿孔（eg. ERCP 术后）
- 诊断性腹穿：腹膜炎，腹腔内出血

4. 鉴别诊断

按紧急程度鉴别诊断

	危急	紧急	非紧急
心血管	腹主动脉瘤、ACS	心衰致肝大	
呼吸		下叶肺炎/脓肿	
消化道	食管破裂、化脓性胆管炎、肠梗阻、中毒性巨结肠、肠缺血、脏器穿孔/破裂、重症胰腺炎	脓肿、阑尾炎、胆囊炎/胆石症、憩室炎、肝炎、轻症胰腺炎、疝气、自发性腹膜炎	便秘、胃食管反流病、肠易激综合征、腹壁疾病
泌尿生殖系统	异位妊娠破裂	先兆流产、卵巢囊肿/睾丸扭转、盆腔炎、输尿管结石	子宫内膜异位、痛经
其他		糖尿病酮症、中毒	

按腹痛部位鉴别诊断

右上腹	中上腹	左上腹
肝脏：脓肿/肿瘤/肝炎/淤血/外伤 胆道：胆囊炎/胆管炎 结肠：梗阻/肿瘤 胸腔：胸膜炎/肺炎/肋间神经痛	胃肠：溃疡/肿瘤/穿孔/梗阻 胰腺：炎症/肿瘤 血管：动脉瘤、门/肝静脉血栓 胸腔：心梗/心包炎	脾脏：梗死/破裂 结肠：同右侧 胸腔：同右侧

右腰腹	脐周	左腰腹
肾脏：结石/梗死/破裂/肿瘤/肾盂肾炎 输尿管：结石/血块	胰腺：同上 小肠：炎症/梗阻 肠系膜：栓塞/血栓/淋巴结炎	同右侧

右下腹	中下腹	左下腹
阑尾：炎症 肠道：炎性肠病/憩室/疝气/肿瘤 盆腔：卵巢囊肿扭转/异位妊娠/炎症/睾丸扭转	盆腔：炎症/异位妊娠/痛经 子宫内膜异位/临产 膀胱：炎症、异物、结石	结肠：同右侧 附件：同右侧

弥漫性或部位不定		
腹膜：腹膜炎 肠道：穿孔/梗阻/缺血 网膜：大网膜扭转	代谢：尿毒症/卟啉病/酮症/ 低血糖/高血脂/低钙/低钠 中毒：铅/铊	CTD：血管炎 神经：癫痫

5. 经验和建议

- 对急腹症早期诊断帮助最大的详尽的病史和查体，过度依赖实验室检查只会延误急腹症的诊断
- 嘱患者咳嗽，若腹痛加重，意义等同于反跳痛
- 直肠指诊对于发现盆腔炎性病变帮助很大
- 检查肝肺浊音界应在腋中线而非锁骨中线进行，以避免结肠肝曲的影响
- 既往体健+腹痛持续>6h，应考虑外科急腹症
- 水样泻是不完全小肠梗阻早期常见表现
- 急性胰腺炎很少见于 20 岁以下患者，若有应考虑先天畸形，如胰腺分裂症
- 房颤患者出现急性腹痛首先考虑肠系膜动脉栓塞
- 男性急腹症应查睾丸，老年人除外绞窄疝，儿童除外睾丸扭转
- 急腹症患者 24h 内出现高热和寒战，通常不是阑尾炎
- 下腹痛和里急后重的患者若下腹部压痛明显，考虑盆腔脓肿
- 胆囊炎早期腹痛可能位于中上腹（内脏牵涉痛），后期转移至右上腹（腹膜刺激痛），这一点与阑尾炎相似
- 泌尿系结石和腹主动脉瘤都可造成腰背痛并向会阴部放射
- 及时请有经验的外科医生会诊十分重要

6. 处理

- 治疗原发病
- 及时发现急腹症，请相关科室会诊（外科、妇科、介入科）
- 除外临床急症后可予对症处理
- 镇痛：没有客观证据表明镇痛治疗会延误急腹症的诊断，常用山莨菪碱（6-542）10mg im，曲马多 50~100mg im，吗啡 5~10mg 皮下注射（AP 禁用吗啡，中毒性巨结肠、麻痹性肠梗阻禁用 6-542）
- 抑酸：胃炎，溃疡病，胃食管反流病

Intensive Care Med 2006，32：1722

■ 急性腹泻

1. 定义
- 大便次数或含水量↑，或总量>200g/d
- 病程≤4w

2. 鉴别诊断

感染性（85%）	非感染性（15%）

- **病毒**（60%）
  ✓ 诺如病毒、轮状病毒、腺病毒
  ✓ CMV（免疫抑制）
- **细菌**（20%）
  ✓ 毒素：金葡、难辨梭菌、霍乱、大肠杆菌
  ✓ 侵袭性：痢疾、沙门菌、空肠弯曲菌、大肠杆菌
- **寄生虫**（5%）
  ✓ 贾第虫、阿米巴
  ✓ 隐孢子虫（HIV+）
	- 食物过敏
	- 肠内营养
	- 炎症性肠病
	- 乳糖不耐受
	- 肠易激综合征
	- 大便失禁
	- 慢性腹泻早期
	- 药物（抗生素、化疗药、咖啡、NSAIDs、秋水仙碱、泻药）

- **疾病评估**
  - ✓ 病史：大便频次、血便、腹痛、持续时间（>1w 寄生虫、C. diff）、旅行、食物、近期抗生素使用
  - ✓ 查体：脱水情况（生命体征、尿量、皮肤弹性、出汗、神志）、发热、腹肌紧张、皮疹
  - ✓ 报警征象（需要进一步评估）：发热、严重腹痛、脓血便、便次>6 次/日、严重脱水、免疫抑制状态、老年、病程>7日、住院患者
  - ✓ 仅约3%社区获得性腹泻可找到病因
  - ✓ 实验室检查：粪便 WBC、粪便培养、血培养、电解质、C. diff、±粪便 ELISA（病毒、隐孢子虫、贾第虫）、血清学
  - ✓ 影像学/内镜：CT/KUB-怀疑中毒性巨结肠，结肠镜-免疫抑制状态或便培养（-）
  - ✓ 根据初步粪便检查判断腹泻病因

	毒素	细菌侵袭	寄生虫	炎症性肠病
大便 WBC	–	+	–	+
大便 OB	–	+	–	+
镜检	–	–	+	–
培养	–	+	–	–

- **治疗**
  - ✓ 绝大多数仅需支持治疗，不需抗生素
  - ✓ 维持水电解质平衡，水杨酸铋，避免抗胆碱能药物
  - ✓ 蒙脱石散（思密达）：可出现便秘
  - ✓ 洛哌丁胺（易蒙停）：禁忌-高热、脓血便（侵袭性），可能便秘、肠梗阻者（如假膜性肠炎）
  - ✓ 应用抗生素的指征：高热、腹痛、黏液脓血便、脱水、病程>5d、便次>8 次/日、近期使用抗生素
  - ✓ 怀疑 *E. coli* O157：H7→避免抗生素

3. 住院患者腹泻

- 常见病因：抗生素相关性腹泻（包括假膜性肠炎）、肠内营养或药物
- 难辨梭状芽胞杆菌（*C. diff*）感染：抗生素、化疗、免疫抑制/缺陷状态；结肠黏膜坏死 & 炎症
  - ✓ 包括无症状带菌者（占感染人群的 2/3）、急性水泻（便 OB +，±黏液，常有下腹痛、发热，WBC↑↑）、假膜性结肠炎（急性水泻症状+假膜+肠壁增厚）和中毒性巨结肠/肠穿孔
  - ✓ 粪便 *C. diff* 毒素 A/B（ELISA 法）：敏感性 94%，特异性 99%；若临床高度怀疑而首次 ELISA（-），重复 1 次
  - ✓ 尽可能停用所有抗生素，可加用肠道益菌（整肠生）和乳酸菌素
    - ＊轻度：口服甲硝唑 500mg tid×10~14d；静脉疗效一样，无法口服/肠梗阻可考虑
    - ＊中度：口服万古霉素 125~500mg qid×10~14d，若 48h 无效+静脉甲硝唑 500mg tid
    - ＊重度：口服万古霉素+静脉甲硝唑；腹部 CT、急诊手术；IVIG、健康人类粪便灌肠
  - ✓ 若无法停用现有抗生素，*C. diff* 治疗至停用现有抗生素后≥7 日
  - ✓ 治疗结束后不需复查 *C. diff* 毒素，其阳性可持续数周

N Engl J Med 2009；361：1560
Gastro 2009；136：1874

■ 便秘

1. 首先注意有无医源性因素：低钾、阿片类、抗胆碱能药物，钙离子拮抗剂
2. 如有粪块干结或肠梗阻，应禁食水，否则会引起疼痛甚至胃肠道穿孔，用通便药前一定要做肛诊和腹平片除外肠梗阻
3. 肛门括约肌功能异常的患者不要给含镁泻药（硫酸镁）
4. 治疗原则："先下后上"
- "先下"：开塞露、甘油灌肠剂、肥皂水或温盐水灌肠
- "后上"：硫酸镁、杜密克（糖尿病病人慎用）、福松
- 花生油、食用植物油或医用石蜡油

Gastroenterology 2000；118（2 Suppl 1）：S32–47

■ 消化道出血

1. 须明确以下问题

- **是否消化道出血**：除外咯血，口/鼻/咽出血，肛周出血，服用铋剂、铁剂、木炭、中药，特殊食物（如动物内脏、动物血）
- **出血部位**：上/中/下消化道出血（UGIB/MGIB/LGIB）分界点：Treitz 韧带，回盲瓣。呕血+黑便（UGIB），便血（LGIB 90%），黑便/柏油样便（UGIB 90%）；取决于出血量/速度/消化道通过时间
- **出血量**：切记看得见的出血量往往只是冰山一角，警惕失血性休克！循环变化 &Hb↓程度可供参考（10g/L≈400ml）
  - ✓ 大便 OB 阳性-5~10ml；柏油样便-50~100ml；呕血-300ml
- **出血病因**：

出血部位	病因
上消化道 （Treitz 韧带以上）	消化性溃疡，门脉高压，应激性溃疡，NSAIDs，肿瘤，Mallory-Weiss 撕裂，血管因素（Dieulafoy 病）胃窦血管扩张，门脉高压性胃病，主动脉十二指肠瘘）感染，胰胆管病变
中消化道	血管发育异常，肿瘤（GIST），憩室（梅克尔憩室），克罗恩病，肠套叠，寄生虫
下消化道 （回盲瓣以远）	结肠憩室，血管发育异常，结肠肿瘤，炎症性肠病，缺血性结肠炎，NSAIDs 相关的结肠溃疡，感染性肠炎，放射性肠炎，痔，血管炎，息肉切除后出血，结肠静脉曲张，孤立性直肠溃疡，子宫内膜异位症

- **仍有活跃性出血的征象**：持续呕血、黑便、便血，肠鸣音活跃，Hb 持续↓，BUN↑，循环不稳定，内镜/血管造影/增强 CT/核素扫描-直接证据

2. 初步评估

- **病史**：急/慢性出血，发作次数，最近一次发作，总量，呕吐先于呕血（Malloy-Weiss 撕裂），伴随症状（腹痛、腹泻、黄疸、口渴、冷汗、心悸、意识障碍），血管迷走反应（UGIB），既往消化道疾病、酗酒、肝硬化，既往出血性疾病，用药（阿司匹林、氯吡格雷、NSAIDs、抗凝药），先前消化道或主动脉手术史
- **查体**：生命体征、神志最重要（心动过速-容量丢失 10%，直立性低血压-20%，休克>30%），肝病体征（黄疸、肝掌、蜘蛛痣、乳房发育、睾丸萎缩、脐周静脉扩张），毛细血管扩张

55

（酒精性肝病或 Olser-Weber-Rendu 综合征），腹部压痛/腹膜体征，腹块，肠鸣音，直肠指诊

✓ 大量出血 24 小时内多会低热

✓ 高龄、糖尿病和 β 阻滞剂可能会掩盖生命体征的变化

- **急诊检查**：Hb, Hct（在急性出血 24 小时内可以正常，↓2%~3%→失血 500ml），MCV（急性失血为正细胞正色素性贫血；低 MCV→慢性失血或缺铁性贫血），WBC［在急性出血 2~5 小时可达（10~20）×10^9/L］，PLT, PT, APTT, Urea/Cr（在 UGIB 中比例>36，因消化道对血液的吸收±肾前性氮质血症），肝功

3. 临床危险度分级（内镜检查之前）

- 危险度分级→是否内镜检查 & 治疗强度：中危-收住院；高危-收住 ICU/MICU
- 最主要的死因：出血导致的呼吸、心血管、感染和肾脏并发症

	低危	中危	高危
年龄	<60	>60	>60
收缩压（mmHg）	>100	<100	<80
脉搏（次/分）	正常	>100	>120
失血量（ml）	<500	500~1000	>1500
基础疾病#	无	无	有
Hb（g/L）	正常	70<Hb<100	<70
症状	头晕	晕厥，口渴，少尿	肢冷，意识障碍

#基础疾病：冠心病、心衰、肝衰、肾衰、全身性感染、转移性恶性肿瘤、肺炎、神志改变、COPD 和哮喘

4. 急诊治疗

低危	中危	高危
• 每 30min 测 1 次生命体征 • 建 1 或 2 条粗静脉通路，输等张液 • 约 2 单位 RBC	• 持续心电监测 • 每 15min 测生命体征和 SaO$_2$ • 建 2 条粗静脉通路，输等张液 • 约 2~4 单位 RBC	• 持续心电监测 • 每 15min 测生命体征和 SaO$_2$ • 2 条粗的静脉通路，输等张液 • 约 2~4 单位 RBC，若等张液反应不好予输血 • 导尿 • 如有大量呕血或神志改变时须保护气道 • 请外科会诊，以备手术

- 禁食水，抬高床头-防误吸，意识障碍考虑气管插管
- 查血常规、凝血、肝肾功。准备输血（同意书、血型、HIV、HBV、HCV、梅毒抗体、肝功、配血）
- 有冠心病和年龄>45 岁者须做心电图
- 置入胃管，静脉曲张/凝血疾病并非置入胃管禁忌，若怀疑鼻出血，先请 ENT 会诊。50～100ml NS/白开水洗胃，观察胃液。问题：10%UGIB 胃液潜血阴性，若洗出液清亮，仅说明胃部无活动性出血；若幽门关闭则可能胃液潜血阴性；洗出液有胆汁→幽门开放且十二指肠可能没有活动性出血，但肉眼观察胆汁常不可靠；胃管刺激呕吐
- 建立静脉通路：外周粗静脉通路；血容量不足常合并凝血障碍，中心静脉置管并发症相对较多，需谨慎
- 大多输入晶体液即可，失血量>20%血容量可输胶体液。以下情况考虑输血：SBP<90mmHg，或较基础 SBP 下降>30mmHg；脉搏>120 次/分；Hb<70g/L，Hct<25%，冠心病或其他缺血性疾病患者保证 Hb>90g/L；快速出血者无论 Hb 多少都应输血。输库存血较多时，每 600ml 血应静脉补充葡萄糖酸钙 10ml。维持 PLT>50×10^9/L 为宜
- 高龄/伴心肺肾疾病-警惕输液量过多引起急性肺水肿；大量出血者尽可能采用中心静脉压监测，以指导液体输入量
- 血容量充足的指征：收缩压 90～120mmHg，脉搏<100 次/分，尿量>40ml/h，血 Na<140mmol/L，神志清楚或好转，无明显脱水貌
- 避免应用 NSAIDs、阿司匹林、抗凝药
- 经验性质子泵抑制剂：奥美拉唑 40mg q12h 入壶；必要时 80mg 入壶，随后 8mg/h 静脉泵入，维持 72h
- 若 INR>1.5，予新鲜冰冻血浆；使用华法林/吸收不良患者，Vit K$_1$10mg 皮下注射 qd×3 天

5. 根据出血的原因和部位的治疗选择
- **非静脉曲张性上消化道出血**
  ✓首选 PPI，也可应用生长抑素
  ✓止血芳酸等止血药物疗效不明确，不作为一线药物推荐
  ✓不明原因者首选内镜治疗，生命体征平稳争取急诊内镜，出血 24～48 小时内若药物+内镜失败，考虑血管造影/手术
- **静脉曲张性上消化道出血**
  ✓生长抑素为首选药物，首剂 250μg 静推→250μg/h 持续泵入，可连用 2～5d
  ✓预防性抗生素治疗：氟喹诺酮类或头孢曲松 1g qd，iv，疗程 7 天

✓ 急性出血控制后，为预防再次出血，可应用非选择性 β 阻滞剂（普萘洛尔），使基础心率下降 25%

✓ 治疗出血并发症：肝性脑病、肾功能衰竭、感染

✓ 有创治疗：首选内镜，其他包括三腔两囊管（短期止血率 60%~90%，但复发率较高）、急诊 TIPS、手术

- **中/下消化道出血**：急诊处理原则和 UGIB 类似。置入胃管有助于除外 UGIB

  ✓ 由消化内镜医生评估结肠镜检查的可行性

  ✓ 活动性出血无法行结肠镜：
  腹盆增强 CT+CTA：速度 ≥0.3ml/min 的出血（造影剂渗出）
  血管造影：速度 ≥0.5ml/min 的出血，介入治疗包括栓塞等
  核素显像：速度 ≥0.1ml/min 的出血，定位模糊，耗时长
  外科手术：出血部位明确且仍有活动出血

  ✓ 出血停止后结肠镜检查，如结果阴性，进一步小肠相关检查（小肠造影，小肠 CT 重建，胶囊内镜，小肠镜等）

- 在内镜检查后：低危-可出院，中高危-仍需留院观察有无再出血，部分高危患者-需留院观察至少 72h

■ 尿量减少

1. **定义**：正常尿量>0.5ml/kg/h，少尿<400ml/d，无尿<100ml/d

2. **首先确认所记尿量是否准确**
- 若患者留置尿管，冲洗以确定尿管是否通畅
- 若未留置尿管，询问尿量变化趋势，注意体重变化

3. **病史和查体（重点是评价容量）**
- **有无容量丢失病史**
  - ✓ 发热、大汗、腹泻、呕吐等
  - ✓ 注意肠梗阻患者的肠道失水（尤其是显性失水不明显者）
  - ✓ 警惕第三腔隙失水，如急性重症胰腺炎
- **容量不足的提示**
  - ✓ 口渴，神志减弱，皮肤黏膜干燥
  - ✓ 近期辅检提示血 Na、Urea 升高
- **容量过多的提示**
  - ✓ 双下肢水肿，卧床老年患者应注意背部及腰骶部皮肤水肿
  - ✓ 双肺湿啰音，插管患者可能啰音不明显，对 FiO_2 或 PEEP 需求的增加可能提示容量负荷加重
  - ✓ 颈静脉充盈
- 腹部能否扪及膀胱，**除外尿潴留**

4. **急性无尿须考虑**

肾前性	肾性	肾后性
严重休克：低血容量性，感染性，心源性	急性肾小管坏死 急性肾皮质坏死（妊娠） RPGN	双侧输尿管梗阻 急性尿潴留（前列腺增生、意识障碍、卧床、药物副作用、SLE 平滑肌受累）
肾血管：狭窄、血栓	慢性肾衰急性加重	

5. **住院患者急性肾衰常见病因**
容量不足、心输出量下降、全身性感染、造影剂肾病和药物肾毒性

6. **辅助检查**
- 血、尿常规，肝肾功，泌尿系超声（残余尿>200ml 提示尿潴留），腹平片
- 评价容量状态及心脏功能：血气，胸片，NT-proBNP 等

7. 处理：根据病因处理，尿量不是治疗目标

* 容量不足的患者应积极扩容
* 梗阻性肾病请泌尿外科会诊，尿潴需留置导尿管
* 充血性心衰或容量过多的患者，可予利尿剂。尿量增加有利于简化临床处理，但不清楚能否改善预后
* 很多药物需调整剂量（见附录：肾功不全药物剂量调整）

8. 并发症

* 需要**急诊透析**：无尿、急性左心衰、脑病、严重高钾/酸中毒
* 其他：消化道出血，感染，心律失常

N Engl J Med 1998, 338: 671

■ 过敏性休克

皮疹是最常见的体征（突发的全身荨麻疹，血管性水肿，潮红，瘙痒等），但20%的患者没有任何临床症状，需提高认识。

1. 报警体征
- 症状进展迅速
- 呼吸窘迫：喘鸣、呼吸困难、吸气三凹征、哮鸣、持续咳嗽、发绀
- 低血压、胸痛、虚脱

2. 处理
- 吸氧、心电监护、建立静脉通路
- 使患者处于仰卧位，**抬高下肢**（重要，增加回心血量），呕吐患者应保持半卧位，仍需抬高下肢
- 最重要的药物治疗是**肾上腺素**！对于过敏性休克，肾上腺素几乎没有禁忌。0.3~0.5mg肌注（优于皮下注射，血浆及组织肾上腺素浓度更快速升高），5~15min重复给药
- **气道**：有喉头水肿征象的患者应立即给予气管插管，严重喉头水肿者可能需要气管切开（耳鼻喉科急会诊）
- **容量复苏**：大量补液，无心肾基础病的成年人补液量可能>7L，前1~2L需快速静滴，首选0.9% NS
- 其他可用药物
  - ✓ **万托林**：肌注肾上腺素无法缓解的支气管痉挛，可吸入支气管扩张剂。2.5~5mg配3mlNS雾化吸入
  - ✓ **抗组胺药物**：苯海拉明25~50mg静推（只能缓解荨麻疹和瘙痒），雷尼替丁50mg静推
  - ✓ **糖皮质激素**：甲泼尼龙1~2mg/（kg·d）（数小时起效，主要用于控制迟发过敏反应），使用3天可直接停用（迟发性过敏反应几乎都在72小时内发生）
- 难治性患者的治疗
  - ✓ **静脉泵入肾上腺素**：对肌注及扩容无反应的患者，需通过中心静脉导管泵入肾上腺素（溶液稀释为0.1mg/ml）：5mg肾上腺素+45ml GS，2~10μg/min（1.2~6ml/h），严密监测血压、心率及血氧
  - ✓ **其他升压药物**：单用肾上腺素无法提升血压患者，需考虑加用第二种升压药物，可考虑非肾上腺素能血管活性药物，如血管加压素
  - ✓ **胰高血糖素**：正在服用β阻滞剂的患者，可能对肾上腺素无

反应，可予胰高血糖素 1~5mg 静推（5min 内推完），可重复给药，或按照 5~15μg/min 静脉泵入（可能致呕吐，注意保护气道）

J Allergy Clin Immunol 2011；127：587

■ 失眠

1. 寻找原因
- 核实医嘱单，明确有无药物过敏、药物相互作用
- 有无肝肾功能不全（导致药物清除时间延长）
- 是否存在导致失眠的基础病和可处理的问题（如疼痛等）

2. 鉴别诊断
- 焦虑、抑郁、谵妄、躯体疼痛、活动受限、呼吸困难、感染、代谢紊乱、多尿（在夜间给予利尿剂）、二便失禁、睡眠呼吸暂停等
- 药物：抗胆碱能药、β 激动剂、可乐定、皮质激素、咖啡因、烟碱、苯肾上腺素、苯妥英钠、茶碱类、甲状腺素等

3. 治疗
- 通常先用抗组胺药物，如：苯海拉明 25~50mg 或羟嗪（安泰乐）50~100mg po
- 常可用苯二氮䓬类
  - ✓ 地西泮片：2.5~10mg，老年人和肝硬化患者酌减，严重 COPD 患者慎用
  - ✓ 艾司唑仑片：1~2mg，老年人和肝硬化患者酌减，严重 COPD 患者慎用
  - ✓ 罗拉西泮片：0.5~1mg，最大剂量4mg。如果年龄>65 岁或肝硬化患者，起始剂量 0.25mg，最大剂量 1mg
- 思诺思：5~10mg，缩短入睡时间，有跌倒风险，<u>需上床后服用</u>
- 如果上述措施无效，应该在给予更强镇静剂前再次评价患者。必要时请神经科会诊

4. 注意：对于镇静治疗可能引起生命危险的患者（如肝病晚期、严重 COPD）应充分评价病情并考虑暂不处理失眠

Ann Pharmacother 2001，35：1449-1457
Ann Clin Psychiatry 2006，18：49-56

■ 意识障碍

1. 容易混淆的概念

- 意识模糊（confusion）：意识范围缩小，定向力障碍，无法保持连贯有逻辑的思维
- 谵妄（delirium）：对环境的认识和反应能力下降，定向力障碍，常有错觉和幻觉，表现为紧张、激越，甚至攻击行为，夜间加重
- 嗜睡（drowsiness）：意识水平↓，睡眠↑，可被言语或轻刺激唤醒，醒后可正确对答或执行指令，停止刺激很快入睡
- 木僵（stupor）：强烈刺激可唤醒，醒后可简单回答问题，刺激减弱很快入睡
- 昏迷（coma）：任何刺激均不能唤醒，按照程度分为：
  - ✓ 浅昏迷：疼痛刺激有痛苦表情及回避动作，各种脑干反射基本保留
  - ✓ 中昏迷：强烈刺激有防御反射，角膜反射减弱/消失，呼吸节律紊乱
  - ✓ 深昏迷：任何刺激无反应，各种脑干反射消失，呼吸不规则

2. 昏迷的鉴别诊断

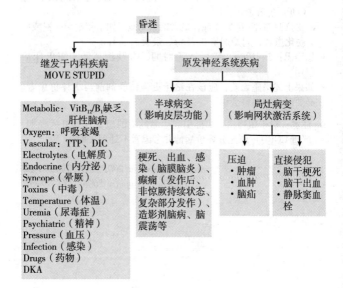

3. 值班时昏迷的处理

- **病史**：现病史、既往史（精神病或痴呆等基础病？外伤史？）、药物/酒精使用等
- **体格检查**
  § 昏迷程度
  - ✓ 自发活动与身体姿势：若自然姿势卧躺，昏迷程度不深
  - ✓ 声音刺激（大声呼唤）、轻刺激（摇晃）、疼痛刺激（压眶、掐斜方肌、摩擦胸骨/颞颌关节）
  - ✓ Glasgow 昏迷评分量表：记 EnVnMn，气管插管记 EnV_TMn（最高 10 分），评分 <8 分者需考虑控制气道

睁眼（E）	计分	语言（V）	计分	运动（M）	计分
自主睁眼	4	逻辑正常	5	遵嘱运动	6
声音刺激睁眼	3	含混不清	4	疼痛定位	5
疼痛刺激睁眼	2	词语不连续	3	疼痛回避	4
无睁眼	1	难以理解	2	肌肉屈曲	3
		无发音	1	肌肉伸展	2
				无动作	1

  § 基本生命体征、全身状况（有无外伤、中毒）
  § 神经系统查体
  - ✓ 颅神经：瞳孔及其光反射（针尖样→药物中毒；中位固定→中脑病变；散大固定→严重缺氧脑病、脑疝）、眼底、眼球运动、角膜反射、咽反射、头眼反射（活动昏迷患者头部，眼球向相反方向运动）眼前庭反射等
  - ✓ 运动系统：观察自发运动有无目的性、肢体坠落实验、下肢外旋征、疼痛刺激试验（回避？屈曲？伸展？）、肌张力比较；去皮层状态→双上肢屈曲，双下肢伸直；去大脑状态→四肢伸直，角弓反张
  - ✓ 腱反射与病理征：注意腱反射的强弱与对称性；多种代谢异常可导致双侧 Babinski 征阳性，不能用于鉴别中枢疾病与代谢性脑病
  - ✓ 颈项强直
- **辅助检查**
  - ✓ 抽血：血气分析、血常规、凝血、肝肾功能、电解质、血氨、血糖、毒物筛查、甲功
  - ✓ 影像学：头 CT（尤其是查体有中枢定位体征时）；胸片（老年人需除外肺炎）；必要时颈椎 X-Ray（除外颈椎骨折）；
  - ✓ ECG：除外心源性晕厥

✓ 腰穿：除外脑膜炎

　　✓ EEG：除外非惊厥持续状态

- **初步处理**

　　✓ 维持生命体征，保护气道，开放静脉通路

　　✓ 如有颈椎外伤，颈椎制动

　　✓ 低血糖者：葡萄糖 50g 静推，如怀疑 Wernicke 脑病，推糖前静脉 $VitB_1$ 100mg（国外做法）

　　✓ 鸦片类中毒→纳洛酮 0.01mg/kg；苯二氮䓬类中毒→氟马西尼 0.2mg iv

　　✓ 颅内压升高/脑疝→抬高床头 30 度，甘露醇/甘油果糖脱水（注意肾功能），过度换气，地塞米松，利尿，去骨瓣减压。

UCSF hospitalist handbook, 3rd edition, 2009
MGH pocket medicine 4th edition, 2011

■ 顽固性呃逆

1. 鉴别诊断
- 消化道疾病：食管炎（化学性、感染性），肠胀气，GERD，消化性溃疡，胰腺炎，肿瘤，胆囊疾病，腹腔脓肿等
- 胸腔疾病：淋巴结肿大，肺炎，胸膜炎，纵隔炎，纵隔肿瘤，外伤等
- 心脏疾病：AMI，心包炎
- 药物：磺胺、酒精、苯二氮䓬类、皮质激素、巴比妥类
- 中枢神经系统疾病（肿瘤脑转移、脑炎、多发性硬化和卒中）
- 电解质紊乱：低钾症、低钠和低钙血症
- 尿毒症
- 膈神经或迷走神经激惹
- 术后：全麻后，气管插管刺激声门
- 精神源性
- 特发性

2. 治疗
- 病因治疗
- 不明确病因，给予经验性对症治疗
  - ✓ Valsalva 动作、饮凉水、咽糖粉、按压眼球或俯身抱膝压缩胸腔等
  - ✓ 氯丙嗪：唯一获美国 FDA 批准用于治疗呃逆的药物，初始剂量可为 25mg po tid（7~10 天），可增至 50mg qid；25~50mg im。静滴效果更强，但需配于 500~1000ml NS 中，平卧位缓慢静滴以防止低血压。注：痴呆老人禁用
  - ✓ 甲氧氯普胺：10mg tid~qid（7~10 天）或 10mg im
  - ✓ 其他参考药物：罗拉西泮、巴氯芬等、奥氮平、卡马西平等

Pharmacotheraphy 1996, 16: 986

■ 跌倒

1. 评价患者是否受伤？ 任何局部体征需给予合适的处理（eg. 头颅 CT、X 线片、制动），需明确有无如下表现：

* 淤斑、皮肤破损、骨折、疼痛、左右不对称、畸形、活动受限
* 对头部、手、肩、臀部、膝部及足进行仔细查体
* 详细的神经系统查体，包括瞳孔、脑膜刺激征、步态、肌力、颅神经检查、病理征
* 评价患者意识状态

2. 寻找跌倒的原因及过程

* 有无目击者？
* 是否有意识丧失（患者是否能回忆着地的那一刻？）
* 跌倒是单纯的机械原因，还是因为意识状态改变？
* 详细过程：下床时，去浴室，站立，转身，滑倒等
* 伴随症状（是否有预感、失禁、眩晕、头痛、视觉异常、黑蒙、心悸、胸痛、呼吸困难）
* 诱发动作（咳嗽、排尿、用力、突然站立）
* 既往史（糖尿病、心脏病、脑血管意外、感觉异常、帕金森、关节炎、抑郁症、新加药物、类似的跌倒史）
* 核实近期 PLT 和 PT/APTT，评价出血风险

3. 鉴别诊断： 老年人跌倒可能有多种原因，但不能忘记下述情况：

* 神经系统疾病：癫痫发作，脑血管意外/TIA（出血、栓塞、缺血），步态异常，帕金森，眩晕症，痴呆，脑水肿，本体感受减退
* 心脏疾病：心律失常，AMI，迷走兴奋，低血容量，直立性低血压，瓣膜疾病
* 药物：镇静/催眠药物，抗抑郁药物，血管扩张剂，酒精，利尿剂（频繁上厕所）
* 肌肉骨骼：关节炎，疼痛，虚弱，调节能力减退
* 其他：贫血，视力下降，照明不足，更换病房，床挡被放下，地滑

4. 有用的提示

* 尽管目击者的描述很重要，但最重要的还是自己对患者详细的评价
* 如果患者头部着地，需放宽头颅 CT 的指征；若有新出现的局灶定位体征、头痛、呕吐、年龄>60 岁，肩部以上明显的外伤，必须行头颅 CT；若患者失去意识或不能回忆跌倒过程，

强烈建议头颅 CT（<u>昏迷患者外出检查时必须评估气道</u>! 通知家属，告知外出检查风险，求助上级医师）
- 严密监测患者，重复神经系统查体，必要时 24 小时后复查 CT，除外进行性神经系统损伤（如迟发性硬膜下血肿）
- 在病程中记录跌倒事件
- 老年人的股骨骨折有时症状/体征并不明显

N Engl J Med 2000, 343: 100-105

■ 误吸

1. 50%的正常人睡眠中会有误吸，但不发生肺炎

2. 有临床意义的误吸多见于意识障碍，呛咳反射减弱的患者

3. 鼻胃管或胃造瘘并不能预防误吸

4. 误吸后果取决于吸入物的性质、总量和患者因素；根据后果将误吸分为三类：**吸入异物、细菌性吸入性肺炎和化学性吸入性肺炎**

5. 吸入异物（foreign body aspiration）
- 气道部分梗阻：患者清醒，考虑喉镜/支气管镜/手术取异物
- 气道完全梗阻：
  - ✓ 患者有意识：站在患者身后，双手握拳，置于剑突下，向后向上用力（Heimlich 手法），直至异物咳出
  - ✓ 患者无意识：紧急喉镜检查，异物位于声门上则设法取出，无法取出则气管切开；异物位于声门下则气管插管，争取将异物顶入一侧主支气管，进行单肺通气

6. 细菌性吸入性肺炎（aspiration pneumonia）
- 吸入含菌的口咽部分泌物造成下呼吸道感染
- 社区获得性（G^+球菌）：喹诺酮、头孢曲松
- 医院获得性（G^-杆菌）：哌拉西林/他唑巴坦、头孢他啶
- 口腔卫生差/酗酒/肺脓肿：需覆盖厌氧菌，用喹诺酮或头孢曲松+克林霉素或甲硝唑、哌拉西林/他唑巴坦、亚胺培南

7. 化学性吸入性肺炎（aspiration pneumonitis）
- 吸入酸性胃内容物造成的化学性炎症，急性肺损伤由胃酸和食物微粒导致，后期可能合并有细菌感染
- 吸入量少者大多于 24~48h 好转，不需要抗生素治疗；误吸量大时可能需要糖皮质激素治疗
- 抗生素适应证
  - ✓ 症状持续>48h：喹诺酮、头孢曲松
  - ✓ 胃内细菌定植（肠梗阻、抑酸治疗）：哌拉西林/他唑巴坦、头孢他啶

	吸入异物	细菌性吸入性肺炎	化学性吸入性肺炎
易患人群/因素	儿童或老年人	老年人、吞咽障碍、胃肠梗阻	有意识障碍的年轻人
吸入物	异物	细菌污染的口咽分泌物	酸性胃内容物
病变性质	气道堵塞	下呼吸道感染	下呼吸道化学炎症
临床特点	呼吸困难、发绀、肺不张、猝死	肺炎	类似肺炎，重者可发展为 ARDS
处理	控制气道	抗生素	对症治疗/糖皮质激素

Chest 2003, 124: 328
N Engl J Med 2001, 334: 665

■ 自伤和自杀

1. 危险人群
- 恶性肿瘤
- 疾病终末期
- 治疗效果差
- 躯体痛苦
- 有精神意识障碍、重度抑郁、性格多疑敏感脆弱
- 家庭关系不良、经济条件欠佳

2. 常见方式
- 跳楼
- 切割大血管
- 自缢
- 服药
- 拔输液管道、深静脉置管

3. 处理
- **预防**：关注危险人群，及时予以心理干预（抗抑郁治疗、情绪疏导）、向家属交待危险、留陪护、加强夜间巡视、调整床位（避免靠近阳台）、尽量减少患者可能自伤的器具（如刀片等）
- 一旦发现，首先检查生命体征。如果生命体征不平稳（或消失），立即开始基础生命支持。建立气道和静脉通道，予心电监护
- 保持镇静，迅速通知护士，清除在场无关人员，避免在病房大声呼叫。尽快通知总住院医师
- 如果生命体征尚平稳，进一步明确自伤/自杀方式、发生时间（服药者有助于决定是否需洗胃）。注意：警惕患者同时采取两种以上方式（如先服药后割腕）
- 创伤患者需检查有无内脏、神经、骨骼损伤，简单清洁伤口、止血、包扎
- 防止患者再次采取自伤/自杀行为，严密监视，清除危险因素，可适当予镇静、约束

4. 尽快通知家属
不影响抢救的前提下，尽可能保护现场，留取物证（有助于警方取证）

5. 通知
- 一线：内科总住院医师、麻醉科（困难气管插管时）
- 二线：院总值班、或医务处备案、家属、保卫处
- 三线：根据具体情况呼相关科室会诊

■ 临终和死亡

患者临终和死亡常常在值班时发生，妥善处理非常重要

1. 患者去世前

- 提前向家属解释病情，帮助家属决定如何取舍治疗，明确是否进行有创治疗（中心静脉置管，气管插管和 CPR 等）
- 注意稳定家属的情绪

2. 患者去世后

- 宣布并记录死亡：确定患者对语言和动作刺激无反应，没有自主呼吸，没有脉搏和血压，ECG 为直线，神经系统功能丧失（瞳孔，角膜反射和咽反射）
- 清理医疗设备和管路。中心静脉导管和引流管拔出后应缝合穿刺点；皮下隧道式的中心静脉导管和永久性心脏起搏器的处理应咨询专科医师
- 填写相关文书
  - ✓ 死亡五联单：任何位置不能空项
  - ✓ 死亡证明书
  - ✓ 死亡记录、抢救记录等
- 通知并安慰家属，尽量动员尸体解剖
- 通知太平间

3. 与家属沟通

- 尽量在合适的环境（不被打扰）和家属沟通
- 语言应简洁明了，但不显得突兀
- 若家属没有心理准备，可逐步告知病情，试用以下措词
  - ✓ 患者情况很不好，我们正在积极抢救
  - ✓ 虽然积极抢救，但是生命体征还是没有恢复，恐怕希望不大
  - ✓ 患者始终没有恢复生命体征，在做最后一次努力
  - ✓ 患者去世
- 允许家属有一定程度的感情宣泄，但要把握住局面
- 通知家属后，应提供力所能及的帮助，解答他们的问题
- 对尸体适当处理，以便家属告别
- 尊重少数民族及宗教信仰习惯（如回族不能进太平间）
- 及时通知总住院医师，尤其是有潜在医疗纠纷的时候

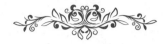

重症医学

■ 机械通气概论

1. 气管插管指征
- 难以纠正的低氧血症：I 型呼衰（100% 储氧面罩条件下 $pO_2 < 55$）
- 肺泡通气不足：II 型呼衰（$pCO_2 > 55$，pH < 7.25，pH 值比 $PaCO_2$ 更重要，COPD 患者往往 $pCO_2 > 55$，但 pH 值正常）
- 气道保护：GCS < 8
- 上气道梗阻
- 严重代酸：尤其是感染性休克，呼吸失代偿情况下
- 呼吸肌疲劳：呼吸频率↑伴 $PaCO_2$ 升高，部分患者在 ABG 恶化之前就需要机械通气
- 治疗需要：全麻手术，肺灌洗

2. 呼吸力学
- 潮气量 VT = 吸气流量×吸气时间
- 分钟通气量 MV = VT×RR（正常 MV 5~10L/min）
- 平台压（Pplat）：即肺泡峰压，吸气末屏气 0.5~2s 测定 Pplat，通常不超过 $30cmH_2O$
- 内源性 PEET（iPEEP）：呼气末屏气 0.5~2s 测定 iPEEP
- **肺顺应性=潮气量/（吸气平台压−呼气末正压）**，正常值 50~100ml/cmH_2O
  - ✓ 吸气平台压与呼气末正压（PEEP）之差代表肺顺应性
  - ✓ 肺顺应性↓：肺炎、肺水肿、肺不张、气胸、腹腔内压↑
- **气道阻力 =（吸气峰压−吸气平台压）/吸气流量**（正常值：<10）
  - ✓ 吸气峰压与平台压之差代表气道阻力
  - ✓ 气道阻力↑：哮喘、COPD、痰栓、误吸

3. 机械通气目标
- 保证足够的氧合：$PaO_2 > 60$，$SpO_2 > 90\%$，对于 ALI/ARDS，PaO_2 55~80，SpO_2 88%~95%
- 提供足够的肺泡通气（$PaCO_2$）
- 促进人机协调
- 通过呼气末正压（PEEP）促进肺复张
- 避免气压伤
- 避免内源性 PEEP（PEEPi）：<5
- 使用尽可能低的 FiO_2：<60%

4. 模式选择
- A/C（VC 或 PC）：应用最广泛。患者能改变呼吸频率，但不

77

能改变通气开始以后的各项参数；

	VC（容量控制）	PC（压力控制）
潮气量	设定值 8~10ml/kg	取决于气道阻力、肺顺应性和吸气压力
呼吸频率	设定最低频率	设定最低频率
吸气压力	取决于气道阻力、肺顺应性和潮气量	设定值
优点	容易理解和操作，分钟通气量稳定	气道压力固定，吸气流量较高
缺点	气道压力可能过高，自主呼吸过强可产生呼碱	分钟通气量可能不稳定

- **SIMV（同步间歇指令通气）**
  - ✓ 控制通气以外患者可以自由呼吸，但得不到呼吸机的支持（除非加用 PS）
  - ✓ 若无自主呼吸，SIMV 与 AC 同义
  - ✓ 可用于脱机，较其他脱机模式（PS，T 管）无特别优势（患者呼吸做功过高）
- **PS（压力支持）**
  - ✓ 所有呼吸均由患者触发，患者决定呼吸频率，呼吸机根据设定压力给予支持
  - ✓ 只提供部分支持，多用于病情稳定，开始脱机的患者
- **CPAP（持续气道内正压）**
  - ✓ 呼吸机始终保持相对恒定的气道内正压
  - ✓ 相当于 PS=0，PEEP 即为 CPAP
  - ✓ 广泛用于无创通气，有创通气应用较少，偶尔用于脱机

5. 机械通气初始设置
- 模式：A/C 条件下选择 VC，或者 SIMV
- 呼吸频率 f=15~25bpm（COPD 或哮喘患者应<u>更低一些</u>）
- 潮气量 VT=6~10ml/kg（应为 IBW，ARDS 需要小潮气量）
- 吸呼比 I：E=1：2~1：4（为改善氧合进行反比通气意义不大），或为吸气时间 Ti
- 吸入氧浓度 $FiO_2=1.0$（迅速下调至=<70%，避免氧中毒）
- 呼气末正压 PEEP=5~20cmH_2O（高 PEEP 可改善氧合，但可能降低心输出量，增加气压伤，COPD/哮喘患者需要小心）
- 压力支持 PS=5~15（SIMV 条件下必须设定）

6. 呼吸机调整
- $pO_2\downarrow$ 改善氧合：$\uparrow FiO_2$，或 $\uparrow$ PEEP

- pCO_2↑增加通气：↑VT，或↑呼吸频率，尝试吸痰，支气管扩张药物

7. 机械通气并发症

- 呼吸机相关性肺损伤：肺泡过度膨胀（潮气量过大），肺泡塌陷（PEEP过低），氧中毒，气胸，纵隔气肿
- 人机不同步：触发不同步，切换不同步，流量过低
- PEEPi：（见机械通气常见问题）
- 血流动力学：正压通气可使前负荷减少，心输出量下降；但在心功能差的患者，可能有助于提高左室射血分数
- 呼吸机相关性肺炎
- 喉部损伤，气管狭窄，气管软化

8. 脱机时机：在考虑脱机之前需要满足如下条件

- 导致机械通气的基础疾病已经纠正（如肺炎）
- 血流动力学稳定（相对稳定的小剂量静脉泵入升压药亦可接受）
- 患者神志水平稳定并且能够保护气道
- 充分的氧合：PO_2>60（FiO_2=<40%，且PEEP≤8）
- 应用T管或者CPAP评估：Tobin指数（自主呼吸频率/VT）<105［注自主呼吸开始后1分钟内］
- 漏气实验：评估上气道梗阻风险（请ICU医生协助完成）

9. 脱机困难的常见原因 "ABCDE"

- **A**irway/lung：气道阻力，肺部感染控制不佳
- **B**rain：CNS，谵妄，其他认知功能障碍、精神心理因素
- **C**ardiac：心功能不全和休克，左心衰竭、肺水肿
- **D**iaphragm 膈肌功能障碍
- **E**ndocrine 内分泌、电解质以及营养问题

10. 拔除气管插管注意事项

- 操作前禁食水4~6h，避免应用镇静剂或肌松药物，对病人充分解释
- 拔管前评价患者气道保护能力：清除气道分泌物能力，呛咳反射，有无过多分泌物，吸痰频率（<2h一次）
- 充分吸引气道分泌物，清除口咽及鼻咽部分泌物，给予高浓度氧1~2分钟
- 将吸痰管置于气管插管中，边抽吸边气囊放气，并快速拔除气管插管
- 拔除后立即观察患者发声情况（如说出自己姓名），以此评价病人气道是否通畅，有无气道梗阻症状，有无喘鸣；如无法发声但无呼吸困难可应用肾上腺素雾化，如无法发声且同时出现

呼吸困难表现，应立即准备气管插管并做好困难气道处理相关准备工作

- 如无气道梗阻表现可给予面罩吸氧 4L/min，嘱大口喘气协助排痰，必要时给予 NPPV
- 拔管后视再插管风险决定是否禁食水

■ 机械通气常见问题

1. 急性呼吸窘迫
- 断开患者和呼吸机，用纯氧手动通气（简易呼吸器或麻醉机）
- 快速查体，除外气胸，气道梗阻，气管插管脱出
- 检查吸气峰压（Ppeak）和平台压（Pplat）

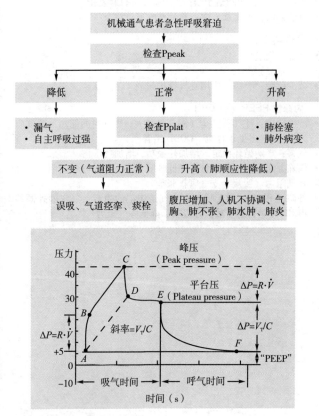

机械通气患者急性呼吸窘迫

↓

检查Ppeak

降低	正常	升高
· 漏气 · 自主呼吸过强	检查Pplat	· 肺栓塞 · 肺外病变

不变（气道阻力正常）	升高（肺顺应性降低）
误吸、气道痉挛、痰栓	腹压增加、人机不协调、气胸、肺不张、肺水肿、肺炎

图：压力时间曲线

- 峰压（Peak pressure）
- 平台压 E（Plateau pressure）
- $\Delta P = R \cdot \dot{V}$
- $\Delta P = V_T / C$
- 斜率$= V_T / C$
- "PEEP"
- 压力
- 吸气时间
- 呼气时间
- 时间（s）

Ppeak ≈ 气道阻力+肺顺应性
Pplat ≈ 肺顺应性
Ppeak-Pplat ≈ 气道阻力
图：压力时间曲线（C 点代表气道峰压，C 到 D 点反映气道阻力；E 点代表气道平台压，E 点到 F 点反映肺顺应性）

81

2. 潮气量和呼吸频率

- 潮气量↓：漏气，支气管胸膜瘘、流量设置过低
- 潮气量/呼吸频率↑：过度通气（躁动，呼吸机设置不合理），高代谢状态（全身性感染，发热），酸中毒或无效腔过大

3. PaO_2↓

- 提高 FiO_2
- 增加 PEEP：间断给予较高的 PEEP 进行肺复张
- 其他办法：见重症医学：急性呼吸窘迫综合征

4. $PaCO_2$↑

- 增加潮气量
- 增加呼吸频率
- 减少死腔：吸痰，应用支气管扩张剂

5. 内源性 PEEP（PEEPi）

- 产生原因：呼气不完全（潮气量过大，呼气时间缩短，呼气阻力增加），多见于哮喘，COPD 患者
- 危害：影响循环稳定，增加呼吸功，增加气压伤
- 消除办法：减少潮气量，降低呼吸频率，延长呼气时间，降低呼气阻力（吸痰、支气管扩张剂）
- 外源性 PEEP：对于呼气末小气道塌陷的患者，一定的外源性 PEEP 可能有助于减少呼吸功，降低呼气阻力

■ 快速顺序诱导插管

1. **定义**：快速顺序插管（Rapid Sequence Intubation，RSI）：应用镇静和肌松技术对非空腹患者快速气管插管。与常规快速诱导插管不同在于：
   ✓ 插管前不用或少用面罩通气，以减少胃潴留
   ✓ 插管时压迫环状软骨（Sellick 手法）以减少误吸
   ✓ 尽量选择短效药物（琥珀酰胆碱）进行肌松

- **困难插管**（Difficult Intubation）：经过正规训练的麻醉医师使用常规喉镜正确地进行气管插管连续三次试行插管仍不能成功
- **气道控制不能**（Lost Airway）：不能插管，不能通气，也不能氧合

2. **气管插管适应证**
- 呼吸停止
- 大气道梗阻
- 患者不能自主保护气道（深昏迷、球麻痹、呛咳反射消失）
- 无法保证氧合（换气功能↓）
- 急性 CO_2 潴留（通气功能↓）
- 特殊情况须尽早插管（严重创伤、感染性休克、大面积烧伤）

3. **插管前采集病史和查体**（如果有时间）
- 评估气道：有无解剖因素妨碍插管，既往气管插管史
- 评估误吸风险：上次进食时间、呕吐、肠梗阻、意识障碍
- 循环系统：冠心病、心律失常、心衰、主动脉夹层
- 神经系统：脑血管病、颅内动脉瘤、颅内高压
- 凝血功能：血小板、PT、APTT、肝肾功

4. **气管插管前准备 "STOP MAID"**
- **S**uction：吸引器
- **T**ools for intubation 插管工具：喉镜或者可视喉镜
- **O**xygen source for preoxygenation and ongoing ventilation 预氧合氧源
- **P**ositioning 位置
- **M**onitors 监护仪：包括心电、脉氧、血压、呼气末 CO_2 等
- **A**ssistant 辅助工具：面罩、简易呼吸器，气道用具（气管导管、注射器、导丝、口咽通气道）
- **I**ntravenous access 静脉通路
- **D**rugs 药物，包括麻醉诱导剂、肌松药和 desired adjuncts

5. 实施 RSI（7 个 P）

Preparation	• 监护仪、氧气/简易呼吸器/麻醉机、吸引器、口咽气道、静脉通路 • 喉镜、导丝、气管导管（男性 7.5～8 号，女性 7～7.5 号）
Preoxygenation	• 插管前给予高 FiO_2 通气数分钟 • 使患者有一定的氧储备，可耐受插管时一过性低氧
Pretreatment	• 咪达唑仑：$0.05～0.1mg/kg$；注意呼吸抑制和低血压 • 丙泊酚：$0.5mg/kg$；注意低血压 • 芬太尼：$3\mu g/kg$；禁用于高颅压和严重肝病
Paralysis	• 琥珀酰胆碱：$1.5mg/kg$；注意高钾血症、恶性高热 • 肌松后自主呼吸消失，必须有把握控制气道才能给药
Position& Protection	• 垫高患者枕部 10cm，颈部稍屈曲，仰头抬颌（Sniff 位） • Sellick 手法：向后向上向右压迫（BURP）环状软骨
Placementwith Proof	• 置入喉镜，挑起会厌，暴露声门，直视下插入气管导管 • 插管深度：男性 21～23cm，女性 20～22cm • 确认气管导管位置，排除导管误入食管或主支气管
PostintubationManagement	• 固定气管、床旁胸片、留取痰标本 • 镇静、镇痛、制定机械通气方案

5. 如何排除气管导管误入食管

• 尽可能直视声门插入导管
• 插管后 SpO_2 不升反降，应警惕误入食管或主支气管
• 视诊胸廓起伏：肥胖患者或老年人可能起伏不明显
• 听诊呼吸音：自主呼吸的患者即使导管误入食管仍有呼吸音，肺气肿/肺大疱患者呼吸音较低
• 听诊胃泡鼓音：胃切除或空腹的患者可能不明显
• 观察机械通气波形：肺和胃的顺应性相差很大，波形不同
• 监测呼气末 CO_2（$PetCO_2$）：正常 $PetCO_2$ 为 35～45mmHg，$PetCO_2\downarrow$ 除见于导管误入食管外，还见于气道阻塞，导管连接

脱落、心跳停止、肺栓塞、心输出量下降、过度换气

- 如果病情不稳定，而又不能排除导管误入食管，应立即拔出气管导管并重新插管，越快越好（If in doubt, take it out）

6. 困难插管

- 所有困难插管都是临床急症，处理不当可造成严重后果，必须争分夺秒（Every second counts！）
- 保持冷静，及时寻求帮助，千万不要过于自信
- 继续手法通气，依次确认以下情况：是否还有自主呼吸？手法通气能否维持氧合？是否允许其他人再次试插？有无其他技术迅速建立气道？
- 若情况允许，可让更有经验的医师再次试插
- 若情况紧急，不允许再次试插，应考虑喉罩、食管气管联合管、可视喉镜、支气管镜、逆行插管、气管切开等其他技术迅速建立气道
- 选择何种技术控制气道，取决于医师对该技术熟练运用的程度，而不是理论上该技术有何优势
- 一定要避免 Lost Airway！

Chest 2007, 131：608
N Engl J Med 2007, 356：e15

■ 血流动力学监测

1. 目的是及时发现组织缺氧

- $DO_2 = 1.34 \times CO \times Hb \times SaO_2 \times 10$

  DO_2（ml/min）氧输送，CO（L/min）心输出量，Hb 血红蛋白（g/dl），SaO_2 动脉血氧饱和度，10：转换系数

- $VO_2 = 1.34 \times CO \times Hb \times (SaO_2 - SvO_2) \times 10$

  VO_2 氧摄取，$CO/Hb/SaO_2$ 同前，SvO_2 混合静脉血氧饱和度，

- $DO_2 \downarrow$ 或 $VO_2 \uparrow$ 时易发生组织缺氧，病因包括

  ✓ CO↓：前负荷不足，心肌收缩力下降，后负荷过高

  ✓ Hb↓：贫血

  ✓ SaO_2↓：呼吸衰竭

  ✓ 机体代谢率↑：发热，甲亢

  ✓ 组织利用氧↓：感染性休克，中毒（一氧化碳，氰化物）

2. 标准监测

- 血压：合理目标 MAP>65mmHg。无创血压的缺陷：低压趋于高估，高压趋于低估，袖带宽度是影响精确的最关键因素（应相当于肢体直径的120%）。血压降低为休克晚期表现，需要立即干预

- 心率：不敏感也不特异，特别注意患者有无服用美托洛尔（倍他乐克）等控制心率药物

- 尿量：反映肾脏灌注，正常>0.5~1ml/（kg·h）（不用利尿剂、多巴胺条件下）

- 皮温：反映皮肤灌注

- 意识：反映脑灌注

3. 代谢指数

- pH 值、阴离子间隙和碱剩余：代酸提示组织低灌注进展，无氧代谢及内源性酸产生增加

- 乳酸：组织灌注不足时乳酸↑，但高乳酸血症也见于其他疾病

- 混合静脉血氧饱和度（SvO_2）：反应全身氧供和氧耗的关系，正常 65%~75%，↓提示组织缺氧

4. 血流动力学指数

- 有创动脉血压：动脉血压测量"金标准"；需校准，注意排除系统误差，看波形；并发症包括远端缺血，动脉栓塞，感染，出血，损伤动脉及意外药注射；常选桡动脉、足背动脉

- 中心静脉压（CVP）：反映右心前负荷，正常 8~12mmHg

  ✓下降提示容量不足，升高的影响因素较多（肺动脉高压，三尖瓣反流，正压通气，PEEP，右室顺应性下降等），解释需

谨慎

　　✓ 不应单以 CVP 的数值高低作为输液的唯一指标

- 肺动脉漂浮导管：可测定肺动脉压（PAP）、肺动脉楔压（PAWP）和心输出量，PAWP 反映左心前负荷

　　✓ 操作复杂，影响因素多（正压通气，PEEP，心率过快，嵌顿位置，COPD，二尖瓣反流/狭窄，主动脉瓣反流/狭窄，左心室顺应性下降等），应用逐渐减少

- 脉搏波形轮廓心输出量监测（PiCCO）：创伤性较小，与肺动脉漂浮导管相关性好

- 心脏超声：反映心脏结构和做功情况，但难以连续监测

The ICU Book. 3th 2007：151

J Trauma 2007, 62（Suppl 6）：S109

■ 血流动力学控制

1. 原则

- 循环干预的决策源于对组织灌注的评估
- 迅速判断和处理是改善休克患者预后的关键
- 休克循环支持治疗"三部曲"

  ✓ 维持适当的循环容量（总是首先考虑！）

  ※ 快速输液容量取决于原发病：失血性或感染性休克常常使用较大的液体容量（1~2L）；心源性休克时也可快速输注100~200ml 液体

  ※ 液体复苏时的液体选择仍无定论。虽然胶体液输液量较晶体液少，且有助于减轻组织水肿，但就改善预后而言，胶体液并不优于晶体液；新近 RCT 提示羟乙基淀粉可能增加肾损害风险

  ✓ 保持足够的灌注压力

  ※ 灌注压无固定值，应根据患者平时血压确定适宜的灌注压目标值

  ※ 前负荷正常时若灌注压仍未达到目标值，应使用 α 受体兴奋剂以升高血压

  ✓ 改善组织灌注

  ※ 在确保满意的前负荷以及平均动脉压的前提下，仍有组织灌注不足的表现时需要应用强心药如 β 受体兴奋剂，以期改善组织灌注

2. 从血流动力学角度对休克分类

- **低容量性休克**：脱水、出血、胃肠道或肾脏丢失、烧伤及急性胰腺炎等导致循环容量减少

	I	II	III	IV
出血量（%）	<15	15~30	30~40	>40
SBP	正常	正常	降低	降低
心率（bpm）	<100	100~120	120~140	>140
意识状态	轻微焦虑	中度焦虑	焦虑、意识模糊	意识模糊、昏迷

注：按体重 70kg 计算

- **心源性休克**：泵衰竭导致 CO↓，见于大面积心梗、心肌病、心肌炎、心律失常
- **分布性休克**：外周循环阻力下降，包括感染性休克、肾上腺危象、过敏性休克、神经源性休克和肝功能衰竭及动静脉瘘

- **梗阻性休克：** 循环通路受阻，包括肺栓塞、张力性气胸、主动脉瓣狭窄、心脏压塞、内源性 PEEP、主动脉夹层动脉瘤、腹腔间隔室综合征等

休克类型	前负荷	心输出量	外周循环阻力
低容量性	↓	↓	↑
心源性	→或↑	↓	↑
分布性	↓	→或↑	↓
梗阻性	↓	↓	↑

3. 血管活性药物

- 目前没有资料证明某种血管活性药比其他血管活性药物更好
- 抓住应用血管活性药物以维持有效灌注压的时机远比讨论使用何种药物重要
- 常用药物
  - ✓ **去甲肾上腺素：** α 和 β_1 受体兴奋剂 [$0.05 \sim 2.0\mu g/$ (kg · min)]，可提高血管张力和心肌收缩力。主要用于治疗感染性休克，可提高舒张压进而改善冠脉血流，提高心肌灌注，也有利于改善肠道和肾脏灌注，用药前必须补足容量
  - ✓ **多巴酚丁胺：** β_1 和 β_2 受体兴奋剂 [$1 \sim 20\mu g/$ (kg · min)]，可降低循环阻力，提高心输出量。多用于心源性休克（但不能降低病死率）；也可与去甲肾上腺素合用，治疗心输出量下降的感染性休克
  - ✓ **多巴胺：** $1 \sim 20\mu g/kg/min$，小剂量兴奋多巴胺受体，中小剂量兴奋 α_1 受体，大剂量兴奋 β_1 受体。多巴胺是很多医师首选的升压药，但没有证据表明多巴胺优于其他血管活性药物。小剂量多巴胺能增加尿量，但不能保护肾功能，也不能改善预后
  - ✓ **肾上腺素：** α_1 和 β_1、β_2 受体兴奋剂 [$0.05 \sim 2.0\mu g/$ (kg · min)]，用于"低排低阻型"分布性休克
  - ✓ **去氧肾上腺素：** 选择性 α_1 受体兴奋剂 [$0.5 \sim 5.0\mu g/$ (kg · min)]，收缩动脉，起效快，易滴定，可通过外周静脉给药
  - ✓ **血管加压素：** $0.01 \sim 0.05U/min$，感染性休克的二线药物，联合其他血管活性药物治疗顽固性低血压

	心输出↓	心输出↑
循环阻力↓	肾上腺素 去甲肾上腺素+多巴酚丁胺	多巴胺 去甲肾上腺素
循环阻力↑	多巴酚丁胺	硝普钠、艾司洛尔

4. 顽固性低血压原因

- 肾上腺皮质功能不全（肾上腺危象）
- 感染性休克：可能合并相对性肾上腺皮质功能不全，可从糖皮质激素替代治疗中获益
- 酸中毒：呼酸→增加通气，代酸→改善灌注
- 过敏性休克：应用肾上腺素和糖皮质激素，脱离过敏原
- 低容量性休克：难以控制的大出血
- 心源性休克：急性心梗、终末期心衰
- 梗阻性休克：心脏压塞、大面积肺栓塞、张力性气胸等

5. 呼吸和循环的相互影响

- 心输出量和低氧血症
    - ✓ 心输出量下降可加重低氧血症
    - ✓ $CO↓→DO_2↓→SvO_2↓$ 以维持 $VO_2→SaO_2↓$
- 心输出量和呼气末正压
    - ✓ PEEP 可使 $SaO_2↑$，但却可能使 $CO↓$
    - ✓ 因此 PEEP 虽能纠正低氧血症，但却不一定能增加 DO_2

Crit Care Med 2004, 32（11Suppl）: S455

■ 感染性休克

1. 相关定义
- 全身炎症反应综合征（SIRS）：以下 4 条至少符合 2 条
  - ✓ T>38℃或<36℃
  - ✓ HR>90 次/分
  - ✓ R>20 次/分或 $PaCO_2$<32mmHg
  - ✓ WBC>12×10^9/L，或<4×10^9/L，或杆状核>10%
- 全身性感染（Sepsis）= SIRS+可疑或明确的感染
- 严重全身性感染（Severe Sepsis）= Sepsis+器官功能障碍（低氧血症、血压下降、少尿、意识障碍、血小板减少、高胆红素血症、乳酸升高）
- 感染性休克（Septic Shock）= Sepsis+充分液体复苏不能纠正的低血压

2. 临床表现
- 早期表现：心动过速、过度通气、发热和定向力障碍
- 晚期表现可累及任一或者所有器官系统

3. 初始处理
第一步：保护气道、纠正低氧血症
- 吸氧，持续监测 SpO_2
- 适当放宽机械通气适应证（提高氧输送，减少呼吸肌做功和氧耗），但前提条件为建立人工气道过程中可维持血压（注意呼吸频率>40 次/分，而血压正常的患者一旦镇静即出现严重低血压）
- 查 CXR、ABG 评估有无 ALI/ARDS
第二步：评估组织灌注
- 提示灌注差指标：低血压（并非所有患者都出现低血压）、皮肤湿冷、意识不清或精神烦躁、少尿或无尿、乳酸酸中毒
- 放置 CVC：用于快速补液、静脉泵入血管活性药物、输血、监测 CVP 和 $ScvO_2$
- 留置动脉导管：持续精确监测血压
- 恢复组织灌注：一旦明确灌注不足，立即行液体复苏，即早期目标指导治疗（前 6h 内）
  - ✓ $ScvO_2$ 或 SvO_2≥70%；CVP 8~12mmHg；MAP≥65mmHg；尿量≥0.5ml/（kg·h）
- 静脉补液
  - ✓ 快速补液实验：30min 内给予 1000~1500ml 晶体液或 300~500ml 胶体液，实验前后评估容量状态、血压、组织灌注、

是否存在肺水肿

✓选择晶体或胶体扩容对预后无影响：晶体液价廉，应用较多；胶体液有助于减轻组织水肿，对某些患者可能有利，如脑水肿

✓前 6h 内补充 5L 液体，除非在临床上或者影像学上出现心衰证据，最初 3~4L 液体通常用 NS，输入 3~4L NS 后换用林格液（大量输入 NS 可导致 AG 正常代酸）

✓年轻患者补液速度可达 4~5L/h，老年、心衰及肾病患者宜放慢

✓CVP 升高并不一定表示容量足够（见重症医学：血流动力学监测）

- **血管活性药物**：对充分补液后仍然低血压或出现心源性肺水肿者有利

  ✓DA 和 NE 之间无优劣，倾向于 NE（较少引起心动过速，血管收缩作用更强）

- **其他辅助治疗**：当充分补液并同时应用血管活性药物治疗后 SvO_2 仍然 <70% 情况下

  ✓强心药物：多巴酚丁胺

  ✓输注红细胞：目标 Hb ≥ 100g/L

第三步：控制感染

- **诊断**：寻找感染灶

  ✓血培养 2 套，痰、尿液、脑脊液、伤口渗出物培养（应用抗生素之前）

  ✓影像学：CT、床旁超声

  ✓血清标志物：PCT、CRP

- **抗生素应用**：诊断后 1h 内予经验性广谱抗生素（同时覆盖 $G^+/^-$ 菌），初始剂量不要保守

  ✓临床不考虑绿脓：万古霉素联合三代头孢、或 β 内酰胺类+酶抑制剂（哌拉西林-他唑巴坦、替卡西林-克拉维酸），或碳青霉烯类（如美罗培南、亚胺培南）

  ✓临床怀疑绿脓：万古霉素联合两种抗绿脓药物，避免选择同一类别两个药物

  ✓48~72h 后评估，根据细菌学结果调整抗生素，总疗程 7~10d

- **控制感染灶**：拔除导管、引流脓肿、外科手术

4. 机械通气

- 镇静深度应能使患者间歇清醒
- 警惕镇静对循环的影响，容量不足时镇静剂容易造成低血压
- 预防 VAP（见重症医学：呼吸机相关性肺炎）

- 已经或即将发生 ARDS/ALI 患者，按小潮气量通气流程处理（见重症医学：急性呼吸窘迫综合征）

5. 代谢性酸中毒

- 酸中毒影响血管活性药物起效
- 通气不足和呼吸性酸中毒加重酸血症，为气管插管指征
- 减少 NS 输入以避免高氯性酸中毒
- 不推荐常规使用 $NaHCO_3$，除非肾功能衰竭或者 pH<7.15
- 代酸根本原因是灌注不足，应努力改善血流动力学指标
- 急性肾衰/代谢性酸中毒可行 CVVH 治疗

6. 糖皮质激素

- 补足容量后仍需血管活性药物维持血压患者，可能有相对性肾上腺皮质功能不全
- 氢化可的松 200mg/d（分 4 次）或 300mg/d（分 3 次），5~7d 后直接停用

7. 血液系统

- Hb<70g/L：输血使 Hb 升至 70~90g/L
- Plt<$5×10^9$/L：输入血小板
- 监测凝血指标，警惕弥散性血管内凝血（DIC）

8. 其他

- 预防深静脉血栓：应用低分子肝素或者普通肝素
- 预防应激性溃疡：加用 H_2 受体拮抗剂或者 PPI
- 控制血糖，目标血糖 6.1~8.3mmol/L

■ 中心静脉导管

1. 适应证

- 血流动力学监测：CVP、SvO$_2$、PAC
- 应用血管活性药物、化疗药物、高渗药物（50%葡萄糖、氯化钙）
- 外周静脉不能耐受：肠外营养，血管刺激性药物
- 血液净化：血浆置换、HD、CVVH
- 经静脉心脏临时起搏器
- 外周静脉通路困难
- 注：如有合适的外周通路（14 或 16gauge 静脉套管），快速补液无需 CVC（前者优于 CVC）

2. 禁忌证

- **锁骨下静脉：** 呼吸衰竭、肺大疱、高 PEEP、凝血功能异常、上腔静脉血栓、胸部外伤
- **颈内静脉：** 上腔静脉血栓、气管切开后、对侧穿刺失败、起搏器
- **股静脉：** 下腔静脉病变（血栓、滤网）、局部感染、心肺复苏、腹腔内压增加、难以长期制动
- **相对禁忌：** 对于血小板 $< 25 \times 10^9$/L 或者 INR > 5 患者非紧急操作，建议预先治疗改善凝血（输血浆、PLT）

3. 并发症

- **即刻并发症**
  - ✓ 放置失败（22%）
  - ✓ 机械并发症：误穿动脉、气胸、皮下血肿、血胸、穿孔
  - ✓ 心律失常
  - ✓ 导管位置异常
- **延迟并发症**
  - ✓ 血栓、感染、导管移位
  - ✓ 穿刺部位感染：红肿、硬结、脓性分泌物
  - ✓ 导管细菌定植：导管培养阳性，外周血培养阴性

并发症	颈内静脉	锁骨下静脉	股静脉
气胸%	<0.1~0.2	1.5~3.1	NA
血胸%	NA	0.4~0.6	NA
感染/1000 导管-天	8.6	4	15.3
血栓/1000 导管-天	1.2~3	0~13	8~34
误穿动脉%	3	0.5	6.3
导管位置不当	低危	高危	低危

4. 中心静脉导管与发热

- 大多数中心静脉置管后发热并不是 CRBSI
- 置管后前 3 天很少发生 CRBSI，5~7d 后 CRBSI 才明显增加

■ 导管相关性血行感染

1. 定义：临床评估+外周血或导管培养证实

- 对于出现血流感染并且放置 CVC 且无其他明显来源的患者均需怀疑 CRBSI
- 短期留置的导管（<2 周）多为腔外感染，G^+ 菌多见；长期留置的导管（>4 周）多为腔内感染，G^- 菌为主，最常见致病菌为凝固酶阴性的葡萄球菌，其次为金葡菌，约 10% 为念珠菌属引起
- 细菌主要来自穿刺部位感染（50%）和输液管接头的定植菌（40%），少数来自输液系统内部或其他部位（10%）

2. 临床表现

- 发热：敏感不特异
- 穿刺点炎症或分泌物：特异不敏感
- 其他临床表现：血流动力学不稳、意志改变、导管堵塞、导管使用过程中突发 SEPSIS
- 血流感染相关并发症：化脓性血栓静脉炎、IE、骨髓炎、迁徙性感染
- 血培养结果为金葡菌、凝固酶阴性葡萄球菌、念珠菌属，且无其他明确来源时，需高度怀疑 CRBSI

3. 诊断

- 应用抗生素前同时抽取外周静脉血和导管血送培养；如不能获取外周血，可在不同时间抽取 ≥2 次导管血送检，没必要从不同管腔抽取血培养
- 导管血培养结果假阳性率明显高于外周血培养，但两者均具有较高的阴性预测值
- **导管培养**：临床无怀疑感染者无需常规送检培养
  - ✓ 如放置至少 7~10d，需做尖端培养，无需皮内段培养；如<7~10d，需行皮内段培养；如果为植入性导管，即使<7~10d，仍然要做尖端培养
- **确诊标准**：证实存在血流感染+证实感染与导管相关
  - ✓ 导管尖端培养阳性（半定量法>15cfu/导管节段，定量法>10^2cfu/导管节段），且外周静脉血培养与导管尖端培养出相同病原体
  - ✓ 导管血与外周血培养为相同病原体，两者同时定量培养比值>3∶1cfu/ml
  - ✓ 同时抽取的导管血比外周血培养为相同病原体，且导管血阳性报警时间至少提前 2h

96

4. 治疗

- **如下情况无需全身应用抗生素**
  - ✓ 导管尖端培养阳性而临床无感染征象
  - ✓ 导管血培养阳性而外周血培养阴性
  - ✓ 静脉炎并无感染证据，且 CRBSI 风险极低

- **导管处理**
  - ✓ **拔除指征**：严重 SEPSIS、血流动力学不稳定、IE 或者迁徙性感染证据、化脓性血栓静脉炎、应用对病原体敏感的抗生素治疗 72h 后仍然存在菌血症
  - ✓ 血培养为金葡、肠球菌、G⁻杆菌、真菌、分枝杆菌的 CRBSI 相关短期放置导管（<14d）需拔除；血培养为金葡、绿脓、真菌、分枝杆菌的 CRBSI 相关长期放置导管（≥14d）需拔除
  - ✓ **挽救指征**：除金葡、绿脓、真菌、分枝杆菌以外的病原体相关非复杂性 CRBSI 相关导管；静脉应用抗生素 72h 后重复血培养，如仍为阳性，则挽救失败，拔除导管

- **经验性抗生素**
  - ✓ 需覆盖 MRSA：首选万古霉素，次选达托霉素，利奈唑胺不适用
  - ✓ 中性粒细胞减少或 SEPSIS 患者：需覆盖 G⁻菌（包括绿脓杆菌）
  - ✓ 具有念珠菌血症高危因素（TPN、长期应用广谱抗生素、血液系统肿瘤、骨髓或器官移植、股静脉导管、多个位点念珠菌定植）患者：需覆盖真菌

- **抗生素调整**：根据药敏数据调整

- **疗程**
  - ✓ 导管移除后血培养阴性的非复杂性 CRBSI：7~10d（获取血培养阴性当日为 D1）
  - ✓ 导管移除后血培养持续阳性>72h 者：至少 4~6w
  - ✓ 出现并发症（心内膜炎、化脓性血栓性静脉炎、骨髓炎）：通常 4~6w

- **随访**
  - ✓ 密切观察有无复发或迁徙性感染，治疗后需复查血培养证实是否清除菌血症
  - ✓ 血培养为金葡菌患者需要行经食管超声除外 IE

5. 预防 CRBSI

- 置管时穿无菌衣，严格无菌操作
- 戴无菌手套前用酒精或抗菌皂洗双手、氯己定清洗手掌及手背 30 秒

- 尽可能选择锁骨下静脉置管或颈内静脉、避免股静脉
- 避免使用不透气的透明敷料
- 每日核对 CVC 必要性，及时去除不必要的 CVC
- 医务人员勤洗手

■ 急性肺损伤/急性呼吸窘迫综合征

1. 诊断标准
- **时间**：已知临床发病或呼吸症状新发或加重后1周内
- **胸腔影像学改变**：X线或CT扫描示双肺致密影，并且胸腔积液、肺叶/肺塌陷或结节不能完全解释
- **肺水肿原因**：无法用心力衰竭或体液超负荷完全解释的呼吸衰竭。如果不存在危险因素，则需要进行客观评估（例如超声心动图）以排除流体静力型水肿
- **氧合状态**
  - ✓ 轻度：$PaO_2/FIO_2 = 201 \sim 300mmHg$，且PEEP或CPAP$\leqslant 5cmH_2O$
  - ✓ 中度：$PaO_2/FIO_2 = 101 \sim 200$ mmHg，且PEEP$\geqslant 5cmH_2O$
  - ✓ 重度：$PaO_2/FIO_2 \leqslant 100mmHg$，且PEEP$\geqslant 10cmH_2O$
  - ★ 如果海拔高于1,000m，校正因子应计算为$PaO_2/FIO_2 \times$（大气压力/760）

2. 鉴别诊断
- 心源性肺水肿：病史，心脏超声
- 急性间质性肺炎（AIP）：病史，支气管镜灌洗
- 弥漫性肺泡出血（DAH）：Hb下降，支气管镜灌洗
- 急性嗜酸细胞肺炎：血常规，支气管镜，对激素反应好
- 恶性肿瘤（肺泡癌和淋巴瘤）：支气管镜灌洗/活检

3. 常见病因
- 直接肺损伤：肺炎、误吸、肺挫伤、脂肪栓塞、溺水、刺激性气体吸入、肺移植术后再灌注
- 间接肺损伤：感染性休克、创伤、DIC、输血、体外循环、胰腺炎

基础疾病	ARDS	病死率	基础疾病	ARDS	病死率
• 全身性感染	29%	32%	• 感染性休克	37%	55%
✓肺炎	38%	36%	✓肺炎	48%	56%
✓肺外感染	15%	29%	✓肺外感染	25%	54%
• 输血（>8U/24h）	29%	57%	• 创伤	12%~18%	10%
• 误吸胃内容物	22%~38%	52%			

4. 治疗
- 绝大多数ARDS患者需要气管插管+机械通气，保护性肺通气：小潮气量+高呼吸频率+允许性高碳酸血症，避免大潮气量，高

99

气道压力和高 FiO_2
- 积极治疗原发病（如全身性感染）
- 早期开始营养支持（首选肠内营养），严格控制血糖
- 在维持灌注的前提下，控制液体输入量
- 预防院内感染，深静脉血栓和消化道出血
- 迄今为止，没有发现针对 ARDS 的药物治疗（包括糖皮质激素）能改善预后，不推荐常规应用糖皮质激素治疗 ARDS

ARDS 小潮气量通气流程

1. 呼吸机参数的初始设定
- 计算理想体重（IBW）：F = 45.5 + 0.9 × （Ht−150）；M = 50 + 0.9 × （Ht−150）
- 模式设为 AC，初始潮气量设为 8ml/kg（IBW），1~2h 后减至 7ml/kg，1~2h 后再至 6ml/kg
- 初始呼吸频率为 18~22 次/分
- 初始 FiO_2 为 1.0，根据氧合情况逐渐下调
- 初始 PEEP 为 5~7cmH_2O

2. 平台压（Pplat）目标：≤30cmH_2O
- 每 4h 检查 1 次，潮气量或 PEEP 有变化时随时检查
- 若 Pplat>30cmH_2O，减少潮气量至 5ml/kg，甚至 4ml/kg
- 若 Pplat<25cmH_2O，潮气量<6ml/kg，增加潮气量直至 Pplat 25cmH_2O 或潮气量为 6ml/kg
- 若患者胸廓顺应性较差，可允许 Pplat>30cmH_2O，这类患者胸腔内压增加的原因并不是跨肺压

3. 氧合目标：PaO_2 55~80mmHg，SpO_2 88%~95%
- 为降低 FiO_2，通常都需要高水平的 PEEP，根据所需 FiO_2 调整（见下表）

FiO_2	0.3	0.4	0.5	0.6	0.7	0.8	0.9	1.0
PEEP	5	5~8	8~10	10	10~14	14	14~18	18~24

4. 通气目标：pH7.30~7.45，$PaCO_2$<80mmHg
- 若 pH 为 7.15~7.30，增加呼吸频率（≤35）使 pH>7.30 或者 $PaCO_2$<25（f 最大 35），如果 f = 35，pH 仍<7.30，考虑予以 $NaHCO_3$
- 若 pH<7.15，直接调整 f = 35，若无效，以 1ml/kg 的速度增加潮气量直至 pH>7.15（允许 Pplat>30cmH_2O）
- 若 pH>7.45，降低呼吸频率

5. I：E 比目标：$1:1 \sim 1:3$

6. 顽固性低氧

- 除外痰栓、肺不张、胸腔积液、气胸、肺栓塞
- 镇静/肌松，减少呼吸肌氧耗，消除人机对抗
- 间断予高 PEEP 进行肺复张（不超过 $25 \sim 30 cmH_2O \times 30 \sim 60s$）
- 吸入 NO/前列环素
- 俯卧位通气、高频振荡通气
- 体外膜肺（ECMO）

■ 呼吸机相关性肺炎

1. 定义：气管插管 48~72h 以后发生的肺炎

2. 危险因素
- 患者：年龄>60、ALB<2.2g/dl、ARDS、COPD、昏迷
- 医源性：气管插管套囊压力低、机械通气时间、抑酸药、肌松药、镇静过深、胃管、仰卧位、紧急或再次插管

3. 诊断
- **影像学诊断**
  - ✓ 对于可疑 VAP 如果根据其他临床表现不能确诊，影像学判断也不能提高诊断的正确性
  - ✓ 各种影像学表现的敏感性和特异性差异很大，支气管气像诊断肺炎的准确性最高（64%）
  - ✓ 所有临床怀疑 VAP 患者均需行 CXR，正常 CXR 可排除 VAP，常见 VAP 表现为肺泡浸润影、支气管充气征、肺部实变影
- **细菌学诊断**
  - ✓ 下呼吸道标本的半定量培养特异性低，敏感性高，因此培养结果阳性可能仅提示定植，而连续阴性可有助于除外感染
  - ✓ 采样部位越低，特异性越高，敏感性越低，诊断阈值越低

	气管吸取物 ETA	支气管肺泡灌洗 BAL	保护性毛刷 PSB
诊断阈值	$10^5 \sim 10^6$ cfu/ml	$10^4 \sim 10^5$ cfu/ml	10^3 cfu/ml
敏感性	76%	73%	66%
特异性	75%	82%	90%

  - ✓ 呼吸道分泌物分离出念珠菌很少提示深部念珠菌感染，不应进行抗真菌治疗
- **临床诊断**：敏感性（69%）和特异性（75%）均不高
  - ✓ 胸片新出现浸润影或原有浸润性加重
  - ✓ 以下临床表现中两条：T > 38℃；白细胞增多或白细胞缺乏；脓性气道分泌物
- **综合诊断**：临床肺部感染评分（CPIS）
  - ✓ ≤6 分则 VAP 可能性小 CPIS 敏感性高，可用于初筛 VAP，但特异性差，易导致不必要的抗生素治疗
  - ✓ 临床肺部感染评分（CPIS）：≤6 分则 VAP 可能性小

CPIS	0	1	2
• 支气管分泌物	无	大量非脓性	大量脓性
• 胸片	无浸润	弥漫浸润	局灶浸润
• 体温（℃）	≥36.5，≤38.4	≥38.5，≤38.9	≥39 或≤36
• 白细胞（10^9/L）	≥4，≤11	≤4 或≥11	≤4 或≥11+杆状核≥0.5
• PaO_2/FiO_2（mmHg）	≥240 或 ARDS		≤240 无 ARDS
• 细菌学检查	阴性		阳性

4. 诊断流程图

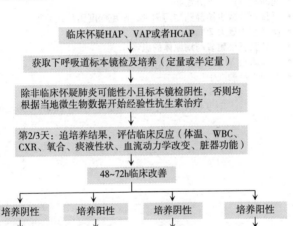

临床怀疑HAP、VAP或者HCAP

↓

获取下呼吸道标本镜检及培养（定量或半定量）

↓

除非临床怀疑肺炎可能性小且标本镜检阴性，否则均根据当地微生物数据开始经验性抗生素治疗

↓

第2/3天：追培养结果，评估临床反应（体温、WBC、CXR、氧合、痰液性状、血流动力学改变、脏器功能）

↓

48~72h临床改善

培养阴性	培养阳性	培养阴性	培养阳性
寻找其他病原、并发症、其诊断或其他部位感染	调整抗生素、寻找其他病原、并发症、其诊断或其他部位感染	考虑停用抗生素	考虑抗生素降级，如果可能治疗7~8d后再评估

5. 鉴别诊断

- 吸入性肺炎：即化学性肺炎，明确吸入病史、细菌培养阴性，以及临床病程（自限性）
- **肺栓塞及梗死**：可模仿 VAP
- ARDS：急性发作、双肺浸润影、严重低氧
- 肺出血
- 隐源性机化性肺炎

6. 治疗

- 及时正确的初始治疗可改善预后
- 尽快应用经验性广谱抗生素，病原明确后换用窄谱抗生素
- 大多数病原体治疗 8d 和 15d 疗效相当；非发酵革兰阴性杆菌（绿脓杆菌，鲍曼不动杆菌）8d 疗程复发率较高，可适当延长治疗时间
- 使用 PCT 来指导抗生素的使用，可能会减少抗生素疗程（PCT < 0.1μg/L，停用抗生素；PCT > 0.5μg/L，应用抗生素）

7. 预防

- 尽快脱机，缩短机械通气时间
- 减少广谱抗生素使用
- 间断吸引声门下分泌物
- 每日唤醒减少镇静药物药剂量，避免深度镇静或肌松
- 保持套囊压力 20mmHg
- 隔离已感染耐多药病原体的患者
- 抬高床头 30 度以上
- 医护人员勤洗手！

JAMA 2007, 297: 1583; Chest 2006, 130: 597

■ 急性肝衰竭

1. 定义：急性肝病+凝血功能障碍+肝性脑病
- 暴发性 fulminant：≤8 周：更易出现脑水肿
- 亚暴发性 subfulminant：8 周~6 个月：肾衰、门脉高压更常见

2. 病因（20%~40%病因不明）

病毒	药物和毒物	血管性	其他
• HBV（常见）	• 对乙酰氨基酚	• 门静脉血栓	• Wilson 病
• HAV（少见）	• 抗癫痫药	• 布加综合征	• 妊娠急性脂
• HCV（罕见）	• 阿莫西林/克拉	• 肝 小 静 脉	肪肝
• HEV（孕妇）	维酸	闭塞	• HELLP 综合征
• CMV	• 环丙沙星、磺胺	• 缺血性肝炎	• Reye's 综合征
• EBV	• 四 环 素 类、氨		• 肿瘤浸润
• HSV	苯砜		• CTD
• 腺病毒	• 抗 TB 药		• 全身性感染
	• 抗病毒药		• 热射病
	• 别嘌呤醇		
	• 胺碘酮、他汀类		
	• 丙咪嗪等三环类		
	抗抑郁药		
	• 毒蘑菇、何首乌		
	• CCl_4		

3. 辅助检查
- 病毒血清学检查；毒物筛查；自身抗体
- 腹部超声或 CT，肝静脉/门静脉超声
- 肝活检：不能准确判断预后，不常规推荐，仅当有助于病因诊断时

4. 处理
- 脑病：FHF 最常见的死亡原因是颅内压（ICP）升高/脑疝
  ✓ 脑水肿，ICP↑（脑病Ⅳ期 75%~80%）：BP↑、HR↓、呼吸节律不规整（Cushing's triad）
  ✓ 神经系统：肌张力增高、反射亢进、瞳孔对光反射异常
  ✓ 有创监测 ICP：硬膜外导管优于脑室内导管，均增加感染和出血风险
  ✓ **降低 ICP**：避免刺激，适当限制入量，抬高床头 30 度，过度通气（仅为紧急处理措施，可加重脑缺血），甘露醇（0.5~1g/kg），高渗盐水（3%），戊巴比妥（3~5mg/kg iv），低温

（32～33℃ 13～30h，可能增加感染、心律失常、出血风险），地塞米松无效（勿用）

- 血流动力学
  - ✓ 常为高动力血管扩张状态，可能需要血管升压药来维持足够的灌注压，尤其是脑灌注压（CPP：50～80mmHg）
  - ✓ 建议用去甲肾上腺素
  - ✓ 相对肾上腺皮质功能不全多见，顽固性低血压时可考虑用氢化可的松 200～300mg/d
- 感染和 SEPSIS（90%）
  - ✓ 常见感染部位：呼吸道、泌尿道、血源性
  - ✓ 易感染金葡菌、链球菌、G^-杆菌和真菌
  - ✓ 感染表现多不典型，可仅表现为脑病加重或肾功能恶化，需严密监测，完善病原学检查（痰、血、尿培养）、影像学或诊断性腹腔穿刺
  - ✓ 经验性广谱抗生素治疗：避免应用氨基糖苷类抗生素（加重肾毒性）
  - ✓ 真菌感染极易误诊，高危因素：过长住院时间、CVVH、应用抗生素及激素
- 代谢异常
  - ✓ 酸碱：早期代碱+呼碱、后期代酸（乳酸酸中毒）+呼碱；处理：去除感染，改善灌注，应用解毒药物
  - ✓ 电解质：纠正低 K、低 Na、低 P
  - ✓ 低血糖（40%）：维持血糖>3.6mmol/L
- 急性肾衰：（30%～50%）
  - ✓ 预防>治疗：保证肾灌注、控制感染、避免肾毒性药物
  - ✓ 替代治疗：CVVH
- 凝血功能异常
  - ✓ 最常见出血部位：胃肠道（H_2 拮抗剂或硫糖铝预防应激性溃疡，PPI 亦有效）
  - ✓ 新鲜冰冻血浆（FFP）：用于活动性出血或有创操作前；不推荐预防性应用（可加重脑水肿）
  - ✓ FFP 不能纠正活动性出血时可考虑 rFVⅡa（Novo Seven 诺其，40 mg/kg iv）
- 肺脏并发症：肺水肿及肺部感染（30%），
  - ✓ 呼吸支持：见危重疾病相关章节，特别注意 PEEP 可加重脑水肿
- 营养
  - ✓ 脑病Ⅰ、Ⅱ期：口服或鼻饲低蛋白饮食
  - ✓ 脑病Ⅲ、Ⅳ期：胃肠外营养，以支链氨基酸为氮源
- 针对病因治疗

- ✓ 对乙酰氨基酚：N-乙酰半胱氨酸［初始计量 150mg/（kg·h）×1h，12.5mg/（kg·h）×4h，6.25mg/kg×67h］
- ✓ 自身免疫性肝病：糖皮质激素
- ✓ Wilson 病：螯合剂、血浆置换
- ✓ HSV：阿昔洛韦
- ✓ HBV：核苷类似物
- ✓ 毒蘑菇：强制利尿，活性炭
- ✓ 布加综合征：经颈静脉肝脏内门体静脉分流术，手术减压、溶栓
- **肝移植**：唯一可提高 1 年生存率的治疗

5. 预后

- 病死率 50%~90%
- 肝移植后 1 年存活率>80%
- **影响预后的因素**：肝性脑病的分级、年龄（10~40y 预后好）、PT 时间，以及 ALF 病因（继发于对乙酰氨基酚、HBV、HAV 所致预后好，Wilson 病预后差）
- **脑病分级**：自发缓解率：Ⅰ~Ⅱ级：65%~70%，Ⅲ级：40%~50%，Ⅳ级：<20%

分期	精神状态	扑翼样震颤	EEG
Ⅰ	欣快/抑郁 轻度意识混乱 言语含糊 睡眠紊乱	有/无	多正常
Ⅱ	昏睡 中度意识混乱	有	异常
Ⅲ	明显意识混乱 语无伦次 睡眠易惊醒	有	异常
Ⅳ	昏迷	无	异常

Hepatology 2005, 41: 1179;
Crit Care Med 2006, 34 (Suppl): S225
Crit Care Med 2007, 35 (11): 2498

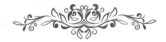

肺脏疾病

■ 肺功能解读

1. 适应证
- 评估慢性咳嗽、喘息、呼吸困难等症状
- 支气管扩张剂治疗的客观评价指标
- 开胸或上腹手术，COPD/哮喘等患者的术前风险评估

2. 常用指标

	名称	阻塞性疾病	限制性疾病
通气功能	FVC（用力肺活量）	↓	↓
	FEV_1（第 1 秒用力呼出量）	↓	↓
	FEV_1/FVC（1 秒率）	↓	↑ 或→
	TLC（肺总量）	↑	↓
	RV/TLC（残总比）	↑	↑
弥散功能	DLCO（一氧化碳弥散量） DLCO/VA（弥散量/肺容积）	↓：贫血、ILD、肺气肿、PCP、肺高压、肺栓塞及其他造成肺毛细血管闭塞疾病 ↑：肺泡出血、红细胞增多症、肺血容量增加（肥胖、轻度心衰）、哮喘	

肺脏疾病

3. 判读

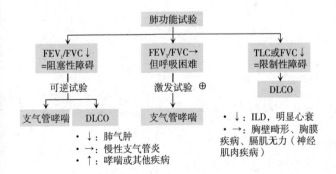

- 可逆试验：使用支气管扩张剂后 FEV_1 升高>12% 或 200ml，为阳性；阴性无法除外支气管哮喘诊断

- **激发试验**: 前提 FEV_1 正常; 使用乙酰甲胆碱后 FEV_1 下降, 为阳性

4. TIPS

- 常用的肺功能检查包括通气功能 (即 Spirometry)、弥散功能及肺容积检查
- $FEV_1 < 1L$ 常导致弥散功能测定失败
- 通气功能不正常或妊娠是进行激发试验的相对禁忌
- 仰卧位与直立位的 FVC 差异 >10% 提示膈肌无力, 应警惕神经-肌肉疾病 (如运动神经元病)
- $FEV_1 < 1L$ 或 <40% 预计值, 或 MMV (最大通气量) <50% 慎行开胸手术; $FEV_1 < 0.8L$ 或 MMV<30%, 应避免手术

Ruppel: Manual of pulmonary testing, 2008
Mason: Murray & Nadel's Textbook of Respiratory Medicine, 4th ed. 2005

肺脏疾病

■ 急性呼吸衰竭

1. 定义：呼吸功能异常导致氧合功能或通气功能衰竭（CO_2 排出减少）

2. 分类

- 1 型呼衰 $PaO_2<60mmHg$（换气功能↓）
- 2 型呼衰 $PaCO_2>45mmHg$（通气功能↓）
- 3 型呼衰混合静脉血氧分压（PvO_2）↓导致 PaO_2↓
  - ✓ 肺通气及换气功能可正常
  - ✓ 见于氧输送<氧消耗，例如心输出量下降、贫血、高代谢状态等

3. 低氧血症

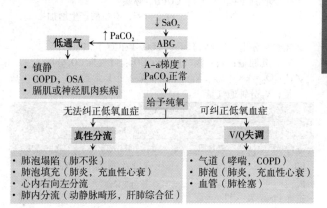

- **机制**
  - ✓ V/Q 比例失调（最常见）：V = 0：相当于右向左分流（肺不张、ARDS），Q = 0：相当于死腔通气（肺气肿）
  - ✓ 通气不足：中枢抑制、神经肌肉病变
  - ✓ 弥散障碍：见于间质性肺病
  - ✓ FiO_2↓：高海拔
  - ✓ 右向左分流（吸纯氧不能纠正）：先天性心脏病/血管畸形，肝肺综合征
- **计算**
  - ✓ **肺泡氧分压** $PAO_2 = FiO_2 \times (760-47) - PaCO_2/0.8$
  - ✓ **肺泡动脉氧分压梯度**（A-a gradient）$PA\text{-}aO_2 = PAO_2 - PaO_2$；

113

正常值（吸入空气）= "4+年龄/4" 或 "2.5+0.2×年龄"

* PA-aO_2↑：弥散障碍、V/Q 比例失调、右向左分流；吸入纯氧可改善 V/Q 失调所致低氧血症，但不能改善较大分流所致低氧血症

* PA-aO_2→：通气不足、FiO_2↓

✓ 混合静脉血氧饱和度（SVO_2，正常值 60%~80%）：衡量氧输送 vs 氧消耗

SVO_2↓→氧输送↓（SaO_2↓或 SaO_2正常，但 CO 下降或贫血）或氧消耗↑

4. 高碳酸血症

- 机制
  - ✓ 通气不足（V$_E$↓）：V$_T$↓（神经肌肉病变）、RR↓（中枢抑制）
  - ✓ 死腔增加（V$_D$/V$_T$↑）：COPD、哮喘
  - ✓ V$_{CO_2}$增加：高代谢状态、过度营养；有机酸产生增加
- 计算
  - ✓ 死腔百分比（V$_D$/V$_T$）=（PaCO_2-PetCO_2）/PaCO_2

    V$_D$：死腔量；V$_T$：潮气量；PetCO_2：呼气末 CO_2分压
  - ✓ P$_a$$CO_2$=k×［V$_{CO_2}$/V$_E$（1-V$_D$/V$_T$）］k 常数；V$_{CO_2}$ CO_2 生成量；V$_E$分钟通气量

PaCO_2↑			
Won't breathe	Can't breathe		
呼吸驱动	神经肌肉系统	肺/气道	胸壁/胸膜
RR↓	V$_T$↓	V$_T$↓及/或 V$_D$↑	V$_T$↓
P$_{100}$↓ 正常 PImax 及 A-a 梯度	PImax↓, PEmax↓	肺功能异常	查体异常 CXR/CT 异常
化学感受器 代谢性碱中毒 **原发性神经疾患** 脑干卒中，肿瘤，原发性肺泡低通气 **继发性神经疾患** 镇静，CNS 感染 甲低	**神经疾患** 颈椎病，膈神经损伤，格林巴利综合征，肌萎缩侧索硬化，脊髓灰质炎 **神经肌肉疾病** 重症肌无力，Eaton-Lambert 综合征 **肌病** 横膈无力，PM/DM，肌营养不良	**肺实质** 肺气肿，ILD/纤维化，肺炎，充血性心力衰竭 **气道** 哮喘，COPD，支气管扩张，囊性纤维化，OSA	**胸壁** 肥胖，脊柱侧凸/后凸 **胸膜** 纤维化，胸腔积液

肺脏疾病

5. 指测血氧饱和度 （SpO_2）

- 原理：氧化型和还原型 Hb 吸收红外线光谱有差异
- 指测血氧仪根据上述差异间接计算出 SpO_2；误差范围达 5%
- SpO_2 影响因素较多，$SpO_2 \neq SaO_2$（动脉血氧饱和度）

	上升	下降	不确定
SpO_2 影响 因素	• CO 中毒	• 血压计袖带缩紧 • 酸中毒 • 遗传性异常血红蛋白 • 高铁血红蛋白/硫化血红蛋白 • 静脉注射亚甲蓝/靛青 • 涂抹蓝色指甲油	• 严重黄疸 • 周围光源 • 末梢灌注差

Nilsson：The Osler Medical Handbook，2006

肺脏疾病

■ 氧疗

一定要认识到氧疗的重要性，对某些患者来说氧气是最重要的药物。

1. 适应证

- 低氧血症（$PaO_2 < 60$ mmHg，$SaO_2 < 90\%$）
- 低心输出量及代谢性酸中毒（$HCO_3 < 18$ mmol/L）
- 创伤或其他急性病，CO 中毒，严重贫血
- 心跳呼吸骤停
- 低血压（SBP < 100 mmHg）
- 呼吸窘迫（RR > 24 次/分）
- 围手术期

2. 吸氧方式（自然状态 $FiO_2 = 0.21$）

- **低流量吸氧**［FiO_2 受分钟通气量（V_E）影响较大］
  - ✓ 适用于：病情稳定，呼吸型态正常；分钟通气量<10L/min；呼吸频率< 20~25 次/分；潮气量<700~800 ml
  - ✓ 鼻导管（nasal cannula）：氧流量最大 5~6L/min，否则应更换其他吸氧装置；氧流量>4L/min，需使用湿化瓶

氧流量	V_E	FiO_2
6L/min	5L/min	0.60
6L/min	10L/min	0.44
6L/min	20L/min	0.32

  - ✓ 普通面罩（simple face mask）：最大 FiO_2 接近 0.6；实际 FiO_2 同样取决于 V_E；低通气可能造成 CO_2 蓄积
  - ✓ 储氧面罩（oxygen reservoir mask）：又称非重复呼吸面罩，最大 FiO_2 接近 1.0；用该面罩时必须保证储气囊处于充气状态（若吸气时储气囊塌陷超过一半，应增加氧流量）
  - ✓ 低流量吸氧装置的比较

吸氧方式	储氧容积	氧流量	FiO_2
鼻导管	50ml	1L/min	0.21~0.24
		2L/min	0.24~0.28
		3L/min	0.28~0.34
		4L/min	0.34~0.38
		5L/min	0.38~0.42
		6L/min	0.42~0.46
普通面罩	150~250ml	5~10 L/min	0.40~0.60
储氧面罩	750~1250ml	5~10 L/min	0.40~1.00

- **高流量吸氧**（氧流量大于通气量的 3 倍，故 FiO_2 不受 VE 影响）
  - ✓ 适用于：需要固定 FiO_2，如肺气肿；需要高浓度 FiO_2，如 ARDS
  - ✓ Venturi 面罩（Venturi mask）：最大 FiO_2 约 0.5；可准确控制 FiO_2，适合 2 型呼衰（如 COPD）；确保氧流量与 Venturi 装置标记一致

FiO_2	空气/氧气比	建议氧流量	总流量
24	25.0 : 1	3	78
28	10.0 : 1	6	66
30	8.0 : 1	6	54
35	5.0 : 1	9	54
40	3.0 : 1	12	48
50	1.7 : 1	15	43
60	1.0 : 1		
70	0.6 : 1		
100	0 : 1		

- ✓ **麻醉机**：最大 FiO_2 接近 1.0，还能给予正压；适用于严重低氧血症、危重患者转运和气管插管前的预先氧合
- ✓ **麻醉气囊**：FiO_2 稳定，可达 1.0；手法通气，正压给氧

3. 氧疗并发症
- CO_2 潴留：常见于 COPD 者高 FiO_2 吸氧后
- 氧中毒：长时间高浓度吸氧会造成肺损伤；对于需要长期吸氧的患者，尽可能将 FiO_2 降至 0.6 以下

- 其他：吸收性肺不张；高浓度氧气接触电火花可引起燃烧或爆炸，需小心，特别是在心脏电复律/除颤时

The ICU book. 3th 2007: 403
Bateman NT, Leach RM. BMJ 1998; 317: 798-801

肺脏疾病

■ 无创通气

1. 适应证

基础疾病	证据级别	推荐级别
• 2 型呼衰		
✓ AECOPD	A	一线治疗
✓ 哮喘	C	需严格选择患者并监测
✓ COPD 脱机	A	可以应用
✓ 神经肌肉病变	C	需严格选择患者并监测
• 1 型呼衰		
✓ 心源性肺水肿	A	一线治疗
✓ 肺炎	C	需严格选择患者并监测
✓ ARDS	C	需严格选择患者并监测
✓ 免疫抑制患者	B	可以应用
• 术后呼衰	B	可以应用
• 拒绝气管插管	C	可以应用
• 拔管后呼衰	C	可以应用

2. 禁忌证

- 心跳或者呼吸停止
- 血流动力学不稳定
- 不能自主保护气道，误吸风险高
- 严重意识障碍（Glasgow 评分<11 分）
- 气道分泌物或排痰障碍
- 合并其他器官功能衰竭：不稳定的心律失常、活动性上消化道出血或咯血、严重脑部疾病等
- 明显不合作或极度紧张
- 颜面、颈部、咽腔、食管手术，创伤或畸形
- 未引流的气胸
- 上呼吸道梗阻

3. 常见不良反应

- 面罩不耐受：最常见，更换合适面罩、正确的操作程序、人机同步性、严密监护、患者心理因素、鼓励患者尝试适应一段时间（1 周至数周）后再评估
- 口咽干燥：避免漏气、适当升高湿化器温度和湿度
- 鼻梁皮肤损伤：大小合适的面罩、应用保护贴膜、额垫

- 胃胀气：多为一过性、通常可耐受，避免气压过高（<25cmH$_2$O）
- 误吸：避免饱餐后应用、抬高床头、应用促进胃肠动力药物

4. 并发症
- 使用不当可能增加并发症和病死率（延误有创通气）
- 面罩擦伤皮肤、气流刺激眼部、胃胀气、患者不耐受

5. 预示 NIPPV 失败的因素
- **COPD**：漏气、人机不同步、分泌物多、多脏器功能衰竭、严重意识障碍、pH<7.25、呼吸频率>35 次/分
- **1 型呼衰**：严重低氧、ALI/ARDS、肺炎、休克、多脏器功能衰竭、代谢性酸中毒、NPPV 1h 后病情仍无改善

6. 判断 NPPV 失败的指征
- 意识恶化或烦躁不安
- 不能清除分泌物
- 无法耐受连接方式
- 血流动力学指标不稳定
- 氧合功能恶化
- CO$_2$ 潴留加重
- 治疗 1~4h 后如无改善（出现呼吸性酸中毒或严重的低氧血症）

7. 模式和设置
- NPPV 要求投入时间较多，对医护人员要求较高
- NPPV 最初数小时的治疗反应可预示最终疗效
- CPAP（持续气道内正压）：用于 1 型呼衰，还可用于治疗 OSAS，对心功能不全的患者也可能有益
- BiPAP（双水平气道内正压）：吸气压较高而呼气压（PEEP）较低，用于 2 型呼衰。需设置压力、FiO$_2$ 和切换方式

Chest. 2008；133（1）：314-5
Respir Care. 2009；54（1）：116-26

■ 哮喘

1. 定义
- 气道慢性炎症导致气道高反应性，伴不同程度的气流阻塞
- 发病率约为 5%；其中 40 岁前发病者占 85%

2. 临床表现
- 临床三联征 = 哮鸣 + 咳嗽 + 呼吸困难；其他症状包括胸部紧缩感、咳痰；典型症状为慢性、阵发性加重
- 急性加重：注意发作频率、严重程度、持续时间及治疗（是否需要激素、住院、甚至气管插管）
- 查体：哮鸣音，呼气相延长；可伴鼻息肉、过敏性鼻炎、皮疹

3. 诊断
- 呼气峰流速（Peak exp flow，PEF）使用支气管扩张剂后升高 $\geq 60L/min$ 或每日变异 $\geq 20\%$ 提示哮喘
- 肺功能：FEV_1、FEV_1/FVC 下降，流量-容积环弯曲；±RV 及 TLC 升高，支气管扩张试验（+）（FEV_1 升高 $\geq 12\%$ 或 200ml）高度提示哮喘；若肺功能正常，甲酰胆碱试验 FEV1 下降 $\geq 20\%$；敏感性 >90%
- 鉴别诊断：过度通气，惊恐发作；上气道梗阻，吸入性异物；喉/声带功能障碍（如继发于 GERD）
- **"哮喘附加"综合征**
  - ✓ 特应性：哮喘 + 过敏性鼻炎 + 特应性皮炎
  - ✓ 阿司匹林哮喘（Samter's 综合征）：哮喘 + 阿司匹林过敏 + 鼻息肉
  - ✓ ABPA：哮喘 + 肺部浸润影/中心性支气管扩张 + 曲霉菌过敏证据
  - ✓ Churg-Strauss 综合征：哮喘 + 嗜酸性粒细胞增多 + 肉芽肿性血管炎

4. 治疗
- **缓解性药物**
  - ✓ 短效 β_2 激动剂（short-acting β_2 agonist，SABA）：沙丁胺醇
  - ✓ 吸入抗胆碱药物（异丙托溴铵）改善 β_2 激动剂输送
- **控制性药物**
  - ✓ 吸入激素：对于轻度哮喘，按需使用与每日使用效果相当；严重未控制哮喘可能需口服激素
  - ✓ 长效 β_2 激动剂（long-acting β_2 agonist，LABA）：如沙美特罗、福莫特罗；联合吸入激素，改善 PEF；除非控制运动诱发哮喘，不应单独使用 LABA

- **茶碱**：用于较难控制者，口服方便，注意药物相互作用
- **白三烯调节剂**：部分患者反应较好，特别是阿司匹林哮喘及运动诱发哮喘
- **色甘酸钠/尼多克罗**：运动诱发支气管痉挛年轻患者有效；运动前使用有效
- **其他**：生活习惯调整，避免诱发因素；脱敏治疗；难治性哮喘使用 TNF 拮抗剂可能有效
- **治疗原则**
  - ✓ 健康宣教，避免诱因
  - ✓ 按需使用快速缓解症状药物
  - ✓ 目标为完全控制＝日间症状≤2 次/周，无夜间发作及活动受限，使用缓解药物≤2 次/周，PEF 或 FEV_1 正常
  - ✓ 部分控制＝1 周内 1～2 次发作；未控制＝1 周内≥3 次发作
  - ✓ 若控制良好（至少维持 3 月）可降级治疗，控制欠佳应升级治疗直至控制为止；未经治疗者应从第 2 级开始

哮喘分级治疗

第1级	第2级	第3级	第4级	第5级
		短效 β_2 激动剂		
控制性药物	选用1种	选用1种	选用1种或以上	加用1种或2种
	低剂量 ICS	低剂量 ICS+LABA	中高剂量 ICS+LABA	口服激素（最低剂量）
	LTA	中高剂量 ICS	加用 LTA	抗 IgE 治疗
		低剂量 ICS+LTA	加用茶碱	
		低剂量 ICS+茶碱		

ICS：吸入激素；LTA：白三烯拮抗剂；LABA：长效 β_2 激动剂

5. 哮喘急性发作

- 诱因（Drives **ASTHMA**）
  - ✓ **D**rugs：β 阻滞剂、阿司匹林/NSAIDs（使白三烯水平增加）、ACEI、哮喘用药不当
  - ✓ **A**llergy：过敏
  - ✓ **S**tress/**S**ports/**S**moking：应激/运动/吸烟
  - ✓ **T**emperature：冷空气
  - ✓ **H**eart Burn：胃食管反流病
  - ✓ **M**icrobes：上/下呼吸道感染、鼻窦炎
  - ✓ **A**nxiety：情绪变化
- 评估

- ✓ 询问近期治疗情况、前次发作时间、是否需气管插管
- ✓ 查体：HR、RR 升高，大汗，发绀，奇脉，断续言语，直至呼吸音消失
- ✓ 实验室检查：血常规/生化/血气（常有轻度低氧血症和呼吸性碱中毒；$PaCO_2$ 正常或升高提示呼吸肌疲劳，可能需插管）
- ✓ 评价哮喘严重程度（一般状态、神志、能否大声说话、呼吸频率、呼吸音减弱/消失、辅助呼吸肌参与呼吸、对支气管扩张剂的反应）
- 治疗流程（见下页）
- **其他**
  - ✓ 吸氧：$SpO_2 > 90\% \sim 92\%$
  - ✓ **吸入治疗**
    - * 沙丁胺醇 2.5~5mg 雾化吸入 q20min
    - * 轻症哮喘可用定量吸入器（MDI）治疗，喘息严重者可先予雾化治疗，待病情改善后改用 MDI
    - * 频繁应用 β_2 激动剂而不用吸入激素者控制差，教会患者正确使用 MDI
  - ✓ 糖皮质激素：须及早应用，完全起效需数小时；口服泼尼松 60mg qd，或甲泼尼龙 40~80mg iv q6~12h，疗程 8~10d；静脉激素不优于口服，使用 5~10 日后可骤停而无需减量
  - ✓ 茶碱和异丙托溴铵：属于二线药物；LTA：作为辅助药物可能有效
  - ✓ 抗生素：除非有明确适应证（发热、脓痰、肺部新发浸润影、鼻窦炎），否则尽量不用
  - ✓ 镁剂：严重发作可临时予硫酸镁 2g +5%GS 100ml iv，给药时间大于 20min
  - ✓ 补足液体：哮喘患者出汗多，不显性失水明显增加，应酌情增加入量
  - ✓ 重症哮喘考虑无创通气（见肺部疾病：无创通气），甚至有创通气（见危重疾病：机械通气）；有创通气时：Pplat <30cmH_2O、最大化呼气时间（减少分钟通气量、吸气时间较低的 I：E）、不使用 PEEP 以避免气体陷闭；若机械通气后仍无改善，考虑加强镇静，改善人机配合

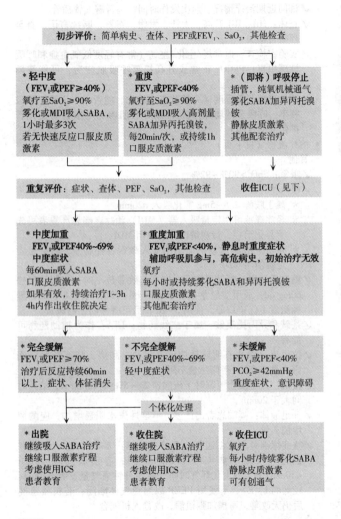

初步评价：简单病史、查体、PEF或FEV$_1$、SaO$_2$，其他检查

＊轻中度
（FEV$_1$或PEF≥40%）
氧疗至SaO$_2$≥90%
雾化或MDI吸入SABA，
1小时最多3次
若无快速反应口服皮质
激素

＊重度
FEV$_1$或PEF<40%
氧疗至SaO$_2$≥90%
雾化或MDI吸入高剂量
SABA加异丙托溴铵，
每20min/次，或持续1h
口服皮质激素

＊（即将）呼吸停止
插管，纯氧机械通气
雾化SABA加异丙托溴
铵
静脉皮质激素
其他配套治疗

重复评价：症状、查体、PEF、SaO$_2$，其他检查

收住ICU（见下）

＊中度加重
FEV$_1$或PEF40%~69%
中度症状
每60min吸入SABA
口服皮质激素
如果有效，持续治疗1~3h
4h内作出收住院决定

＊重度加重
FEV$_1$或PEF<40%，静息时重度症状
辅助呼吸肌参与，高危病史，初始治疗无效
氧疗
每小时或持续雾化SABA和异丙托溴铵
口服皮质激素
其他配套治疗

＊完全缓解
FEV$_1$或PEF≥70%
治疗后反应持续60min
以上，症状、体征消失

＊不完全缓解
FEV$_1$或PEF40%~69%
轻中度症状

＊未缓解
FEV$_1$或PEF<40%
PCO$_2$≥42mmHg
重度症状，意识障碍

个体化处理

＊出院
继续吸入SABA治疗
继续口服激素疗程
考虑使用ICS
患者教育

＊收住院
继续吸入SABA治疗
继续口服激素疗程
考虑使用ICS
患者教育

＊收住ICU
氧疗
每小时/持续雾化SABA
静脉皮质激素
可有创通气

TIPS

- 运动诱发哮喘常在运动停止10min后症状达高峰，30min内自行缓解
- 最大强度治疗（SABA、全身使用激素、氧疗）下仍出现呼吸频数、心动过速、辅助呼吸肌参与呼吸、难以说整句话，提示

重度哮喘发作，可能需入 ICU 继续治疗
- 其他提示致命性发作的指标：奇脉（吸气时收缩压下降 > 25mmHg）、心动过缓、低血压、意识状态改变、气胸、发绀

Nilsson: The Osler Medical Handbook, 2006

Uptodate: Treatment of acute exacerbations of asthma in adults

■ 慢性阻塞性肺疾病

1. **定义**：可防可治的常见病，以持续呼气气流受限为特点，常进行性进展；与气道/肺部对有毒颗粒或气体的慢性炎症反应有关，急性加重和合并症影响疾病的严重度

2. 病因
- 吸烟（小叶中心性肺气肿，占吸烟者的 15%~20%）
- 反复气道感染
- α_1 抗胰蛋白酶缺乏：早发全小叶肺气肿，占 COPD1%~3%；若 <45 岁发病、下肺受累、肺外异常（肝病，胰腺炎，纤维肌发育不良），应考虑此病

3. 临床表现
- 慢性咳嗽、咳痰、呼吸困难
- 查体：桶状胸，叩诊过清音，横膈移动幅度下降，呼吸音低，呼气相延长，湿性啰音，哮鸣音

4. 诊断
- **CXR**：过度充气，横膈扁平，间质纹理增加/减少，肺大疱
- **肺功能**：阻塞性通气功能障碍（$FEV_1 \downarrow \downarrow$，$FVC \downarrow$，$FEV_1/FVC \downarrow$）；过度通气（$RV \uparrow \uparrow$，$TLC \uparrow$，$RV/TLC \uparrow$）；气体交换异常（$DLCO \downarrow$）
- **ABG**：$PaO_2 \downarrow$，可伴 $PaCO_2 \uparrow$（慢性支气管炎时，常仅在 $FEV_1 < 1.5L$ 时出现）及 $pH \downarrow$
- **ECG**：肺性 P 波，右室劳损图形

5. 慢性期治疗

GOLD：COPD 分期和治疗

分期	肺功能（占预测值）		治疗
Ⅰ 轻度	$FEV_1 \geqslant 80\%$		支气管扩张剂必要时
Ⅱ 中度	FEV_1 50%~80%	减少危险因素，流感疫苗	长效支气管扩张剂（噻托溴铵优于 β_2 激动剂）康复治疗
Ⅲ 重度	FEV_1/FVC <70% FEV_1 30%~50%		以上+急性加重时吸入激素
Ⅳ 极重度	$FEV_1 < 30\%$ 或 $FEV_1 < 50\%$ 伴慢性呼吸衰竭		以上+慢性呼吸衰竭时氧疗

126

- **支气管扩张剂**（一线治疗）：抗胆碱能药物、β_2 激动剂、茶碱
  - ✓长效胆碱拮抗剂（噻托溴铵）：减少急性发作、住院及呼吸衰竭发生率；单药治疗时，优于异丙托溴铵和 LABA
  - ✓LABA（长效 β_2 激动剂）：减少 15% 的急性发作，减缓 FEV_1 下降速度
  - ✓噻托溴铵+LABA+吸入激素：升高 FEV_1，减少 COPD 住院率
- **糖皮质激素**（吸入）：若 $FEV_1 < 2L$，可减少约 20% 急性发作；可减缓 FEV_1 损失，与 β_2 激动剂联合效果更明显
- **细菌裂解产物**（泛福舒）：对 FEV_1 无影响，但减少急性发作
- **家庭氧疗**：指征为 $PaO_2 \leq 55mmHg$ 或 $SaO_2 \leq 88\%$（静息、运动或睡眠时）；预防肺心病，减少长期死亡率
- **预防**：流感/肺炎疫苗；戒烟→肺功能下降速度减缓 50%，长期死亡率下降

6. 预后

$FEV_1 <$ 预测值 60%→5 年死亡率约 10%；<40%→约 50%；<20%→约 90%

7. COPD 急性加重（Acute Exacerbation）

- **定义**：COPD 患者出现以下症状之一：呼吸困难加重、痰液变浓、痰量增多（Anthonisen 标准）
- **诱因**：呼吸道感染（细菌/病毒）、支气管痉挛、药物（β 阻滞剂、镇静剂）、充血性心衰、肺栓塞、其他部位感染
- **鉴别诊断**：哮喘、心衰、肺栓塞、肺间质疾病
- **评价**
  - ✓查体：神志、发绀、呼吸频率及深度、呼吸音、辅助呼吸肌参与呼吸
  - ✓ECG、CXR、D-Dimer、ABG（判断病情加重的标志是 pH，不是 $PaCO_2$）
- **治疗**
  - ✓**氧疗**：鼻导管（<3L/min）或 Venturi 面罩控制 FiO_2 0.24～0.28，目标 SaO_2 90%～92% 或 PaO_2 55～60mmHg；氧疗 30min 后需复查血气，警惕 CO_2 潴留（因 V/Q 不匹配，丧失低氧呼吸驱动力及 Haldane 效应），但必须保证氧合！
  - ✓ABC（Antibiotics，Bronchodilator，Corticosteroid）
    - ＊**抗生素**：应覆盖 COPD 常见下呼吸道定植菌（流感嗜血杆菌、肺炎链球菌、卡他莫拉菌）；肺功能差、近期用过抗生素者 G^- 杆菌（绿脓杆菌）定植可能性增加；抗生素疗程一般 5～10 日
    - ＊**短效 β_2 激动剂**（沙丁胺醇）q4～6h，MDI 和雾化疗效相当（存在部分可逆性小气道收缩者可获益），异丙托溴铵

q4~6h，可作为一线治疗

* **糖皮质激素**：尚无统一的剂量及使用时间，约 2 周时间已足够；口服泼尼松 30~40mg/d，连续 7~10d 后逐渐减量停药；亦可静脉予甲泼尼龙 40mg/d，3~5d 后改为口服；延长给药时间不能增加疗效；可减少治疗失败率、住院日，增加 FEV_1，死亡率无差异，并发症增加（多为高血糖）

✓ **机械通气**

* 无创通气：中重度 AECOPD 一线治疗；适应证（至少符合其中 2 项）：中至重度呼吸困难，伴辅助呼吸肌参与呼吸并出现胸腹矛盾运动，中至重度酸中毒（pH 7.30~7.35）和高碳酸血症（$PaCO_2$ 45~60mmHg），RR>25 次/分；

* 禁忌证：意识改变，不能配合，无法维持气道，血流动力学不稳定，上消化道出血

* BIPAP 使用 1h 后复查 ABG，若 pH/$PaCO_2$/临床症状加重应考虑插管

* 使气管插管率↓58%，死亡率↓59%，（详见重症医学：无创通气）

* 有创通气：适应证：呼吸肌疲劳，酸中毒或吸氧血症恶化，意识状态恶化，血流动力学不稳定；病情好转后，可无创通气序贯

✓ **预防 DVT**：卧床、红细胞增多症（Hct>55%）或脱水者，无论有无血栓栓塞性疾病史，均需考虑使用肝素或低分子肝素

✓ **痰液引流**：以翻身拍背、体位引流为主；痰液稀释剂（沐舒坦）可考虑，但疗效不肯定

✓ **茶碱**：属于二线药物，病情较重时可以使用，注意副作用

✓ **呼吸兴奋剂**：不做常规推荐

Tips

* COPD 者仅能使用选择性 β 阻滞剂（倍他乐克-ZOK，比索洛尔）；重症 COPD 患者选择性 $β_1$ 阻滞剂治疗心力衰竭的临床获益明显高于治疗带来的潜在风险

* AECOPD 应充分使用胆碱拮抗剂，因其较少导致心律失常

UCSF：Hospitalist Handbook，3rd edition，2009

Uptodate：Management of acute exacerbations of COPD

■ 社区获得性肺炎

1. 定义：在社区环境中感染（包括入院 48h 内）发生的肺炎

2. 临床诊断标准
- 新出现或进展性肺部浸润性病变
- 发热 $\geq 38℃$
- 新出现咳嗽，咳痰；或原有肺部症状加重，咳脓痰；伴或不伴胸痛
- 肺实变体征和/或湿啰音
- WBC$>10\times10^9$/L，或$<4\times10^9$/L，伴或不伴核左移
- 临床诊断 CAP 需满足第 1 条+第 2~5 条的任何一条，并除外肺结核、肺部肿瘤、非感染性肺间质病、肺水肿、肺不张、肺栓塞、肺嗜酸性粒细胞浸润症、肺血管炎等其他疾病
- **注意**
  - ✓ 老年人和免疫抑制患者可没有典型症状，仅表现为意识障碍/血流动力学不稳定
  - ✓ CAP 肺外表现发生率 10%~30%（军团菌易见）
  - ✓ CAP 临床症状好转通常早于影像学好转，多数胸片在 6w 内吸收完全

3. 评价
- CURB-65 标准

Confusion 意识障碍	新出现的定向力下降 （时间、空间、人物）	评分	30d 死亡率	治疗策略
Uremia 氮质血症	Urea$>$7mmol/L	0~1	0.7%~2.1%	门诊
RR 呼吸频率	RR$>$30 次/分	2	9.2%	住院
Low BP 低血压 年龄 $\geq$65 岁	SBP$<$ 90 或 DBP$<$ 60	3~5	14.5%~57%	ICU

- **重症 CAP 标准**（符合以下 1 条主要标准或 3 条次要标准）：须收入 ICU

主要标准	次要标准
• 有创机械通气 • 感染性休克，需使用血管活性药物	• 呼吸频率[a] ≥30 次/分 • PaO_2/FiO_2[a] <250 • 肺炎累及双侧或多个肺叶 • 意识模糊/定向力障碍 • 氮质血症（BUN>7mmol/L） • 白细胞减少[b]（WBC<4×10^9/L） • 血小板减少[b]（PLT<100,000×10^9/L） • 低体温（核心体温<36.0℃） • 低血压需要积极容量复苏

[a] 需要无创机械通气可替代"呼吸频率≥30 次/分"或"PaO_2/FiO_2<250"
[b] 血象变化均因感染导致

4. 病原学检查

- 门诊患者病原学检查不列为常规
- 住院患者争取在应用抗生素前留取痰/血/胸水培养
- 保证痰标本合格（WBC>25/LPF 且上皮细胞<10/LPF）
- 无痰可给予高渗盐水雾化诱导排痰（尤其怀疑 PCP 者）
- 有创检查（支气管镜、经皮肺穿）指征
  - ✓ 经验性治疗无效
  - ✓ 免疫抑制患者
  - ✓ 疑有特殊病原体感染而又无法取得痰标本
  - ✓ 需要和其他肺部疾病鉴别诊断
- 临床表现不典型或较复杂，需考虑军团菌（血清抗体、尿抗原），肺炎支原体（血清抗体、冷凝集试验），衣原体（血清抗体）或呼吸道病毒
- 免疫抑制患者（器官移植，免疫抑制治疗，HIV 阳性），应常规查 PCP 及抗酸杆菌

5. 病原体分布

人群	典型病原体
健康成年人	肺炎链球菌、流感嗜血杆菌、支原体、衣原体、军团菌、呼吸道病毒
入住 ICU 重症 CAP	肺炎链球菌、流感嗜血杆菌、革兰阴性杆菌、金葡菌、军团菌、PCP
免疫抑制	肺炎链球菌、流感嗜血杆菌、革兰阴性杆菌、金葡菌、非典型分枝杆菌、真菌、奴卡菌、PCP、CMV
COPD 或吸烟	流感嗜血杆菌、肺炎链球菌、卡他莫拉菌、革兰阴性杆菌
酗酒者	肺炎链球菌、流感嗜血杆菌、肺炎克雷伯杆菌、金葡菌、厌氧菌
粒细胞缺乏	肺炎链球菌、革兰阴性杆菌，金葡菌、真菌

6. 治疗

- 与 HAP 不同，CAP 多为经验性治疗，病原学检查意义不大
- 及时正确的经验性治疗是改善预后的关键，首剂抗生素应在 4 小时内给予
- **门诊患者**
  - ✔ 既往体健且前 3 个月中未用过抗菌药物：大环内酯类（强烈推荐；Ⅰ级证据）、多西环素（较少推荐；Ⅲ级证据）
  - ✔ 有合并症如慢性心/肺/肝/肾病，糖尿病，酗酒，恶性病，粒细胞缺乏症，免疫抑制状态或使用免疫抑制药物，前 3 个月内用过抗菌药物：呼吸氟喹诺酮类（强烈推荐，Ⅰ级证据），β 内酰胺类联合大环内酯类（强烈推荐，Ⅰ级证据）
- **住院非 ICU 患者**
  - ✔ β 内酰胺类（如头孢曲松）+大环内酯类（如阿奇霉素），或呼吸氟喹诺酮类（如左氧氟沙星），疗程 8~10d
  - ✔ 非典型病原体肺炎疗程 2~3w
  - ✔ 治疗有效者临床症状在 48~72h 内好转，体温正常 24 小时后可考虑序贯口服抗生素
- **住院 ICU 患者**
  - ✔ 应努力获取病原学证据
  - ✔ β 内酰胺类（头孢噻肟、头孢曲松）联合阿奇霉素（Ⅱ级证据）或联合呼吸氟喹诺酮类（强烈推荐，Ⅰ级证据）
  - ✔ 存在假单胞菌风险［结构性肺病（如支气管扩张、COPD），激素治疗（泼尼松>10mg/d），过去 1 月中广谱抗生素使用>7d，近期住院史，营养不良］者应覆盖铜绿假单胞菌，推荐

抗假单胞菌 β 内酰胺类（哌拉西林/他唑巴坦、头孢他啶）+
抗假单胞菌氟喹诺酮类（环丙沙星、莫西沙星）

7. 出院标准

- 无发热，生命体征平稳（T<37.8，RR<24，HR<100，SBP >
  90）
- 可经口进食水，无脱水
- 自然状态下氧饱和度≥90%
- 出院抗生素应覆盖典型/非典型病原体（如莫西沙星、多西环
  素）
- 评估戒烟、肺炎球菌疫苗、流感疫苗指征

Tips

- 致命性 CAP 最常见病原体是肺炎链球菌和军团菌
- 2 周内有旅馆或游轮居留史，应考虑军团菌感染
- 病毒（如流感病毒，副流感病毒，呼吸合胞病毒）占全部 CAP
  病因的 10%~23%
- CAP 预后不良预测因素包括：高龄、多叶受累、菌血症、严重
  合并症

Am J Respir Crit Care Med. 2001, 163: 1730

Uptodate: Antibiotic studies for the treatment of CAP in adults

IDSA/ATS Guidelines for CAP in Adults; CID 2007: 44 (Suppl 2)

■ 医院获得性肺炎

1. **定义**：入院 48 h 后发生的肺炎；尚包括呼吸机相关肺炎（VAP）和健康护理机构相关性肺炎（HCAP）；占全部院内感染的 13%~18%，为院内感染死亡的主要原因，尤其多见于机械通气的患者

2. **临床诊断标准**：基本同 CAP

3. **严重程度评价**：基本同 CAP

4. **病原体和感染途径**
- 口咽分泌物误吸是主要的致病因素，应加强患者口腔卫生
- 其他感染途径：医疗设备污染、医务人员传播、其他部位感染扩散、患者体内细菌定植等
- 核心病原体
  - ✓ 早发 HAP（入院≤4~7d）：肺炎链球菌，流感嗜血杆菌，厌氧菌，金葡菌
  - ✓ 晚发 HAP（入院>4~7d）
    - ＊ 常见：GNR（铜绿假单胞菌，肺炎克雷伯菌，鲍曼不动杆菌）；GPC（金葡菌）；PUMCH 常见病原体：MRSA>肠杆菌>肺炎克雷伯菌>不动杆菌>铜绿假单胞菌
    - ＊ 不常见：真菌、军团菌、病毒、厌氧菌

5. **辅助检查**
- 痰培养：特异性差，不能区分下呼吸道定植菌和致病菌
- 血培养：阳性率 8%~20%，阳性提示病情严重，病死率高
- CXR：假阴性少，偶尔见于粒缺、早期 HAP、PCP、TB
- CT：诊断价值超过胸片
- 侵入性检查：适应证基本同 CAP
- 依据临床诊断标准可能会扩大 HAP 诊断（特别是机械通气患者），从而不必要地应用抗生素（见重症医学：呼吸机相关性肝炎）
- 通过保护性技术取得下呼吸道标本，进行定量/半定量培养有助于提高诊断特异性
- 下呼吸道标本培养敏感性高，若培养阴性，且过去 72h 内未使用抗生素，应考虑其他诊断
- 对下呼吸道痰培养认识：
  - ✓ 阴性结果除外常见病原体
  - ✓ 停用抗生素不依赖培养转阴，而取决于临床改善情况
  - ✓ 革兰染色结果谨慎对待，与致病菌最终一致率<50%

133

6. 治疗

- 所有患者治疗前均应设法取得下呼吸道标本
- 在病原明确之前必须尽快开始经验性广谱抗生素治疗
- 即使初始治疗正确，病情改善通常也需要 48~72h，因此不推荐 72h 内更换抗生素
- 病原明确且初始治疗有效可换用窄谱抗生素
- 治疗效果不好应考虑：诊断错误、宿主因素（高龄，机械通气，抗生素给药史等）、病原体耐药、出现并发症（肺脓肿，脓胸）、给药方案不恰当、药物热、假膜性肠炎
- 疗程多为 10~14d；病情严重，免疫力低下或耐药菌感染可适当延长；肺脓肿或脓胸应治疗 4~8w

7. 经验性抗生素治疗方案

临床分级	病原体	抗生素方案
非重症 HAP		
• 无危险因素	核心病原体（见前）	二代/三代头孢、喹诺酮类或 β 内酰胺类+酶抑制剂
• 有危险因素		
✓ 腹部手术、误吸	核心病原体+厌氧菌	二代/三代头孢+克林霉素或 β 内酰胺类+酶抑制剂
✓ 昏迷、头部外伤、DM、肾衰	核心病原体+MRSA	三代/四代头孢+万古霉素
✓ 激素/免疫抑制、粒缺	核心病原体+军团菌、真菌	三代/四代头孢+大环内酯或喹诺酮类、抗真菌治疗
✓ 长期住院、先前抗生素治疗、器质性肺病、免疫抑制	核心病原体+绿脓杆菌+军团菌±MRSA、真菌	抗假单胞菌头孢+喹诺酮类±万古霉素、抗真菌治疗
重症 HAP	核心病原体+绿脓杆菌±MRSA、军团菌、真菌	抗假单胞菌的三代/四代头孢或碳青霉烯类+喹诺酮类+万古霉素，抗真菌

8. 健康护理机构相关性肺炎（HCAP）

- 危险因素
  - ✓ 过去 90d 内曾住院≥2d
  - ✓ 过去 30d 内接受长期透析治疗
  - ✓ 居住在护理院等医疗机构
  - ✓ 在家接受输液治疗（包括抗生素）
  - ✓ 在家接受伤口护理治疗

✓ 家庭成员感染多药耐药（MDR）病原体
- HCAP 病原体类似于晚发 HAP
- 治疗：基本同 HAP

Uptodate：Epidemiology, pathogenesis, microbiology,
and diagnosis of HAP
Am J Respir Crit Care Med. 2005, 171：388

■ 肺栓塞

1. 定义

- 静脉系统形成血栓，栓塞于肺动脉系统；发病率为 1 例/1000 人/年
- 不明原因呼吸困难、胸膜性胸痛、心动过速、SpO_2 ↓ 应警惕 PE

2. 危险因素（20% PE 无明确危险因素）

- 年龄>40 岁
- 恶性肿瘤
- DVT 史
- 炎性肠病
- 肥胖/糖尿病
- 下肢骨折（骨盆，股骨，胫骨）
- 长期制动
- 手术（麻醉时间>30min）
- 脑卒中
- 妊娠/新近分娩/服用雌激素
- 充血性心衰
- 获得性或遗传性高凝状态

3. 临床表现

- 呼吸困难（73%）、胸膜性胸痛（66%）、咳嗽（37%）、下肢疼痛或肿胀（27%）、咯血（13%）、意识丧失
- 呼吸频速（>70%）、啰音（51%）、心动过速（30%）、发热、发绀、胸膜摩擦音、P_2 亢进
- 大面积肺栓塞：晕厥、低血压、颈静脉充盈、第三心音、Graham-Steell 杂音（肺动脉瓣反流）
- 97% PE 至少有一项：呼吸困难、呼吸频速、胸膜性胸痛

4. 根据临床表现估计验前概率

Modified Wells 标准评分	
变量	**评分**（计算总分）
• PE 较其他诊断可能性大	3
• DVT 临床症状/体征	3
• 心率>100 次/分；	1.5
• 既往 DVT/PE 病史	1.5
• 制动（卧床≥3d）/术后 4 周内	1.5
• 咯血	1
• 恶性肿瘤病史	1

Modified Wells 验前概率评估（用于 V/Q）		
<2 分	2~6 分	>6 分
低危	中危	高危

Dichotomized Wells 验前概率评估（用于 CTPA）	
≤4 分：PE "不太可能"	>4 分：PE "可能"

5. 根据验前概率选择辅助检查

- **胸片**：12%正常；可表现为肺不张、同侧胸腔积液、横膈抬高、尖端指向肺门的楔形实变（肺梗死）及 Westermark 征（PE 以远无血管纹理）

- **ECG**：无特异性；可表现为窦速、房颤、肺性 P 波、RBBB、$S_1Q_{III}T_{III}$ 及 $V_{1-4}T$ 波倒置等

- **ABG**：常有低氧血症和呼碱，A-a 梯度↑（89%）

- **D-dimer**（ELISA 法测定）：敏感性高、特异性差（~25%）；阴性预期值较高（>99%）；**低危者阴性可除外 PE**

- **UCG**：非诊断性（Se<50%），风险分层（有无右心功能不全）

- **下肢静脉超声**：80%PE 栓子来自下肢。适合 V/Q 和 CT 阴性但仍高度怀疑 PE 的患者，但对无症状的 DVT 敏感性差

- **V/Q 显像**：敏感性高（~98%）、特异性差（~10%）；验后概率较高的 V/Q 特异性增至 97%；PE 验前概率高，但 CTPA 难以进行或禁忌时，可行 V/Q；若 PE 验前概率低，且 V/Q 验后概率低，可排除 PE，但存在 4%假阴性

V/Q 显像的验后概率（基于 PIOPED 研究）

V/Q	临床高危	临床中危	临床低危
高度可疑	96%	88%	56%
中度可疑	66%	28%	16%
低度可疑	40%	16%	4%

✓ 若 V/Q 结果"正常"，不再考虑 PE

✓ 若 V/Q 结果"高度可疑"，开始治疗 PE

✓ 若 V/Q 结果无诊断意义而病情不稳定，则行 CTPA 或肺动脉造影，或直接经验性治疗

✓ 若 V/Q 结果无诊断意义但病情尚稳定，则行下肢静脉超声；若证实 DVT 则开始治疗，否则择期复查

- **CT 肺动脉造影（CTPA）**

✓ Se~90%、Sp~95%，可联合 CTV；若影像与临床怀疑一致，阳性及阴性预测值均>95%

✓ 对于中心性 PE，其敏感性和特异性分别为 83% 和 93%。但可能漏诊亚段 PE（敏感性仅约 40%）

✓ 对确诊 PE 价值大（特异性高），但敏感性低，所以不适合除外 PE

一项评价以上流程的多中心研究（875 例）显示，3 月内发生静脉血栓栓塞事件的风险为：

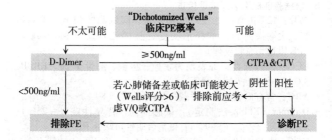

"不太可能" + D – Dimer 阴性 = 0.5% （95% CI, 0.2%~1.1%）

"可能" +CTPA 阴性 = 1.3% （95%CI, 0.7%~2.0%）

- **肺动脉造影**：金标准，但有创（死亡率<0.5%），开展 CTPA 后较少进行；除外 PE 时，意义与 CTPA 类似

6. 病因不明的 PE

- 易栓症筛查
  - ✓ 注意家族史，是否年龄<50 岁
  - ✓ 是否使用避孕药/激素替代治疗、他莫昔芬、雷洛昔芬等导致高凝的药物
  - ✓ 完全停止抗凝 2 周后检查（因血栓形成、肝素及华法林影响结果）：APC 抵抗（Ⅴ因子 Leiden 突变），ATⅢ 缺乏，蛋白 C 或蛋白 S 缺乏，纤维蛋白原/凝血酶原，高同型半胱氨酸血症；HIT，APS，Behçet 病
- **恶性肿瘤筛查**：占特发性 DVT/PE 的 12%

7. PE 风险分层

- 临床情况：低血压、心动过速（~30%死亡率）、低氧血症
- CTPA：右室/左室直径比>0.9
- 生物标志物：肌钙蛋白↑，BNP↑，均与死亡率升高相关
- UCG：右室功能不全（若无低血压则意义不确定）

8. 治疗

- 基于危险分层的治疗策略

肺栓塞死亡危险	休克或低血压	右室功能不全	心肌损伤	推荐治疗
高危（>15%）	+	a	a	溶栓或肺动脉血栓摘除术
中危（3%~15%）	-	+	+	住院治疗
	-	+	-	
	-	-	+	
低危（<1%）	-	-	-	早期出院或门诊治疗

a 当出现低血压或休克时不需评估右心功能/心肌损伤情况

- **急性期抗凝治疗**（若无绝对禁忌，临床高度怀疑时立即开始!）
  - ✓ **普通肝素**：静脉泵入，（详见附录：常用药物用法表）
  - ✓ **低分子肝素（LMWH）**：如依诺肝素（克赛）1mg/kg 皮下注射 q12h；LMWH 优于 UFH，除非：肾功能不全（CCr<30），高度肥胖（>120kg），血流动力学不稳定，或出血风险；不需监测 Xa，除非考虑调整剂量（高龄，肥胖或肾功能不全）；门诊患者联合华法林抗凝时优先选择 LMWH
  - ✓ **磺达肝癸钠（安卓）**：5~10mg 皮下注射 qd≈普通肝素，用于 HIT 者
  - ✓ **直接凝血酶抑制剂**（重组水蛭素，阿加曲班）：用于 HIT 者
- **溶栓治疗**
  - ✓ **高危 PE**（血流动力学不稳定 SBP<90mmHg，或较平时下降>40mmHg，持续>15min）：溶栓；rt-PA（50~100mg iv 2h），溶栓后需肝素抗凝；PE 发生后 14d 内均是溶栓时间窗，48h 内溶栓获益最大
  - ✓ **中危 PE**：高危患者（明显呼吸困难、严重低氧血症、UCG 示右室功能不全、右室增大）且出血风险低，考虑溶栓；比抗凝更迅速地改善血流动力学，但增加出血并发症（颅内出血率~3%），远期预后无差异
  - ✓ 导管内溶栓与外周静脉溶栓效果相同
  - ✓ **溶栓准备**：同意书、核对溶栓禁忌证、心电监护，注意神经系统体征
- **肺动脉取栓术**：近端大块栓子栓塞+血流动力学不稳+溶栓禁忌，考虑手术
- **下腔静脉滤网**
  - ✓ 非一线选择，若充分抗凝下仍发生肺栓塞，心肺功能差或抗凝禁忌证（近期手术、脑卒中）者可考虑采用
  - ✓ 滤网+抗凝→PE 风险减少 1/2，DVT 风险增加 2 倍，死亡率

无差异

- **长期抗凝治疗**
  - ✓ **华法林**（目标 INR 2~3）：病情稳定（确定无需溶栓、手术）后开始与肝素重叠≥5d，至 INR≥2×24 小时后可停用肝素
  - ✓ 继发于可逆/可去除危险因素的 PE：3 月
  - ✓ 无明确原因首次 PE：至少 6 月，再评估；若出血风险低，推荐终身抗凝
  - ✓ 复发性 PE：终身抗凝

9. 并发症 & 预后

- 复发性血栓事件：1%/年（首次 PE 后）至 5%/年（PE 复发后）；预测因素：停止抗凝治疗 1 月后 D-Dimer 水平异常，抗凝 3 月后复查 BUS 仍存在血栓，凝血酶生成峰值>400nmol/L
- 急性 PE 后慢性血栓栓塞性肺高压~3.8%，可考虑血栓内皮切除术
- 死亡率：PE 发生后 6 月~15%

Nilsson: The Osler Medical Handbook, 2006

■ 肺循环高压

1. **定义**（右心导管测量）平均肺动脉压（mPAP）静息时 >25mmHg

2. **病因及分类**（2009 年 ESC 指南）

肺 动 脉 高 压 PAH • PCWP <15mmHg • 毛细血管前 PHT	• 特发性肺动脉高压（IPAH） • 可遗传性肺动脉高压（FPAH） • 相关性 PAH ✓ 结缔组织病：CREST 综合征/硬皮病，MCTD，SLE，RA，PM/DM，干燥综合征 ✓ 先天性心脏病：ASD，VSD，PDA，Eisenmenger 综合征 ✓ 门脉性肺高压 ✓ HIV 感染；血吸虫病 ✓ 药物 & 中毒：食欲抑制剂，安非他命，毒菜籽油 ✓ 慢性溶血性贫血 • 肺静脉闭塞病 • 肺毛细血管瘤 • 新生儿持续性肺动脉高压
左心疾病相关	• 左房/左室功能不全（收缩/舒张） • 左心瓣膜病（如二尖瓣狭窄/反流）
呼吸系统疾病或慢性缺氧相关	• 慢性阻塞性肺疾病 • 间质性肺病 • 睡眠呼吸障碍 • 肺泡低通气（肥胖低通气综合征，神经肌肉疾病） • 慢性缺氧（高原病） • 肺泡-毛细血管发育不良
慢性血栓/栓塞疾病	• 肺动脉近段/远段梗阻（慢性血栓塞性） • 非血栓性栓塞（瘤栓，异物，寄生虫，左房黏液瘤）
原因不明/多种机制所致	• 血液系统疾病：骨髓增殖性疾病（MPD），脾切除术 • 系统性疾病：血管炎（Takayasu's，Behçet 等），结节病，pLCH，LAM，多发性神经纤维瘤 • 代谢性疾病：甲亢，糖原贮积病，Gaucher 病 • 其他：透析的慢性肾衰竭，遗传性出血性毛细血管扩张症

3. 病理生理

- 平滑肌 & 内皮细胞增生：↑ VEGF、ET-1、5-HT；↓ PGI_2、NO、VIP
- ~50%家族性及~26%散发性 PPH 可发现 $BMPR_2$ 基因（调节增生 & 凋亡过程）突变
- 血管舒缩因子失衡
  - ✓ 血管收缩因子↑：凝血噁烷 A_2（TXA_2），血清素（5-HT），内皮素（ET-1）
  - ✓ 血管舒张因子↓：前列环素（PGI_2），一氧化氮（NO），血管活性肠肽（VIP）
  - ✓ 原位血栓形成：组织凝血酶原激活物↑

4. 临床表现

- 呼吸困难，活动后晕厥（低氧，CO↓）、胸痛（右室缺血），右心衰表现（下肢水肿，腹水、胸水）
- 查体：P_2 亢进，S_4，右心抬举性搏动，肺动脉瓣反流（Graham Steell 杂音），三尖瓣反流，颈静脉怒张，肝大，周围性水肿

5. 病情评估：PHT 功能分级

1 级	• 无症状，日常活动不受限
2 级	• 静息时无症状，日常活动轻微受限
3 级	• 静息时有症状，日常活动明显受限
4 级	• 静息时有明显症状，不能进行日常活动

6. 辅助检查

- **ECG**：电轴右偏，RBBB，肺性 P 波，右室肥厚
- **CXR&HRCT**：肺动脉扩张及减少，右房/右室扩大；发现/除外肺实质疾病
- **肺功能**：弥散量↓，轻度限制性通气功能障碍；除外阻塞或限制性肺疾病
- **ABG**：PaO_2↓ 及 SaO_2↓（尤其活动后），$PaCO_2$↓，A-a 梯度↑
- **多导睡眠监测**：除外低通气和 OSA
- **UCG**：右室收缩压↑，右室呈 D 形（室间隔变平），三尖瓣反流，肺动脉瓣反流；估测 PA 收缩压（PAP = 4v [三尖瓣反流速度]^2+RA 压力 [根据右房直径、下腔静脉吸气变化，估计为 5 或 10mmHg]）除外先心病、瓣膜病、左心功能不全
- **V/Q 显像**：肺栓塞、肺静脉闭塞病
- **右心导管**：RA/RV/PA 压力↑，PCWP 正常（毛细血管前 PHT），跨肺压↑（PAP-PCWP>12~15，若 PHT 因左室或瓣膜

142

疾病引起，则跨肺压正常），PVR↑，CO↓；行急性扩张试验，鉴别毛细血管前/后性 PHT

- CTPA/VQ 显像±肺动脉造影：除外 PE 及慢性血栓栓塞性疾病
- 免疫指标：ANA（40%IPAH 存在低滴度阳性），RF，抗 ENA（抗 Scl-70、U3-RNP、抗中心粒抗体等）
- HIV 及肝功能
- 六分钟步行试验（6MWT）
  ✓ 客观评价运动能力；步行距离<300m、SpO_2下降>10%提示预后不良

7. 治疗

- 原则：预防及逆转血管活性物质失衡/血管重构；预防右室衰竭：室壁张力↓（PVR，PAP，RV 直径↓）；保证足够的系统舒张压
- 支持治疗
  ✓ **氧疗**：目标 SaO_2>90%~92%（减轻肺动脉收缩）
  ✓ **利尿**：减轻右心衰症状，右室张力↓；谨慎进行，避免低血压（右室为容量依赖性）
  ✓ **地高辛**：CO<4L/min 或 CI<2.5L/（min·m^2）是绝对指征；右室明显扩张、基础 HR>100/min，合并快室率房颤，对抗 CCB 负性肌力作用均为指征
  ✓ **抗凝**：口服华法林，INR1.5~2.0；可能减少右心衰相关血栓栓塞风险，抑制原位血栓形成，但生存获益尚不确定
- 血管扩张剂
  ✓ 急性血管舒张试验：使用吸入 NO（首选），或静脉前列环素或腺苷（注意系统性低血压）进行试验，以发现可能对口服 CCB 有长期反应者
  ✓ 阳性标准：ΔmPAP↓>10 且<40mmHg，且 CO↑或→；~10% IPAH 阳性
  ✓ 口服 CCB：急性血管舒张试验阳性方可使用；从小剂量开始增加至最大耐受剂量
    ★ 1 年后再次评估急性舒张试验，其中仅 1/2 长期有效、死亡率下降
  ✓ 前列环素：舒张肺血管，抑制血小板聚集、平滑肌增殖，改善血管重构；改善 6MWT、生活质量，减少死亡率
  ✓ 内皮素受体拮抗剂（ERAs）：抑制平滑肌重构、纤维化，舒张肺血管；减轻症状，改善肺部血流
  ✓ **磷酸二酯酶-5 抑制剂**：cGMP↑→NO↑→血管舒张，抑制平滑肌增殖；减轻症状，改善 6MWT，临床结局无差异；与硝酸酯类联用可能导致致命性低血压

✓ NO：吸入给药，特异性针对肺血管，很少引起体循环低血压

- 治疗原发病
- 难治性 PHT
  ✓ 气囊房间隔造口术：右向左分流→CO↑，SaO_2↓，组织 O_2 输送↑
  ✓ 肺移植、心肺联合移植（Eisenmenger 时）

8. 预后

- 重度 PHT 猝死风险增加，须交待病情
- PHT 预后相关因素：右心衰竭，症状进展速度，晕厥史，WHO 分级Ⅳ级，6MWT（>500m 预后好，<300m 预后差），BNP 升高，UCG 示心包积液/右室功能不全，血流动力学（RAP <8mmHg 及 CI≥2.5 预后好，RAP>15mmHg 或 CI≤2.0 预后差）

EHJ, 2009（30）：2493-2537

Uptodate：Overview of pulmonary hypertension in adults

■ 弥漫性肺实质病

1. 基本概念
- 肺实质：狭义的肺实质是指支气管及肺泡的含气结构
- 肺间质是指间质为肺泡间、终末气道上皮以外的支持组织
- 在 DPLD 中的肺实质概念，应该包括以上两者的总和

2. 常用缩写

ILD	间质性肺病	LIP	淋巴细胞间质性肺炎
IIP	特发性间质性肺炎	COP	隐源性机化性肺炎
UIP/IPF	寻常型间质性肺炎/特发性肺间质纤维化	BOOP	闭塞性细支气管炎伴机化性肺炎
NSIP	非特异性间质性肺炎	BO	闭塞性细支气管炎
AIP/DAD	急性间质性肺炎/弥漫性肺泡损伤	RB-ILD	呼吸性细支气管炎伴间质性肺病
DIP	脱屑性间质性肺炎	EP	嗜酸细胞性肺炎
DAH	弥漫性肺泡出血	pLCH	肺朗格汉斯细胞组织细胞增多症
LAM	淋巴管平滑肌瘤病	PAP	肺泡蛋白沉积症
HP	过敏性肺炎		

3. 临床表现
- 症状：活动后呼吸困难，干咳
- 病史：年龄和性别，吸烟、药物、职业和环境接触史，家族史，HIV 危险因素，风湿性疾病相关表现（如关节痛、皮疹、口眼干、神经肌肉症状等等）
- 发热：感染，HP，EP，AIP，COP，药物相关
- 查体：双肺爆裂音，可伴杵状指（IPF 尤其多见 40%~80%）
- 并发症：右心衰竭、肺部感染、肺栓塞、恶性疾病（IPF/硬皮病者恶性疾病可能增加，尤其肺癌）、气胸

4. 临床评估
- 除外感染（PCP、病毒、TB、真菌、衣原体和支原体等），肿瘤（肺腺癌，细支气管肺泡癌、淋巴增殖性疾病、癌性淋巴管炎），心衰
- 胸片和 HRCT（网格影/结节影/磨玻璃样改变）
  - ✓ 上肺：尘肺、pLCH、结节病、TB、HP
  - ✓ 下肺：UIP、石棉肺、硬皮病
  - ✓ 周边：UIP、NSIP、COP、EP

145

✓淋巴结肿大：结节病、铍肺、硅肺、肿瘤、真菌
- 肺功能：限制性通气障碍（TLC↓）和弥散减低（DLCO↓）；合并阻塞性通气障碍，当考虑结节病
- 血清学：自身抗体（ANA/抗 ENA、ANCA、RF）；sACE、抗GBM；HIV 抗体
- 支气管肺泡灌洗（BAL）：细胞学，T 细胞亚群；诊断感染、DAH、EP 及 PAP

ILD 类型	中性粒细胞增多正常值(0~1%)	淋巴细胞增多正常值(4%~13%)	嗜酸性粒细胞增多正常值(0~0.5%)
IPF	+	–	–
结缔组织病	+/–	±	–
结节病	–	+（CD_4/CD_8 高）	–
嗜酸细胞性肺炎	–	–	+
感染性疾病	–	±/–	–
过敏性肺泡炎	–	+（CD_4/CD_8 低）	–
石棉肺	+	–	–
铍中毒	–	+	–

- 肺活检（TBLB，CT 引导下肺穿，VATS，开胸）

5. DPLD 的分类

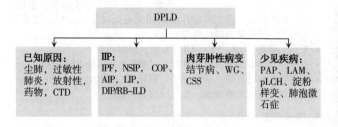

DPLD

已知原因：
尘肺，过敏性肺炎，放射性，药物，CTD

IIP：
IPF、NSIP、COP、AIP、LIP、DIP/RB–ILD

肉芽肿性病变
结节病、WG、CSS

少见疾病：
PAP、LAM、pLCH、淀粉样变、肺泡微石症

6. 几种特殊类型 DPLD
- 结节病
  ✓女性多见，发病高峰 30~40 岁；存在细胞免疫功能异常
  ✓分期及自发缓解率
  ＊ Ⅰ期：双侧肺门淋巴结肿大（LAN），60%~80%
  ＊ Ⅱ期：LAN+ILD，50%~60%

146

* Ⅲ期：仅 ILD，<30%
* Ⅳ期：肺间质弥漫纤维化
✓肺外表现：
  * 皮肤（25%~33%）：结节红斑，皮下结节，冻疮样狼疮
  * 眼部（25%~80%）：葡萄膜炎（前葡萄膜炎多于后葡萄膜炎）；泪腺增大
  * 内分泌及肾脏（10%）：高钙血症（10%），肾结石，高尿钙（40%）；因巨噬细胞表达 VitD 羟化酶
  * 神经系统（临床 10%，病理 25%）：面神经麻痹，周围神经病，中枢神经病变，癫痫
  * 心脏（临床 5%，病理 25%）：传导系统阻滞，扩张型心肌病
  * 网状内皮系统：肉芽肿性肝炎（25%），脾脏/骨髓肉芽肿（50%）
  * 骨骼肌肉：关节痛/关节周围肿胀，骨囊肿
✓Löfgren 综合征：结节红斑+肺门淋巴结肿大+关节炎；预后良好
✓诊断方法：**淋巴结活检**病理提示为**非干酪性肉芽肿**+多核巨细胞，须除外结核；sACE↑（敏感性 60%，疾病活动时达 90%；特异性 80%，在肉芽肿性疾病存在假阳性）；高尿钙和高钙血症；血嗜酸细胞↑，ESR↑，多克隆性 IgG↑；PPD（−）；BALF CD_4/CD_8>3.5 有诊断意义
✓治疗：若有症状/肺外受累/进展性病程，可用皮质激素（如泼尼松 20~40mg/d）；激素治疗缓解后可能复发，复发后可再次使用激素；慢性/难治性可考虑 MTX/AZA/骁悉/CTX/抗TNF 治疗
✓预后差因素：年龄>40 岁、症状持续>6 个月、受累器官≥3个、对单一皮质激素治疗反应差
• 医源性
  ✓胺碘酮（~10%；剂量和时间依赖性）：慢性间质性肺炎/机化性肺炎/ARDS；活检→电镜下见空泡巨噬细胞含板层样包涵体；治疗：停药，激素
  ✓其他药物：呋喃妥因，磺胺，噻嗪类，胺碘酮，异烟肼，金制剂，肼苯达嗪
  ✓化疗药物：博莱霉素，白消安，环磷酰胺，氨甲蝶呤，亚硝基脲
  ✓放疗（放射性肺炎）：COP/BOOP→不符合解剖结构的清晰边界；DAH
• 特发性间质性肺炎（ⅡPs）
  ✓定义：原因不明的间质性肺病

✓ **IPF**

* 中老年发病（>50 岁），男：女 = 1：2，起病隐匿，出现症状后进展较迅速；5 年死亡率~80%
* 双下肺/胸膜下网格影，蜂窝肺突出，牵张性支气管扩张，磨玻璃改变较少
* 病理：UIP
* 可根据典型 HRCT/临床表现诊断，不需活检
* 对激素反应差，N-乙酰半胱氨酸（富露施/易维适，若允许应选前者）600mg tid 可减缓肺功能下降速度；晚期行肺移植

✓ **NSIP**

* 对称性周围性/胸膜下/肺底磨玻璃影为主，可见线状影/支气管血管纹理增厚/牵张性支气管扩张，蜂窝肺少见
* CTD 相关 ILD 最常见病理类型（占 75%）
* 病理分富细胞型及纤维化型，后者与 UIP 相似，但病变时相一致
* 激素±免疫抑制剂治疗反应较好，5 年死亡率 10%

✓ **COP/BOOP**

* 双肺多发斑片/实变/结节影，呈周围性/支气管周围分布，约 25% 阴影游走性；双肺弥漫性间质影；孤立局灶病变（占 1/4），沿胸膜面/支气管血管束分布；晕征
* 肺功能显示限制性通气功能障碍，确诊依赖病理
* 病理：细支气管内的肉芽组织增生及周围肺泡炎症（肺泡腔内大量泡沫巨噬细胞）
* 对激素反应好，临床表现常于 48h 内改善，病变完全吸收需数周；5 年死亡率<5%

✓ **AIP**

* 弥漫性磨玻璃影/实变，病理与 DAD 相似
* 多无明确导致肺损伤诱因，快速进展至呼吸衰竭，6 月死亡率 60%；
* 无特效治疗，早期、大量、长期的激素治疗

✓ **DIP/RB-ILD**

* 周围型磨玻璃影，后者可伴小叶中心性结节/斑片影
* 肺泡内巨噬细胞浸润/呼吸性细支气管壁增厚，小叶中心性巨噬细胞浸润，前者较后者更严重
* 见于 30~50 岁吸烟者，亚急性发病（数周至数月）
* 须戒烟，激素反应好；5 年死亡率仅 5%

✓ **LIP**

* 支气管血管束增厚/磨玻璃影/小叶中心性结节，伴薄壁囊状气腔（70%~80%），下叶多见；纵隔淋巴结增大（见

于 SS 相关或儿童）

* CTD 中 SS/SLE/RA/DM 等均可出现 LIP，SS 最常见（25% LIP 与 SS 相关）；病毒感染（EBV、HIV），auto-HSCT 后

* 病理：弥漫性肺间质致密淋巴细胞浸润，伴淋巴滤泡；细支气管周围淋巴细胞浸润致气道阻塞/扩张，形成囊性病变；应常规行 Ig+TCR 重排等，以除外原发肺低度恶性淋巴瘤

* 激素±免疫抑制剂；HIV 相关 LIP 给予 HAART；5 年死亡率 33%~50%，5% 发展为低度恶性 B 细胞淋巴瘤

- 环境/职业暴露

  ✓ 尘肺（无机粉尘）

    * 煤矿工肺：上叶斑片影，可进展至大片纤维化

    * 矽肺：上肺斑片影±肺门淋巴结蛋壳样钙化；TB 风险↑

    * 石棉肺：下肺纤维化，胸膜增厚钙化；石棉接触可能同时导致→良性胸水/弥漫切胸膜增厚/间皮瘤/肺癌

    * 铍中毒：多系统性肉芽肿性病变，类似结节病

  ✓ 过敏性肺炎（有机粉尘）

    * 多存在明确抗原接触史（宠物/装修/气雾/有机粉尘），表现可急可缓

    * 抗原："农民肺"（嗜热放线菌孢子），"鸽子饲养者肺"（羽毛蛋白和鸟类的分泌物），"湿化器肺"（嗜热菌）

    * HRCT 表现为弥漫性小叶中心性磨玻璃结节，马赛克灌注、呼气相气体陷闭；慢性 HP 呈纤维化表现（类似 UIP）

    * 病理：细胞性细支气管炎（淋巴细胞/浆细胞浸润），间质单核细胞浸润，疏松非干酪样肉芽肿

    * 急性/亚急性者，去除过敏原，激素反应好；可能最终发展为肺气肿及肺间质纤维化，可出现支气管哮喘

- 结缔组织病：硬皮病、CREST 综合征、PM/DM、MCTD、SLE、RA，系统性血管炎（WG、MPA、CSS）

- DAH

  ✓ 咯血（约 1/3 从不咯血）、呼吸困难；影像学类似急性左心衰，但利尿无效，HRCT 为双肺磨玻璃影呈肺泡填充

  ✓ 病因

    * 伴毛细血管炎：SLE，PM/DM，抗磷脂综合征，WG/MPA，混合性冷球蛋白血症，贝赫切特综合征，过敏性紫癜，Goodpasture 综合征，HSCT，放疗

    * 不伴毛细血管炎：二尖瓣狭窄，肺静脉阻塞性疾病，LAM，凝血障碍，青霉胺过敏，特发性肺含铁血黄素沉着

症（IPH）

✓ Hb↓，SaO_2↓，DLCO↑

- **肺部浸润影伴嗜酸性粒细胞增多**（BALF±外周血嗜酸细胞增多）

  ✓变应性肺曲霉菌病（ABPA）：曲霉过敏反应（Ⅰ型和Ⅲ型变态反应）

    * 诊断标准：哮喘，肺内浸润影（游走或固定），皮肤反应和血清曲霉菌特异沉淀素，总 IgE（>1000U/L）/曲霉特异 IgE↑，嗜酸性粒细胞↑，中心性支气管扩张

    * 治疗：激素±伊曲康唑（胶囊或口服液）

  ✓Löffler 综合征：寄生虫/药物→一过性肺内浸润影+咳嗽、发热、呼吸困难

  ✓急性嗜酸性粒细胞肺炎（AEP）：急性低氧、发热；激素治疗

  ✓慢性嗜酸性粒细胞肺炎（CEP）：肺外带为主的浸润影，与肺水肿正好相反（photonegative pulmonary edema）；女性多见

  ✓其他：CSS，高嗜酸性粒细胞综合征

- **其他少见疾病**

  ✓PAP：与单核巨噬细胞集落刺激因子（GM-CSF）有关的自身免疫病，常见于男性吸烟者；HRCT 典型表现是界限清晰的磨玻璃影合并小叶间隔增厚（地图征，铺路石样改变 crazy-paving）；BALF 含 PAS 染色（+）的黏蛋白；治疗为全肺灌洗/GM-CSF 吸入

  ✓LAM：仅见于育龄妇女；HRCT 示弥漫分布的薄壁囊泡，多反复出现气胸/乳糜胸

  ✓肺朗格汉斯细胞组织细胞增多症（pLCH）：中年吸烟男性；HRCT 示弥漫分布小叶中心性结节及大小不一囊泡，中上肺为著，早期不累及肋膈角；活检 CD1a 特染（+）

  ✓GvHD：典型为 BO

TIPS

- 若肺功能提示混合性限制性-阻塞性疾病，应考虑 RB-ILD 或继发性 ILD（结节病，HP，LAM）

UCSF: Hospitalist Handbook, 3rd edition, 2009
协和呼吸病学，第 2 版，2010
林耀广：系统性疾病和肺，第 2 版，2007

■ 胸腔积液

1. 病理生理
- 系统病因（如 PCWP↑，胶体渗透压↓）→漏出液
- 局部病因（胸膜表面通透性变化）→渗出液

2. 病因诊断
- 所有>1cm 且原因不明的胸腔积液都有胸穿指征
  - ✓ 肺炎旁积液（parapneumonic effusions）更应尽早抽出
  - ✓ 穿刺前常规超声定位（具体见临床操作：胸穿）
- 观察胸水外观，进行针对性检查
  - ✓ 常规、TP、Glu、LDH：同时查血 TP、LDH
  - ✓ ADA、抗酸染色、结核培养：结核性胸膜炎
  - ✓ 细菌培养、革兰染色：脓胸
  - ✓ 细胞学：恶性肿瘤（肺癌、间皮瘤）
  - ✓ 淀粉酶：胰腺炎、食管破裂
  - ✓ 胆固醇（CHO）、甘油三酯（TG）：乳糜胸、假性乳糜胸

胸水外观鉴别诊断

外观	胸水检查	结果
血性	Hct	<1%：意义不大 1%~20%：外伤、肿瘤、肺梗死、肺炎、结核 >50%外周血 Hct：血胸
浑浊	离心	上清液乳白色提示脂肪含量高
	TG	>1.24mmol/L：乳糜胸 >0.56，≤1.24mmol/L：乳糜胸 ≤0.56mmol/L，CHO>6.47mmol/L：假性乳糜胸
恶臭	涂片/培养	厌氧菌感染
尿味	尿常规	尿胸瘘

渗出液诊断标准

标准	内容	敏感性	特异性
Light		98%	83%
	胸水 LDH/血清 LDH>0.6	98%	82%
	胸水 TP/血清 TP>0.5	86%	84%
	胸水 LDH>2/3 血清正常上限	82%	89%
	血清-胸水白蛋白梯度≤12g/L	87%	92%
	胸水 CHO/血清 CHO>0.3	89%	81%
	胸水 CHO>1.55mmol/L	54%	92%

✓ Light 标准特异性不够（容易将漏出液判为渗出液），联合应用上述诊断标准有助于判断不典型胸腔积液

- 鉴别诊断
  ✓ 漏出液
    * 充血性心力衰竭（40%）：80%双侧；偶为渗出液（特别在强化利尿或慢性化时），但~75%的渗出液可最终发现非心衰病因
    * 缩窄性心包炎（心包叩击音，CXR/CT 可见心包钙化/增厚），心包填塞
    * 肝硬化（"肝性胸水"）：腹水通过横膈缺口进入胸腔；常为右侧（2/3）且大量（即使腹水量不大）
    * 肾病综合征：多为双侧少量胸水，多无症状（注意除外PE）
    * 其他：腹膜透析、黏液水肿、急性肺不张、低白蛋白血症
  ✓ 渗出液
    * 肺实质感染（25%）：细菌性（肺炎旁），TB（80%的淋巴细胞比例>50%，ADA>40U/L 敏感性 90%~100%，特异性 85%~95%，胸膜活检敏感性~75%），真菌，病毒（多为少量胸水），寄生虫
    * 恶性肿瘤（15%）：原发性肺癌最常见，转移（尤其乳腺癌、淋巴瘤），间皮瘤
    * PE（10%）：~40%PE 存在胸水；渗出液（75%）>漏出液（25%）；
    * CTD：RA，SLE，Wegner 肉芽肿，Churg-Strauss
    * 胃肠道疾病：胰腺炎，食管破裂，腹部脓肿
    * 血胸（Hct 胸水/Hct 全血>50%）：外伤，PE，肿瘤，出血倾向，主动脉瘤渗漏，主动脉夹层
    * 乳糜胸（TG>110mg/dl）：外伤、肿瘤、LAM 导致胸导管破裂

* 其他：CABG 术后：左侧，初为血性，数周后变澄清
  Dressler 综合征（心梗后心包炎和胸膜炎），尿毒症，放
  射性胸膜炎
  药物相关（呋喃妥因，溴隐亭，胺碘酮，麦角新碱）
  Meig 综合征：良性卵巢纤维瘤→胸腹水

渗出液鉴别诊断

检查结果	鉴别诊断
Glu<3.3mmol/L 或胸水 Glu/血清 Glu<0.5	复杂肺炎旁积液、食管破裂、结核、肿瘤、SLE；RA 和脓胸 Glu 可<0.6mmol/L
pH<7.2	复杂肺炎旁积液、脓胸、类风湿、结核、肿瘤、血胸、酸中毒、寄生虫；食管破裂 pH 可<6
淀粉酶升高	食管破裂、胰腺炎、肿瘤
多核细胞>50%	肺炎旁积液、肺栓塞、胰腺炎
单核细胞>50%	结核、肿瘤、真菌、心包剥脱术后
ADA>40U/L，无间皮细胞	结核

3. 肺炎旁积液/脓胸
* 非复杂肺炎旁积液（无菌性）：革兰染色及培养均阴性，非脓性积液，Glu>2.2~3.3mmol/L，积液无分隔，pH>7.2
* 复杂肺炎旁积液（感染性）：革兰染色或培养阳性，LDH>1000U/L，Glu<2.2mmol/L，pH<7.2
* 脓胸：胸腔积液脓性，后期可形成纤维板

4. 治疗
* 漏出性胸腔积液仅引起呼吸困难时才需要抽出或引流（一次不超过 1500ml）
* 非复杂肺炎旁积液：抗生素治疗有效，通常不需要胸腔置管
* 复杂肺炎旁积液/脓胸和结核性胸膜炎：胸腔积液尽量抽净，必要时胸腔置管，局限分隔胸水需多处置管、多点穿刺或行胸膜剥脱术
* 恶性胸腔积液抽吸后会再次出现，可予胸腔置管引流；难治病例考虑滑石粉胸膜粘连术（请胸外科会诊）；或予 IL-2 胸腔内注射（20~100 万 U，注射前后分别给予利多卡因 5ml；注射后前/后/左/右卧位分别保持 15min，6h 后开放胸腔引流；若胸腔积液量无减少，可重复进行）
* 15%胸腔积液原因不明，必要时考虑胸膜活检/胸腔镜/开胸手术

■ 气胸

1. 分类
- 外伤性气胸（含医源性气胸）
- 自发性气胸
  - ✔ 原发性自发性气胸：原因不明，多见于瘦高体型的男性青壮年，常规 X 线检查肺部无显著病变
  - ✔ 继发性自发性气胸：多见于有基础肺部病变者，由于病变引起细支气管不完全阻塞，形成肺大疱破裂。如肺结核、COPD 等

2. 临床表现
胸膜性疼痛、咳嗽、呼吸困难，临床表现严重度与气胸压缩率并不平行

3. 检查
病史、查体、ABG、正位胸片，如果临床高度怀疑气胸而正位片正常，应摄侧位片，在复杂大疱性病变、怀疑置管位置异常时应行 CT 检查

4. 鉴别诊断
COPD、哮喘急性发作、肺栓塞、ACS、肺大疱

5. 气胸压缩程度评价（用胸部平片估算，方法很多）

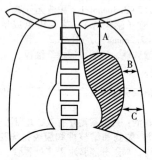

A：肺尖处脏、壁层胸膜间的距离；B：萎陷肺上半部分中点处脏、壁层胸膜间的距离；C：萎陷肺下半部分中点处脏、壁层胸膜间的距离

- 目测粗算：胸腔内气带宽度相当于患侧胸廓宽度 1/4 时，肺被压缩大约 35% 左右；1/3 时，压缩率约 50%；1/2 时，压缩率约 65%；2/3 时，约 80%
- 三线法：（如图）肺压缩率 $Y = 2.2 \times 3.65 \ (A+B+C)$

154

- 最简评估方法
  - ✓ 大量：侧胸壁与肺边缘距离 ≥2cm；肺尖气胸线至胸腔顶部距离 ≥3cm；
  - ✓ 小量：侧胸壁与肺边缘距离 <2cm；肺尖气胸线至胸腔顶部距离 < 3cm

6. 自发性气胸治疗

- **观察**
  - ✓ 小量闭合性气胸（<2cm）且无呼吸困难者可回家观察
  - ✓ 无论气胸压缩率多少，存在明显呼吸困难者必须留观
- **胸腔穿刺抽气**：通常选择患侧胸部锁骨中线第 2 肋间为穿刺点，一次抽气量不宜超过 1000ml；单纯穿刺抽气是所有需要干预气胸的首选治疗手段
- **胸腔闭式引流管**
  - ✓ 在单纯抽气或置细管（深静脉导管）排气无效（症状不缓解），应行胸腔粗管闭式引流，特别是有症状的继发性气胸患者应是首选
  - ✓ 胸管仍有排气时不得夹闭，停止排气时也应定期开放，胸管在夹闭时须有监护，一旦出现症状及时开放
  - ✓ 没有证据表明大口径（20~24F）胸管效果优于小口径（10~14F）胸管，故除非漏气，否则不使用大口径胸管
- **负压吸引**：置入胸管不应马上就用负压吸引，如 48h 后胸管持续漏气或肺仍未复张方考虑使用，负压不应过高（-10~-20mmHg），并需监护。
- **手术**：保守治疗 3~5 天仍未复张，应考虑外科介入，开胸手术、胸腔镜手术、滑石粉粘连术均可考虑

Thorax. 2003；58：ii39-ii52

NEJM，357：e15

■ 胸部影像鉴别诊断

1. 肺填充性病变 (Airspace Diseases)

肺实变	肺磨玻璃影	
典型肺炎 肺梗死 肺不张 肿瘤：肺泡癌、淋巴瘤、白血病	急性病程 肺水肿 ARDS DAH 非典型肺炎：支原体、衣原体、病毒、PCP 间质性肺病：AIP、急性HP、急性嗜酸性粒细胞肺炎	慢性病程 结节病 细支气管肺泡癌 HP PAP 间质性肺病：NSIP、DIP

2. 肺空洞样病变 (Cavitary Diseases)

感染	肿瘤	免疫病
革兰阴性菌 金葡菌 分枝杆菌 奴卡菌 厌氧菌 真菌	鳞癌 腺癌 转移癌	Wegener 肉芽肿 贝赫切特肿 类风湿结节 干燥综合征

3. 肺囊性病变 (Cystic diseases)

蜂窝	囊性气腔	气肿
IPF 其他间质性肺炎终末期	pLCH LAM LIP 囊状支气管扩张 其他：淋巴瘤、肺腺癌、PCP、金葡菌感染（肺气囊肿）、囊性纤维化、先天性支气管肺囊肿	肺气肿，肺大疱

4. 肺网格影 (reticular diseases)

支气管血管周围间质增厚	小叶间隔增厚	肺实质条带影	小叶内间质增厚
癌性淋巴管炎	癌性淋巴管炎	石棉肺	IPF 或其他 ⅡP
淋巴增殖性疾病	淋巴增殖性疾病	结节病	石棉肺
肺水肿	肺水肿	矽肺	癌性淋巴管炎
ⅡP（如 IPF）	肺出血	结核	肺水肿、出血
矽肺/尘肺	特殊肺炎（如病		特殊肺炎
慢性 HP	毒、PCP）		肺泡蛋白沉积症
	结节病		
	IPF 或其他 ⅡP		
	肺淀粉样变		

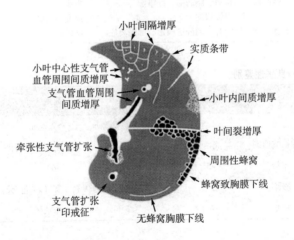

5. 大气道狭窄 (tracheal stenosis)

肿瘤	炎症	其他
腔内	感染	外伤
恶性 89%（肺癌、淋巴瘤）	结核	创伤
良性 11%（腺瘤）	哮吼	气管插管
腔外	非感染	气管切开
甲状腺癌	Wegener 肉芽肿	淀粉样变
胸腺癌	复发性多软骨炎	异物
	溃疡性结肠炎	

6. 肺门影增大 (hilar enlargement)

肿瘤	炎症	其他
肺癌 淋巴瘤 纵隔肿瘤	感染：结核 非感染：结节病	矽肺 血管影

7. 肺孤立结节：单发结节，直径≤3cm，无纵隔淋巴结肿大

良性病变 (70%)	恶性病变 (30%)
肉芽肿疾病：结核、真菌、包虫病、Wegener 　肉芽肿、类风湿结节、结节病 良性肿瘤：错构瘤、脂肪瘤、纤维瘤、 　平滑肌瘤、炎性假瘤 其他：支气管囊肿、动静脉畸形、肺隔离症	支气管肺癌 转移癌 类癌 原发性肉瘤 淋巴瘤

• 良恶性鉴别

	低危	中危	高危
直径	<1.5cm	1.5~2.2cm	>2.2cm
结节形态	光滑，有钙化	贝壳状	毛刺，无钙化
年龄	<45	45~60	>60
吸烟	无	有 (<1 包/天)	有 (>1 包/天)
戒烟	>7 年	<7 年	未戒烟

• 处理
✓ 低危：复查低剂量 CT (3~6 个月 1 次，随诊 2 年)
✓ 中危：PET，支气管镜/肺穿刺/胸腔镜活检
✓ 高危：手术

8. 肺多发结节 (multiple pulmonary nodules)

肿瘤	感染	炎症	其他
良性	结核	肉芽肿	淀粉样变
错构瘤	真菌	Wegener	痰栓
平滑肌瘤	奴卡菌	类风湿结节	动静脉畸形
恶性	血播肺脓肿	结节病	创伤后改变
转移癌	吸虫/包虫	隐源性机化性肺炎	
淋巴瘤	Q 热	药物	
肺泡癌	肺孢子菌		

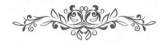

心脏疾病

■ 心电图速读

（ECG 解读需要尽可能全面）

1. 心率
- 正常心率 60~100 次/分
- 横坐标 1mm=0.04s，HR=300/大格数（如：RR 间距 3 大格为 100 次/分）

2. 间期
- PR 间期 0.12~0.20s
- QRS 间期正常<0.09s，异常>0.12s
- QT 间期（约 0.30~0.40s）；QTc（QT 间期/RR 间期的平方根）<0.45

3. 电轴
- 简易判定（关注 I 导及 aVF 导）

I	aVF	判定	I	aVF	判定
+	+	正常	-	+	右偏
+	-	左偏	-	-	极度右偏

- 若 ECG 自动计算电轴：正常-30 度至 90 度，<-30 度电轴左偏，>90 度右偏

电轴右偏	电轴左偏
1. 右室肥厚	1. 左前分支传导阻滞
2. 侧壁或前侧壁心梗	2. 下壁心梗
3. 预激伴左室旁路	3. 预激伴后间隔旁路
4. 左后分支传导阻滞	

4. 心律：窦律 P 波 I，II 正向，aVR 负向
- PR 间期不恒定：
  - ✓P 波形态类似（有无阻滞?）
  - ✓P 波形态不同 —心率正常→游走性房性起搏点
    —心率>100→多源性房性心动过速（MAT）
  - ✓PR 缩短：伴 δ 波→预激综合征
    不伴 δ 波→自主性房性异位心律
  - ✓无 P 波+心率正常：QRS 正常→房颤，房扑，或交界性
    宽 QRS→室性心律或起搏器（心室起搏）

✓ 无 P 波+心动过速+QRS 正常：规律→室上速（SVT）

✓ 不规律→MAT，房颤，房扑伴差传

✓ 无 P 波+宽 QRS 心动过速：室速 或宽 QRS SVT

- **是否存在早搏？**（前提：窦律）

  ✓ 房早：P 波+窄 QRS

  ✓ 室早：无 P 波+宽大 QRS

  ✓ 交界性早搏：无 P 波+窄 QRS

- **是否存在阻滞？**

  ✓ 仅 PR>0.20s→1 度 AVB

  ✓ 存在 QRS 脱漏→PR 逐渐延长→2 度 Ⅰ 型 AVB

  　　　　　　　 － PR 恒定→2 度 Ⅱ 型 AVB

  ✓ P 波与 QRS 无关→3 度 AVB

  ✓ QRS>0.12s － V$_1$ 导联 R′波>R 波（rsR′或 rSR′）－ 右束支传导阻滞

  　　　　　　 － V$_1$ 导联 rS 波，Ⅰ 和 V$_6$ 导联 R 波粗钝 －左束支传导阻滞

5. 心肌缺血/梗死

- ST 抬高-STEMI；ST 压低-UA 或 NSTEMI；
- T 波倒置（无 Q 波）-缺血；（伴 Q 波）-梗死可能
- 定位：

	V1	V2	V3	V4	V5	V6	I	aVL
广泛前壁	+	+	+	+	+	+	+	+
前间壁	+	+	+	+	–	–	–	–
高位间壁	+	+	–	–	–	–	–	–
心尖部	–	–	+	+	–	–	–	–

6. 心房扩大/心室肥厚

- **右房扩大**

  ✓ V$_2$ 导联 P>0.15mV；或 Ⅱ 导联 P>0.25mV（肺性 P 波）

  ✓ P 波时间不延长

- **左房扩大**

  ✓ Ⅱ 导联 P>0.11s；或 P 波双峰，峰间距>0.04s

  ✓ V$_1$ 导联 P 波后段负向波>0.04s，向下波幅>0.1mV

- **左室肥厚**

  ✓ V$_5$ 导联 R 波>2.5mV（女），>2.7mV（男）（PUMCH 常用）

  ✓ V$_1$ 导联 S 波 + V$_5$ 导联 R 波>3.5mV（女），>4.0mV（男）

  ✓ 心电轴左偏（只有参考意义）

✓ 0.09s<QRS 间期<0.12s（只有参考意义）

✓ ST-T 改变

- **右室肥厚**

  ✓ V_1 导联 R 波+V_5 导联 S 波>0.12mv

  ✓ V_1 导联 R/S>1

  ✓ 心电轴右偏（意义较大）

  ✓ ST-T 改变

■ 快速心律失常

窄 QRS 波（<0.12s），节律齐

1. 窦性心动过速
- 疼痛、焦虑、缺氧、低血容量、全身性感染、心功能不全、发热、贫血、药物、心包炎、甲亢、肺栓塞、酒精戒断等
- **诊断：**
  ✓ 与既往 ECG 比较；P 波 Ⅰ，Ⅱ 正向，aVR 负向
  ✓ HRmax=220-年龄，HR>HRmax 则窦速可能性小
- 治疗：对因治疗

2. 交界性心动过速
- 病因：心肌缺血、洋地黄中毒、心肌病、心肌炎
- 诊断：
  ✓ HR 70~130 次/分
  ✓ 逆传 P′波可与 QRS 波重叠、位于 QRS 波之前或 QRS 波之后
  - 治疗：常有器质性心脏病，对因治疗

3. 房扑成比例下传
- 病因：心房内折返性回路（诱因常为电解质异常、心衰）
- 诊断：
  ✓ 下壁或 V1 导联可见房扑波，频率约 300 次/分
  ✓ 2：1 下传时 HR150 次/分，3：1 下传时 HR100 次/分
  ✓ 窄 QRS 波心动过速 HR 固定于 150 次/分，房扑可能性大
- 治疗：药物复律、电转复、房室结阻滞

4. 房室结折返性心动过速（AVNRT）
- **病因**：房室结内有不同不应期的双径路
- **诊断：**
  ✓ 可见逆传 P′波
  ✓ RP′间期<P′R 间期，RP′间期<70ms
  ✓ HR 150~210 次/分，平均 170 次/分
- 治疗：房室结阻滞（颈动脉窦按摩、腺苷、β 阻滞剂、维拉帕米、普罗帕酮）

5. 房室折返性心动过速（AVRT）
- 病因：房室旁路（预激综合征）引起大折返回路
- 诊断：
  ✓ 可见逆传 P′波；
  ✓ RP′间期<P′R 间期，RP′间期>70ms；
  ✓ HR 150~250 次/分，多见>180 次/分

- 治疗：房室结阻滞（同上）

6. 房速（AT）
- **病因**：自主神经功能亢进或心房异位起搏点起搏
- **诊断**：
  - ✓ P′形态与窦性不同；
  - ✓ 可有 2:1 或 3:1 下传，但房率<250 次/分（与房扑鉴别）；
  - ✓ HR 100~160 次/分
- **治疗**：维拉帕米、β 阻滞剂

窄 QRS 波（<0.12s），节律不齐

1. 房颤：心律绝对不齐最常见原因，见心脏疾病：房颤

2. 房扑不成比例下传
- 有时很难与房颤鉴别
- 诊断：在下壁及 V_1 导联寻找房扑波。可用腺苷或颈动脉窦按摩暂时延长房室传导时间，这样可显出房扑波
- 治疗：原则同房颤（复律、控制心室率+抗凝）

3. 多源性房速
- 病因：多灶性房性起搏，多见于肺部疾病、低镁、低钾
- 诊断：同一导联不同的 P 波≥3 个，不同的 PR 间期≥3 种
- 治疗：对因治疗，维拉帕米

4. 频发房早
- 注意电解质紊乱
- 不需特殊治疗，症状明显时，可予 β 阻滞剂

宽 QRS 波（>0.12s）心动过速
宽 QRS 波心动过速：确诊困难（尽管大部分为室速），多需要紧急处理

1. 室速、室上速还是预激合并房颤？
- 宽 QRS 波心动过速首先考虑室速（Any tachycardia with a wide QRS is VT until proved otherwise）
- Brugada 标准（按以下步骤进行分析）诊断 VT Se 97%，Sp 99%
  - ✓ 是否 V_1~V_6QRS 波一致向下？若是，诊断室速
  - ✓ 是否 V_4~V_6QRS 波一致向下？若是，诊断室速
  - ✓ 胸前导联的 RS 间期（R 波起点到 S 波最低点）是否>100ms？若是，诊断室速

✓ 是否存在房室分离或者室房传导阻滞？若是，诊断室速

✓ 心电轴左偏有利于室速诊断，电轴不偏有利于室上速诊断，电轴右偏对鉴别诊断帮助不大

✓ 上述标准均不符合，则诊断室上速伴室内差传（较少见）

• 既往有预激，心动过速节律不齐者，考虑预激合并房颤

2. 处理原则

• 首先评价血流动力学是否稳定：不稳定→准备电转复

• 血流动力学稳定的宽 QRS 心动过速

✓ 明确室速按室速处理，明确室上速伴差传按室上速处理

✓ 预激合并房颤禁用房室结阻滞剂（腺苷、β 阻滞剂，钙通道阻滞剂、利多卡因、洋地黄），可选择胺碘酮、普罗帕酮或电转复

✓ 无法明确诊断时先按室速处理

✓ 心功能损害者只能选择电转复或胺碘酮

✓ 应用胺碘酮之前须除外长 QT 综合征

稳定性室速的处理流程

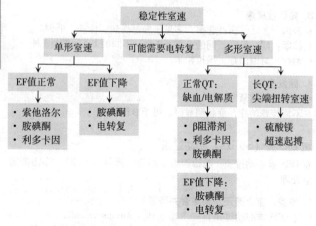

注：本节中具体药物使用方法参见心脏疾病：抗心律失常药物

临床心电图学，第 5 版. 2006

■ 房颤

1. 房颤（AF）分类

分类	定义	特征
• 初发 First detected	首次发现	不论持续时间/是否有症状/是否自行终止
• 复发 Recurrent	≥2 次发作	
• 阵发 Paroxysmal	持续<7 天，自行终止	通常持续<24~48 小时
• 持续 Persistent	持续＞7 天或干预后终止	
• 长期持续 long-standing persistent：持续房颤>1 年		
• 永久 Permanent	不再考虑转复	

2. 处理原则
- **治疗目标**：控制心室率、抗凝、复律
- 优先控制心室率，病程>48h 应抗凝，纠正诱因后再予复律
- **治疗前须考虑**：是否初发 AF、AF 持续时间、有无诱因、心功能、左房内径、有无心房血栓及治疗禁忌。例如有消化道出血等抗凝紧急情况，优先考虑早期转复
- 若症状明显或血流动力学不稳定，考虑直接电转复

3. 病因
- **可逆病因**：发热、严重感染、电解质紊乱、低氧、肺部疾病、手术、饮酒（假日心脏综合征）、甲亢
- **全身疾病**：肥胖、高血压、糖尿病
- **心脏疾病**：冠心病、瓣膜病、心肌病、心包疾病、先心病
- **家族性 AF**
- **自主神经影响**
- **孤立性 AF**：60 岁以下，没有器质性心脏病或 AF 危险因素（占阵发性 AF 的 30%~45%，持续性 AF 的 20%~25%）

4. 控制心室率
- **紧急控制心室率**
  - ✓**指征**：血流动力学不稳定、心绞痛、急性肺水肿、晕厥
  - ✓**目标**：心率 80~100 次/分（注：应用下列药物时建议常规心电监护，尤其是静脉用药时，血压监测调整为每 2min 测定一次，或者反复手测。静脉药物推注期间要求住院医师在床旁观察生命体征）
  - ✓**胺碘酮**：（详见心脏疾病：抗心律失常药物）：相对较为安

169

全，部分初发 AF 患者还可以转为窦性心律，但是用药时务必关注血压，少数病人在初次静脉使用胺碘酮时会出现一过性低血压，需立即停药

- ✓ β-阻滞剂：禁忌：心衰失代偿、预激综合征、哮喘
  - ＊ 美托洛尔：5mg 静推 q5min×3 次（许多医院如 PUMCH 无静脉制剂），口服 12.5~25mg bid
  - ＊ 艾司洛尔：半衰期仅 9min，适合病情不稳定患者，首剂 500μg/kg，持续静脉泵入 50~200μg/（kg·min）
- ✓ **钙通道阻滞剂**（非二氢吡啶类）
  - ＊ 禁忌：室速、Ⅱ度或Ⅲ度 AVB、严重低血压、心源性休克、预激综合征、已用 β-阻滞剂
  - ＊ 地尔硫䓬：0.25mg/kg（≤20mg）静推>2min，注意低血压
  - ＊ 维拉帕米：5~10mg 静推>2min，15~30min 重复 5~10mg
- ✓ **洋地黄**
  - ＊ 禁忌：预激综合征
  - ＊ 从未用过洋地黄患者，毛花苷 C（西地兰）首剂 0.4~0.8mg 静推（>15min），2h 后可重复 0.2~0.4mg，总量不超过 1.2mg；维持剂量地高辛 0.125~0.25mg po qd；肾衰/低钾时用药须谨慎
- **长期控制心室率**
  - ✓ 目标为静息状态 60~80 次/分，中等体力活动 90~115 次/分
  - ✓ 美托洛尔 25~100mg q12h 口服，或维拉帕米 120~360mg/d 分次口服，或地尔硫䓬 90mg qd 口服，或地高辛 0.125~0.25mg qd 口服，或胺碘酮

5. 抗凝

- AF>48h 心脏复律前须抗凝 3 周或行经食管心脏超声（TEE）排除心房血栓，复律后继续抗凝 4 周（俗称"前三后四"，原因：心房机械复律晚于电复律）
- 低分子肝素/普通肝素重叠华法林
- 若有抗凝禁忌证（如消化道出血），可行 TEE 以排除心房血栓
- 长期抗凝适应证：CHA2DS2VASc 评分评估血栓栓塞风险（非瓣膜病房颤）

缩写		分值
C	充血性 (Congestive) 心衰/左室功能异常	1
H	高血压 (Hypertesion)	1
A_2	年龄 (Age) ≥75 岁	2
D	糖尿病 (Diabetes mellitus)	1
S_2	卒中 (Stroke) /TIA/血栓栓塞	2
V	血管病 (Vascular)：既往心梗/外周血管病/主动脉斑块	1
A	年龄 (Age) 65~74 岁	1
Sc	性别 (Sex Category)：女性	1

*积分越高，血栓栓塞风险越高；根据不同积分选择治疗方案

积分	抗凝方案
≥2	口服抗凝药物 (例如：华法林，INR 2~3)
1	口服抗凝药物 (推荐) 或阿司匹林 75~325mg qd
0	不必抗凝 (推荐) 或阿司匹林 75~325mg qd

注：瓣膜病房颤患者血栓栓塞风险较高，一般推荐口服抗凝药物

6. 心脏复律

- **电转复**：成功率 80%；病程短，左房内径 ≤50mm 较易转复
- **药物转复**：成功率 50%~70%，病程 1 年以上，左房扩大者成功率较低。最常用的药物是胺碘酮和普罗帕酮 (见心脏疾病：抗心律失常药物)
- **射频消融**：治疗阵发 AF 成功率较高，能根治部分 AF。对持续 AF 疗效还有待评价
- **维持窦律**：AF 复发率较高，部分患者复律后还须维持治疗，最常用药物为胺碘酮 (见心脏疾病：抗心律失常药物)

7. 控制室率还是控制节律 (Rate Control & Rhythm Control)
- 初发 AF 处理原则

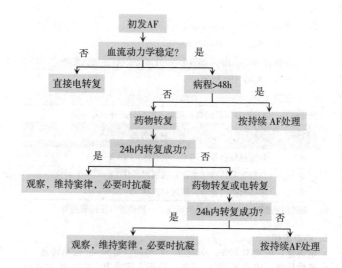

- 持续 AF 处理原则
  ✓ 控制室率+抗凝是持续 AF 的首选治疗，但部分患者可从心脏复律中获益
  ✓ 决定治疗策略须综合考虑：患者年龄、AF 症状、病程长短、运动耐受性、生活质量要求、患者治疗意愿等

Ann Intern Med 2003, 139: 1009;
J Am Coll Cardiol 2006, 48: 854

■ 抗心律失常药物

所有抗心律失常药物都可能造成心律失常

1. 胺碘酮（Ⅲ类）
- 用于转复室上性或室性心动过速，控制快速房颤/房扑的心室率，可用于预激合并房颤
- **禁忌**：严重窦房结功能不全（严重窦缓，晕厥），Ⅱ度/Ⅲ度 AVB，碘过敏，心源性休克，甲状腺功能异常，严重肺疾患
- 不增加器质性心脏病的病死率
- **静脉给药**：150mg 静推 > 10min，然后静脉泵入 1→0.5mg/min（600mg+5%GS 38ml iv 泵 5ml/h×6h→2.5ml/h），必要时可重复150mg 静推；24h 总量 ≤2.2g
- **口服给药**（起效非常缓慢）
  ✓ 分次服用 600mg/d×7d，逐渐减量至 200mg/d 维持（例如：200mg tid×7d→200mg bid×7d→200mg qd 维持）
- 从静脉给药过渡到口服给药
  ✓ 静脉给药 > 2~3w：直接给口服维持量
  ✓ 静脉给药 < 1w：先给口服负荷量，再减至维持量
- **短期不良反应**：血管扩张，低血压，负性肌力作用（应用于心源性休克的患者需小心），QT 间期延长
- **长期不良反应**（剂量相关）：心动过缓，AVB，视力损害，皮肤损害，间质性肺炎，消化道症状，肝酶升高，甲亢/甲减，共济失调，感觉异常，周围神经病

2. 普罗帕酮（ⅠC类）
- 转复室上速/房颤，可用于预激合并房颤
- 不宜用于慢性心律失常、心衰、Ⅱ/Ⅲ度 AVB、窦房结功能障碍、心功能不全、心肌缺血、严重阻塞性肺病等
- 70mg 静推（5%GS 20ml 稀释）> 10min
- 口服 150mg~200mg tid

3. 腺苷
- 中止室上速，禁用于预激合并房颤
- **禁忌**：Ⅱ度/Ⅲ度 AVB，窦房结功能障碍，哮喘
- 外周静脉 6~12mg 快速静推（半衰期极短），中心静脉 3~6mg 快速静推
- 经中心静脉给药剂量应减半，否则容易造成窦停

4. 维拉帕米（Ⅳ类）
- 中止室上速，控制房颤心室率，禁用于预激合并房颤
- **禁忌**：心源性休克，充血性心衰，Ⅱ/Ⅲ度 AVB，窦房结功能

不全，预激合并房颤
- 5~10mg 静推>2min，15~30min 内可重复 5~10mg

5. 利多卡因（ⅠB类）
- 治疗室性心律失常，禁用于预激合并房颤
- 禁忌：Ⅱ/Ⅲ度 AVB，窦房结功能障碍，预激综合征
- 负荷量 1.0~1.5mg/kg，然后 1~4mg/min（5% GS 稀释）静点

Eur Heart J 2010；31：2369-2429

■ 起搏器

1. 评价是否需要永久起搏，应注意下列问题

- 症状（晕厥、低血压等）与心动过缓或房室不同步之间是否有明确的关系？（如无明确关系，其他原因？）
- 是否存在可逆因素，例如心肌缺血、药物（地高辛、β 阻滞剂）、缺氧、莱姆病、甲低、颅内高压等？
- 是否存在永久起搏适应证？

2. 永久起搏适应证（Class I indication）

- 慢性 3 度 AVB 或高度 AVB
  - ✓ 有症状：晕厥、低血压、心绞痛、肺水肿
  - ✓ 无症状，但 RR 间期>3s 或清醒 HR<40 次/分
- 2 度 II 型 AVB 且有症状
- 不完全性或间歇性双侧束支或三分支传导阻滞
- 急性前壁心梗新出现双分支阻滞，伴 2 度 II 型或高度 AVB
- 病窦综合征
- 晕厥反复发作伴颈动脉窦过敏，且排除其他原因
- CRT（心脏再同步治疗）：LVEF ≤ 35%，QRS ≥ 120ms，NHYA III/IV（药物治疗充分后）

3. 临时心脏起搏

- **适应证：**
  - ✓ 有症状或血流动力学不稳定的心动过缓，预计原发病能够较快得以纠正（例如洋地黄中毒、心肌缺血等）
  - ✓ AMI（特别是下壁/右室心梗）、心力衰竭和肥厚梗阻型心肌病时重建房室同步
  - ✓ 围手术期预防心动过缓
  - ✓ 永久起搏器功能障碍
  - ✓ 任何具有永久起搏器指征的情况都存在临时心脏起搏指征
- 以下情况要怀疑临时起搏器导线穿破室间隔：胸痛、心包炎（心包摩擦音）、ECG 由 LBBB 变为 RBBB

4. 永久起搏器符号

起搏心腔	感知心腔	对感知的反应
O–无	O–无	O–无
A–心房	A–心房	T–触发
V–心室	V–心室	I–抑制
D–心房和心室	D–心房和心室	D–触发和抑制

5. 起搏方式

- **VVI（心室感知，心室起搏，抑制输出）**
  - ✓ 感知到 QRS 波则抑制心室输出，需要时起搏心室
  - ✓ 价格低廉；适合房颤合并心动过缓
  - ✓ VVI 起搏时会失去房室同步性，逆向激动心房还会导致房颤，因此不宜用于窦性心律的患者，但对于肥厚梗阻型心肌病，其心室起搏顺序可能有利于降低左室流出道压力阶差

- **AAI（心房感知，心房起搏，抑制输出）**
  - ✓ 感知到 P 波则抑制心房输出，需要时起搏心房
  - ✓ 价格低廉；适合病窦综合征而房室传导正常的患者
  - ✓ 不能用于广泛传导阻滞和房扑/房颤患者

- **DDD（双腔感知，双腔起搏，触发或抑制输出）**
  - ✓ 可以感知并起搏心房和心室
  - ✓ 窦缓可起搏心房，必要时也可起搏心室
  - ✓ AVB 时可设置房室传导时间，根据心房激动起搏心室
  - ✓ 适合 AVB 而窦房结功能正常或双结病变的患者，是目前应用最广泛的起搏器

6. 起搏器并发症

- 早期：气胸、心包填塞、心肌穿孔，警惕心腔内电极脱位
- 晚期：静脉血栓形成、上腔静脉综合征、导丝断裂、肺栓塞、感染、感知/捕获或输出障碍、起搏心率不当

Circulation 2002, 106: 2145; Am Fam Physician 2005; 71: 1563
Eur J Heart Fail. 2010; 12: 1143

■ 冠心病无创评估

1. 运动耐量试验（ETT）

- 适应证：诊断冠心病（CAD）、评估 CAD 疗效、急性冠脉综合征（ACS）危险分层
- 绝对禁忌：急性心梗（2 天内）、不稳定心绞痛、急性肺栓塞、严重主动脉瓣狭窄、未控制的心衰/心律失常、急性主动脉夹层、急性心肌炎/心包炎、活动性心内膜炎
- 相对禁忌：左主干狭窄、中度瓣膜狭窄、重度高血压（SBP ≥ 200 mmHg 和/或 DBP ≥ 110 mmHg）、肥厚梗阻型心肌病、高度 AVB、严重电解质异常、心动过速或心动过缓（包括未控制心室率的房颤）
- 诊断 CAD 总体 Se 60%，Sp 80%；3 支病变 Se 90%，单支病变 Se < 50%
- **结束试验的绝对时机**
  ✓ SBP 下降 > 10mmHg，伴任何其他缺血证据
  ✓ 中-重度心绞痛，2~3 级心绞痛（分级见后）
  ✓ 神经系统症状加重（如共济失调、眩晕、晕厥）
  ✓ 灌注不足的征象（发绀或苍白）
  ✓ 监测 ECG 或 SBP 有技术难度
  ✓ 患者要求停止
  ✓ 持续室速
  ✓ 无诊断性 Q 波的导联（除 V_1 或 aVR）ST 段抬高 > 1.0mm
- **结束试验的相对时机**
  ✓ SBP 下降 ≥ 10 mmHg，不伴其他缺血证据
  ✓ ST 或 QRS 变化：明显 ST 压低（水平或下斜压低 > 2mm）或电轴改变
  ✓ 除持续性室速外的其他心律失常，如室早 3 联律、SVT、心动过缓等
  ✓ 疲劳、气短、喘息、腿抽筋、跛行
  ✓ 出现束支传导阻滞或室内传导阻滞
  ✓ 胸痛加重
  ✓ 高血压（SBP > 250mmHg 和/或 DBP > 115mmHg）
- **运动负荷试验心绞痛分级（1~4 级）**
  1 级：出现心绞痛，轻度，与患者既往疼痛程度类似
  2 级：与既往疼痛类似，中度且明显，仍可忍受
  3 级：严重疼痛，患者希望停止运动
  4 级：无法忍受的胸痛，所经历的程度最重的疼痛
- **试验结果**

✓ ST 段下斜或水平压低提示 CAD, ST 段抬高意义较大

✓ 高危试验结果（建议冠脉造影）：ST 段下移≥2mm；第 1 级运动水平或 5 个导联有 ST 段下移 1mm；ST 段恢复时间 ≥5min；ST 段抬高；室性心动过速；血压下降；运动负荷 <6METS；运动中出现心绞痛

✓ METS (Metabolic equivalents) 1 MET = 3.5 ml O_2 / (kg·min)

2. 心肌核素灌注显像

- **适应证**：ETT 不能判断的 ECG、患者不能运动、需要定位缺血部位

- **不能判断的 ECG**：起搏心律、左束支传导阻滞、静息 ST 段下移≥1mm、服用地高辛、左室肥厚、预激综合征

- **试验结果**

✓ 心肌灌注缺损或室壁运动异常为阳性：可逆缺损=缺血，固定缺损=梗死

✓ 高危试验结果（建议冠脉造影）：多部位缺血，可逆性心室扩大，肺摄取增多

- **分类**：包括运动负荷心肌核素灌注显像、药物负荷心肌核素灌注显像和双核素心肌显像

✓ 前两者通过比较负荷和静息状态下核素灌注显像差别反映冠脉狭窄造成的缺血情况

✓ 双核素心肌显像同时评价心肌缺血和心肌存活情况，指导再血管化治疗

3. CT 冠状动脉造影

- 需 64 排螺旋 CT
- 早搏、快速心室率对成像影响很大
- 诊断 CAD Se>80%，Sp>90%，但对远端病变和回旋支病变可能显示欠清
- 冠状动脉钙化积分与主要心脏不良事件（MACE）密切相关
- 只能了解冠脉腔内结构，难以评价缺血对心肌功能的影响

Circulation 2002, 106: 1883;
Circulation 2003, 108: 1404
Eur J Radiol 2006, 60: 279

■ 急性冠脉综合征

类别	STEMI	UA	NSTEMI
病史	静息时仍有胸痛，多>30min	静息痛，新发痛，疼痛较以往加重，多<30min	
ECG	ST段抬高	±↑ST段压低和/或T波倒置	
心肌酶	↑↑	-	↑

ST 段抬高心梗（STEMI）

1. 诊断标准

- 症状：23%的 ACS 无症状或症状不典型
- ECG（最重要，需要做 18 导联，心肌酶早期可能阴性）
  - ✓ 2 个或 2 个以上相邻导联 ST 段抬高≥1mm
  - ✓ 新发或可能新发的左束支传导阻滞（LBBB）
  - ✓ 下壁导联 ST 段抬高，应排除右室 STEMI
  - ✓ 前壁导联 ST 段压低，应排除后壁 STEMI
- 心肌酶
  - ✓ 肌钙蛋白：最为敏感和特异，4~6h 开始升高，24h 达峰，STEMI 持续升高 7~10d，NSTEMI 持续升高 48h
  - ✓ CK-MB：干扰因素较多（骨骼肌、肠道、子宫、前列腺）
- 心脏超声：新发室壁运动障碍
- 鉴别诊断：见急性冠脉综合征：肌钙蛋白升高和 ST 段抬高

2. 处理

- 监护病房：下病危、心电监护、吸氧、绝对卧床、通便
- **直接 PCI 或溶栓**
  - ✓ 在胸痛发生后 12h 内进行
  - ✓ **直接 PCI**：在可行的情况下为首选，特别是有溶栓禁忌、心源性休克、前壁心梗或需后续冠脉搭桥时
  - ✓ **溶栓**：直接介入不可行时考虑溶栓（12h 内，无禁忌）
    - ★ rt-PA 15mg 静推，随后 30min 内泵入 0.75mg/kg（≤50 mg），随后 60min 内泵入 0.5mg/kg（≤35mg）
    - ★ 最严重的并发症是颅内出血（0.5%）
    - ★ 90min 内没有实现再灌注或出现心源性休克，考虑补救性介入治疗
  - ✓ **急诊搭桥（CABG）**：STEM I 患者少用，适应证包括：
    - ★ 溶栓或 PCI 失败后补救治疗
    - ★ 心源性休克

＊ 由于左主干或三支病变引起的危及生命的室性心律失常
- **阿司匹林**：所有患者立即嚼服 300mg 阿司匹林
- **氯吡格雷**
  - ✓ 预计行 PCI 的患者术前口服 300~600mg
  - ✓ 金属裸支架术后至少服用 30 天（75mg qd）
  - ✓ 药物涂层支架术后至少服用 12 个月（75mg qd）
- **普通肝素**：PCI 前在导管室静注 75~100U/kg（无维持量）
- **硝酸甘油**
  - ✓ 适合持续胸痛或肺水肿患者
  - ✓ 初始剂量为 10μg/min，最大剂量 ≤200μg/min
  - ✓ 注意避免低血压
- **β 阻滞剂**
  - ✓ 如美托洛尔 25~50mg q6~12h 口服
  - ✓ 目标 HR<70 次/分
  - ✓ 禁忌：1 度以上 AVB、严重心动过缓、低血压、充血性心衰
- **ACEI**
  - ✓ 如无禁忌宜早期即使用
  - ✓ 在血压能耐受的情况下逐渐增加剂量
  - ✓ 禁忌：低血压、肾功能恶化、高钾血症
- **他汀类药物**：早期强化降脂治疗，目标 LDL≤2.0mmol/L
- **吗啡**：5~10mg 皮下注射，缓解胸痛、呼吸困难
- **血小板糖蛋白 Ⅱ b/ Ⅲ a 受体拮抗剂**：适合 PCI 和高危患者（不适合溶栓患者）

3. STEMI 危险分层
- 计算 STEMI 危险评分

3分	2分	1分
年龄 65~74	年龄 ≥75	糖尿病
SBP<100mmHg	HR>100	高血压
	新发心衰	胸痛
		体重<67kg
		前壁 ST 段抬高
		新发 LBBB
		从发病到治疗时间>4h

- 根据评分预测 30 天病死率

评分	30 天病死率	评分	30 天病死率
0 分	0.8%	6 分	16.1%
2 分	2.2%	≥8 分	35.9%
4 分	7.3%		

J Am Coll Cardiol 2008, 51: 210

非 ST 段抬高心梗（NSTEMI）和不稳定心绞痛（UA）

1. 临床危险分层

- 极不稳定：症状严重，持续存在，血流动力学不稳定
  - ✓ 基础心功能良好的 NSTEMI 很少造成严重心功能不全
  - ✓ 诊断 ACS 前须排除其他疾病：心律失常、主动脉夹层、肺栓塞、气胸、心包填塞
- 高危：ACS + ≥1 项下列危险因素
  - ✓ 接受初始药物治疗后仍有症状
  - ✓ 高危 ECG
  - 连续两个导联 ST 段压低>1mm
  - 连续两个导联 ST 段抬高<1mm，持续时间<20min
  - 连续 ≥ 3 个肢体导联或≥4 个胸前导联（V_1 除外）T 波深倒>3mm
  - ✓ 肌钙蛋白升高
  - ✓ TIMI 评分（见下）>2 分
- 低危：无上述危险因素

2. TIM I 评分

危险因素	评分	14d 心脏事件发生率	
- 年龄>65	1	0~1 分	5%
- CAD 危险因素≥3 项	1	2 分	8%
- 既往 CAD 病史	1	3 分	13%
- ST 段变化≥0.5mm	1	4 分	20%
- 24h 心绞痛发作≥2 次	1	5 分	26%
- 最近 7d 服用过阿司匹林	1	6~7 分	41%
- 肌钙蛋白升高	1		

3. 治疗

- **极不稳定**：紧急介入治疗，见冠状动脉造影（CAG）和经皮冠状动脉介入治疗（PCI）
- **高危患者**
  - ✓ 大多需要早期介入治疗
  - ✓ 低分子肝素 LMWH：如伊诺肝素 1mg/kg q12h 或磺达肝癸钠 2.5mg qd；肾衰和肥胖患者中 LMWH 证据不充分，建议肝素抗凝
  - ✓ 其余药物治疗基本同 STEMI
- **低危患者**：择期介入治疗，药物治疗同高危患者

4. 以下情况早期（起病后 24~48h 内）介入治疗更有利

- 症状持续或反复发作
- 心肌负荷试验阳性
- 心衰或左室功能异常（EF<50%）
- 曾接受 PCI 或冠脉搭桥手术
- 恶性室性心律失常
- ST 段压低
- 肌钙蛋白升高

临床表现符合ACS → ECG，阿司匹林，β阻滞剂，心电监护，吸氧，建立静脉通路

是否心肌缺血？
除外肺栓塞、气胸、主动脉夹层、心包填塞

明确ACS

是否为STEMI，新发LBBB，或血流动力学不稳定的NSTEMI？

介入治疗是否可行

- 普通肝素 氯吡格雷
- 有无溶栓禁忌

紧急介入 → 心内科会诊 / 溶栓

TIMI评分临床危险分层

- 二级预防 早期介入
- 密切观察 二级预防

择期介入

右室心肌梗死

1. 病因

- 右冠状动脉近段闭塞；左室下壁/后壁心梗患者中约 40% 并发右室心梗

2. 诊断

- 临床：颈静脉怒张，低血压，肺部听诊正常
  - ✓注意：需要与肺栓塞和心脏压塞鉴别
- ECG：右室导联 V_4R ST 段抬高>1mm

3. 病理生理学

- **前负荷依赖和低血压**：右室心肌较薄，心梗后右室明显扩张，做功依赖前负荷，前负荷不足时心输出量明显下降
- **缓慢心律失常**
  - ✓窦房结大多由右冠状动脉供血，房室结也由右冠提供部分血供，因此右室心梗常有窦缓/AVB
  - ✓左室下壁/后壁心梗对迷走神经张力影响很大，也常导致缓慢型心律失常

4. 治疗

- 避免应用降低前负荷的药物：硝酸甘油、硝普钠、呋塞米
- 给予足够的液体以保持前负荷
- 右室心梗常导致 CVP 升高，因此 CVP 绝对值意义不大，补液后 CVP 动态变化更有意义
- 床旁准备阿托品，必要时临时起搏
- 其他治疗同左室心梗

ACS 抗凝/溶栓禁忌

1. 绝对禁忌

- 活动性内出血
- 之前 30d 有异常出血
- 颅内肿瘤
- 之前 30d 有脑血管事件或头部外伤；若拟用 rt-PA 溶栓则时限为 1 年
- 既往脑出血
- 主动脉夹层

2. 相对禁忌

- 既往或目前易出血体质
- INR>2.0
- 血小板<$100×10^9$/L
- 年龄>75 岁
- 妊娠
- 之前 6w 大手术
- 之前 6w 外伤
- 已知对抗凝/溶栓药物过敏
- 持续心肺复苏后
- 活动性消化性溃疡
- 未控制的高血压（SBP>200mmHg，DBP>110mmHg）

肌钙蛋白升高和 ST 段抬高

1. 肌钙蛋白升高

- 急性冠脉综合征
- 急性心包炎
- 心衰：与 EF 值降低和心功能较差相关
- 心肌炎
- 肺栓塞：常见于大面积或次大面积 PE，肌钙蛋白↑提示病情严重、易出现右心衰及休克、预后差
- 严重全身疾病：例如感染性休克

- 外伤：例如心脏顿挫伤
- 心脏手术
- 肾功能衰竭
- 假性升高

2. ST 段抬高

- 急性心肌梗死：冠心病，冠脉栓塞
- 急性心包炎：广泛 ST 段弓背向下抬高
- 室壁瘤：急性心梗后 ST 持续抬高
- 遗传性疾病：例如 Brugada 综合征
- 冠脉痉挛
- 心律失常：RBBB、LBBB、室内差异性传导、起搏心律

- X 综合征
- 左室肥厚
- 创伤
- 良性早复极

■ 冠状动脉造影和经皮冠状动脉介入治疗

1. 适应证
- 诊断冠心病（CAD）和评价冠状动脉狭窄严重程度
- 再血管化治疗：症状严重的稳定型心绞痛、急性 ST 段抬高心梗（STEMI），非 ST 段抬高心肌梗死（NSTEMI）、不稳定型心绞痛等
- 溶栓失败后的补救治疗
- 下列患者推荐急诊 CAG/PCI（若条件许可）：
  - ✓ STEMI
  - ✓ UA/NSTEMI
    - 血流动力学不稳定（伴或不伴心源性休克）
    - 严重的左室功能不全或全心衰
    - 充分药物治疗后反复/持续性静息性心绞痛
    - 机械性并发症（如急性二尖瓣反流，室间隔缺损）
    - 持续性室速

2. 经皮冠状动脉介入治疗（PCI）
- 包括：冠状动脉球囊扩张成形术，冠状动脉支架植入术，冠状动脉斑块旋切术，冠状动脉动脉血栓抽吸等与冠状动脉介入相关的操作。最常见为冠状动脉球囊扩张成形术+支架植入术
- **金属裸支架（BMS）与药物涂层支架（DES）**：DES 的表面涂有抗内皮细胞和平滑肌细胞增殖的药物，可显著降低支架内再狭窄的风险，但是由于其抑制了血管内皮细胞的修复，支架内血栓形成风险相对较高，因此需要双重抗血小板治疗（DAPT）至少 1 年，BMS 的优缺点与 DES 互为补充

3. CAG 和/或 PCI 术后监护和治疗
- 了解造影和 PCI 情况，确定解除穿刺部位压迫的时间和抗凝、抗血小板方案
- 告知病人术后注意事项及可能出现的情况：如股动脉入路（腰部不适和排尿困难），桡动脉入路（手部轻度肿胀）
- 出血：直接压迫+压力绷带，建议由导管室医生处理
- 血肿：记录血肿边缘，观察血肿变化，注意神经系统体征。必要时血管外科会诊。Hb 持续↓须警惕腹膜后出血
- 血管杂音：收缩期杂音提示假性动脉瘤，持续杂音提示动静脉瘘。行血管彩超，请血管外科会诊
- 下肢动脉搏动减弱：注意远端肌力、感觉及皮温。若有异常：血管外科会诊
- 穿刺部位并发症：随时联系导管室责任医师
- 充分水化，注意尿量和肌酐，警惕造影剂肾病和胆固醇栓塞

- 急性谵妄，躁动，惊厥等须考虑造影剂脑病；必要时头颅 CT 除外颅内出血
- ECG：PCI 术后回病房即刻及次日晨各做 1 次（至少），有症状随时复查

4. CAG/PCI 血管并发症
- 冠脉远端微栓塞
- 冠脉穿孔/夹层/破裂
- 急性闭塞：75% 发生于血管重建后数分钟，其余 25% 发生于 24h 内；1/3 的患者需要再次血管重建
- 亚急性支架内血栓闭塞（4%）：发生于 2~14d 内，常致急性心肌梗死或死亡
- 再狭窄：指管腔直径狭窄 50% 以上，多发生于 PCI 术后 6 个月内

■ 充血性心力衰竭

1. 概述
- **病因**：冠心病、瓣膜病、高血压、心肌病（中毒、甲减、维生素 B_1 缺乏、特发性）、心肌炎、心律失常相关性
- **诱因**（FAILURE）
  - ✓ **F**orget medication：治疗依从性差
  - ✓ **A**rrhythmia/Anemia：心律失常/贫血
  - ✓ **I**schemia/Infection：心肌缺血/感染
  - ✓ **L**ife style：饮食控制差、入量过多
  - ✓ **U**pregulation：心输出量增加（劳累、应激、妊娠）
  - ✓ **R**enal failure：容量过多、高血压、氮质血症
  - ✓ **E**mbolus/Endocrine：肺栓塞/甲亢

2. 分类
- 左心衰（肺水肿）、右心衰（颈静脉怒张、肝大、外周水肿）
- 收缩性心衰（左室 EF↓）、舒张性心衰（左室顺应性↓）
- 低排心衰（心输出量↓）、高排心衰（心输出量↑）
- 前向心衰（体循环灌注不足）、后向心衰（体/肺循环淤血）

3. 左心衰诊治思路

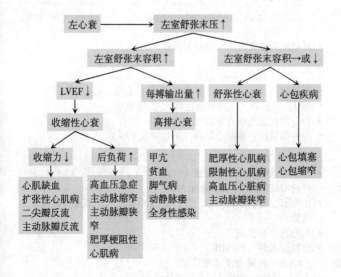

4. 血流动力学处理

• 急性左心衰

血压	↓	↓	→	↑
心输出量	↓	↓	↓	↓
肺动脉楔压	↓	↑	↑	↑
治疗原则	补液	强心	强心	扩血管+利尿

• 急性右心衰

肺动脉楔压	↓	↓	↑
右室舒张末容积	↓	↑	↑
治疗原则	补液	补液	强心

5. 辅助检查

- **脑钠肽 (BNP)**: 单位 pg/ml
  - ✓ 有助于鉴别心源性和非心源性呼吸困难
  - ✓ 有助于判断慢性心衰预后
  - ✓ 有助于诊断急性心衰 (半衰期仅 10~20min)
  - ✓ 年龄, 体重和肾功能对 BNP 均有影响
  - ✓ BNP ≥ 100pg/ml 诊断心衰 Se 90%, Sp 76%
  - ✓ 对于<50 岁, 50~75 岁, >75 岁人群, NT-proBNP 诊断心衰的界值分别为 450pg/ml, 900pg/ml, 1800pg/ml (Se 90%, Sp 84%)
- **肾功能**: 心衰和肾衰常互为因果
- **ECG**: ACS、心律失常
- **CXR**: 肺水肿, 胸腔积液
- **心脏超声**: 心脏结构、收缩性/舒张性心衰、心包及瓣膜疾病
- **MRI**: 心肌病 (尤其是血色病)、心包疾病
- **心导管**: 血流动力学监测
- **心内膜活检**: 诊断心肌病 (阳性率仅 10%)

6. 常规处理

- 鉴别收缩性和舒张性心衰
- 评价 CAD 危险因素, 除外 ACS
- 监测出入量, 控制入量, 每日摄入 Na ≤ 2g (尤其是稀释性低钠血症)
- 充分治疗原发病
- 急性肺水肿 (LMNOP)
  - ✓ **Lasix**: 利尿治疗 (见后文)
  - ✓ **Morphine**: 吗啡 5~10mg 皮下注射

- ✓ **N**itrates/Nitroprusside：扩血管治疗-硝酸酯类/硝普钠（见后文）
- ✓ **O**xygen：吸氧/无创通气（见肺部疾病：氧疗/无创通气）
- ✓ **P**osition：改变体位
- **利尿治疗**
  - ✓ 初始剂量（肾功正常时）呋塞米 20~40mg iv，或布美他尼 1mg po，或托拉塞米 10~20mg po
  - ✓ 用药后约 30min 起效，若效果不明显，可逐渐加量至最大剂量
  - ✓ 最大剂量：肾功正常者：呋塞米 40~80mg iv，布美他尼 1~2mg iv，托拉塞米 20~40mg iv；肾功异常者需加量，必要时多次给药或持续泵入给药
  - ✓ 期间监测出入量、体重、电解质、肾功
  - 实例：呋塞米 20~40mg iv 负荷剂量后，5mg/h 持续泵入（肾功正常者），或 20mg/h（eGFR < 30ml/min）。若效果仍不佳，可加用氢氯噻嗪（警惕低钾）
- **硝酸甘油**
  - ✓ 5~10μg/min 起泵
  - ✓ 每 3~5min 增加 5~10μg/min（剂量范围 10~200μg/min）
- **硝普钠**
  - ✓ 迅速降低后负荷：高血压急症、急性主动脉瓣反流、急性室间隔破裂等
  - ✓ 5~10μg/min 起泵（剂量范围 5~400μg/min）（注意 MAP > 65mmHg）
  - ✓ 用药不宜超过 48h

慢性收缩性心衰

1. 呋塞米
- 呋塞米 0.5~1.0mg/kg 静推，6h 内有效
- 可与氢氯噻嗪合用
- 起效最快
- 静脉呋塞米改为口服时，剂量加倍（口服呋塞米生物利用度约 50%）
- 应密切监测容量、肾功和电解质

2. 螺内酯
- 能降低 Ⅲ~Ⅳ 级充血性心衰的病死率
- 20mg po qd
- 禁忌：Cr > 221mmol/L（男）、177mmol/L（女）或 K >

5. 0mmol/L
- 应密切监测血钾，特别联合使用 ACEI 时

3. ACEI
- 能降低充血性心衰的死亡率，一线用药
- 卡托普利 6. 25mg q8h 开始，在血压允许的范围内逐渐加量
- 病情稳定后改为长效 ACEI，下面是简单的换算表

卡托普利	依那普利	苯那普利/福辛普利
6. 25mg tid	NA	5mg qd
12. 5mg tid	5mg bid	10mg qd
25mg tid	10mg bid	20mg qd
50mg tid	20mg bid	40mg qd

- 逐渐加到患者能够耐受的最大剂量
- 因干咳副作用而不耐受 ACEI 的患者可换为 ARB（氯沙坦、缬沙坦、厄贝沙坦、坎地沙坦等）
- 注意监测血钾和肾功
- 禁忌：Cr>265mmol/L、K>5.5mmol/L、双侧肾动脉狭窄，严重低血压

4. β 阻滞剂
- 能降低充血性心衰的病死率，属于一线用药
- 禁用于急性失代偿心衰、心动过缓、严重低血压
- 从卡维地洛 3.125mg bid 开始，逐渐增加剂量。目标剂量为 25mg bid（体重>85kg 为 50mg bid），不超过 50mg bid；或美托洛尔，不超过 100mg bid
- 治疗初期可能导致心衰恶化，用药前应充分利尿，改善心功能并缓慢加量

5. 地高辛
- 能改善心衰症状，降低住院率，但并不改善总体预后
- 0. 125~0. 25mg qd
- 注意监测血钾和肾功

6. 心脏再同步化治疗（CRT）
- 能改善心衰症状，降低住院率和病死率
- 适应证：药物难治性心衰（扩张性或缺血性心肌病）、QRS≥120ms、LVEDV≥55mm、LVEF≤35%、NYHA Ⅲ~Ⅳ级（药物治疗充分后）

7. 埋藏式心脏除颤器 (ICD)

- 能预防恶性心律失常，降低总体病死率
- 适应证：心梗后 > 40d、LVEF ≤ 35%、NYHA Ⅲ ~ Ⅳ级、预期存活时间 > 1 年

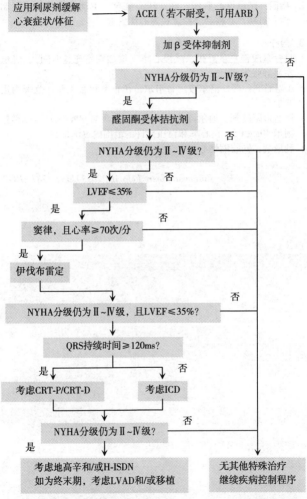

注：CRT-P = CRT + 起搏器 (pacemaker)；CRT-D = CRT + 除颤器 (defibrillator)；H-ISDN = 肼屈嗪 + 硝酸异山梨酯；LVAD = 左室辅助

慢性舒张性心衰

1. **病理生理**：左室顺应性下降或舒张期缩短→左室舒张末压升高→左房压和肺静水压升高→肺水肿

2. **病因**：肥厚性心肌病、高血压心脏病、主动脉瓣狭窄、限制性心肌病、心梗后、持续快速心律失常

3. **治疗**

- 目标是改善左室舒张、减慢心率（增加左室充盈时间）、降低左室舒张末压
- β 阻滞剂：美托洛尔或阿替洛尔，在心率和血压允许范围内逐渐加量
- 钙通道阻滞剂：地尔硫䓬 30mg qid（合贝爽 90mg qd），或维拉帕米 40mg tid，在心率和血压允许的范围内逐渐加量
- 利尿剂：同收缩性心衰

European Heart Journal（2012）33，1787–1847

■ 心包填塞

1. 低血压、心动过速、颈静脉怒张要想到心包填塞

2. 任何造成心包积液的疾病都可能造成心包填塞

- **急性**：创伤、主动脉夹层、心梗后心室破裂、冠脉介入治疗术后
- **亚急性**：感染（细菌、TB、病毒）、恶性肿瘤（肺癌、乳腺癌、淋巴瘤、间皮瘤）、心梗后、尿毒症、放疗、药物、自身免疫病（SLE）、HIV、甲减、特发性

3. 病理生理

- 心包内压在全心周期内都增高
- 心包填塞造成右室舒张受限，舒张末压升高，室间隔移向左侧，导致左室舒张末容积减少，心输出量下降。特征性表现为吸气相收缩压下降（奇脉）
- 心房和心室舒张期的压力相同，造成心室前负荷明显减少

4. 临床表现

- 胸痛、呼吸困难、晕厥
- 心动过速、低血压（脉压小）、颈静脉怒张、心音遥远
- 奇脉：吸气相 SBP 下降>10mmHg
  - ✓ 奇脉并不仅见于心包填塞：低血容量休克或严重呼吸窘迫都会出现奇脉
  - ✓ 心包填塞不一定出现奇脉：心动过速、心律不齐、严重低血压、严重主动脉瓣关闭不全或左室舒张功能异常，会导致奇脉缺失
- ECG：低电压和电交替（其他导致低电压的疾病还有：弥漫性心肌病，COPD 和大量胸腹水）

5. 诊断

- 心包填塞是**临床诊断**
- 心脏超声：评价心包积液量、心室和心房运动、下腔静脉吸气变化率（正常应>50%）、定位穿刺点
- 心导管

6. 治疗

- 心包引流，引流要慢，若有容量不足，要边扩容边引流
- 心包开窗
- 适当补液（而不是利尿）和/或正性肌力药物可有一定疗效，但不能替代心包引流/开窗

7. TIPS

- 根据 PUMCH 心内科经验，多数大量心包积液患者出现的呼吸困难症状与体位相关性并不非常显著。如果心包积液患者出现不能平卧，首先要注意是否合并急性左心衰或大量胸腔积液（胸水引流操作比心包引流操作安全简单）。在临床观察病人过程中，更为重要的是体循环血压和灌注情况

- 需要寻找心包积液/填塞的病因，引流液需送常规、生化、ADA、细菌/结核涂片、培养、TB-SPOT 以及肿瘤标志物（如有条件，心包病理检查）。PUMCH 最常见的心包积液原因是结核与自身免疫性疾病

Circulation 2006，113：1622

Crit Care Med 2007，35：S355

■ 心脏超声速读

（基于 PUMCH 操作经验，仅供参考）

PUMCH 常用成年人超声心动正常参考值

升主动脉	20~37mm	室间隔厚度	7~11mm
主动脉根部	20~37mm	左室后壁厚度	7~11mm
主肺动脉内径	15~26mm	右室厚度	3~5mm
下腔静脉内径	<20mm	二尖瓣口面积	4~6cm²
左房前后径	19~39mm	右室内径	<30mm
左室舒张末内径	35~55mm	左室收缩末内径	25~40mm
左室内径缩短分数	25%~45%	左室射血分数	50%~75%
三尖瓣反流速度	<2.7m/s		
心尖四腔心收缩期	左房上下径 29~52mm 左房左右径 25~44mm	右房上下径 34~49mm 右房左右径 25~42mm	
心尖四腔心舒张期	左室上下径 63~84mm 左室左右径 33~52mm	右室上下径 50~78mm 右室左右径 25~40mm	

主动脉瓣狭窄程度标准（正常 2.6~3.5cm²）

	轻度狭窄	中度狭窄	重度狭窄
主动脉瓣口面积（cm²）	>1.0	0.75~1.0	≤0.75
平均跨瓣压差（mmHg）	<25	25~50	≥50
最大跨瓣压差（mmHg）	<50	50~80	≥80
峰值流速（m/s）	<3.5	3.5~4.4	≥4.5

二尖瓣狭窄程度标准（正常 4~6cm²）

	轻度狭窄	中度狭窄	重度狭窄
二尖瓣瓣口面积（cm²）	>1.5	1.0~1.5	<1.0
平均跨瓣压差（mmHg）	<5	5~10	>10
压力减半时间（ms）	90~150	150~220	>220

PUMCH 超声心动报告简易判读 TIPS

- 瓣膜退行性变与老年性瓣膜退行性变的诊断区别：年龄≥60 岁
- 各瓣膜关闭不全的结果分析：详见报告中对各瓣膜反流束的观察结果描述+相关结构性描述。例：二尖瓣可见少量反流束+左房大小超过正常值，结论：轻度二尖瓣关闭不全；例：主动脉瓣可见中等量反流束+老年性主动脉瓣退行性变，结论：中度主动脉瓣关闭不全

- 左室松弛功能减低：E/A≤0.8
- 对于有左室收缩功能严重减低患者，往往同时合并左室限制性舒张功能障碍，提示收缩与舒张功能均明显下降
- 肥厚梗阻型心肌病，注意看左室流出道（LVOT）血流速度和压力阶差，其判读类似于上述主动脉瓣狭窄程度标准
- 肺动脉压力估测：$4 \times V^2 +$ 右房压，V = 三尖瓣反流速度，右房压 $\approx$ CVP
- 心包积液：超声心动以 PE 表示，其位置以与室壁相互关系表示，如 LVPW（左室后壁），RVAW（右室前壁）。心包积液量的描述与估测：

  ✓ 微量：无回声区 < 5mm，液体量约 30 ~ 50ml；少量：5 ~ 10mm，50~200ml

  ✓ 中量：10~20mm，液体量约 200~500ml；大量：>20mm，液体量>500ml

- 冠状静脉窦扩张：提示病人可能存在左上腔静脉等解剖结构变异
- 房间隔膨出（瘤）：如果不存在房间隔缺损则一般无特殊临床意义
- 无特殊意义：左室内假腱索；右室内调节束；右房内见下腔静脉瓣回声

瓣膜病

	病因	症状	心音	心电图	并发症	治疗
二尖瓣狭窄	风心病、黏液瘤、赘生物、CTD、IE	呼吸困难、咯血、心动过速	P2亢进、开瓣音、心尖部舒张中晚期隆样杂音	房颤、左房增大	房颤、血栓、肺水肿、IE、肺部感染	利尿、治疗房颤。手术指征：有症状+瓣口面积<1.5cm²；有症状+瓣口面积>1.5cm²但右心压力↑；无症状+瓣口面积<1.5cm²但右心压力↑
二尖瓣关闭不全	风心病、IE、乳头肌断裂、二尖瓣脱垂	急性：左心衰；慢性：长期无症状，直至出现左心衰	S1减弱、心尖部全收缩期高调吹风样杂音，向腋下传导	房颤、左房增大、左室肥厚	同二尖瓣狭窄	利尿、治疗房颤。手术指征：有症状+重度二尖瓣反流；无症状+重度二尖瓣反流+LVEF30%~60%或LV收缩末径>40mm
主动脉瓣狭窄	主动脉瓣钙化、风心病、先天性	胸痛、晕厥、呼吸困难	S2反常分裂、胸骨右缘粗糙的收缩期杂音，向颈部传导	左房增大、左室肥厚、LBBB	心肌缺血、IE、肺水肿、猝死	避免应用血管扩张剂和负性肌力药。手术指征：有症状；无症状+瓣口面积<0.6cm²或压力阶差>60 mmHg
主动脉瓣关闭不全	风心病、Marfan、主动脉夹层、强直性脊柱炎、IE、贝赫切特病	急性：左心衰；慢性：长期无症状，直至出现左心衰	胸骨左缘柔和的高调舒张期杂音、Austin Flint杂音	左房增大、左室肥厚	肺水肿、IE	利尿+血管扩张剂+强心。有症状+重度主动脉瓣反流；无症状+EF<50%或LV收缩末内径>55mm

消化疾病

■ 慢性腹泻

1. 定义

- 假性腹泻：仅大便次数↑，而含水量、总便量不↑；见于胃肠运动功能失调或肛门直肠疾病
- 大便失禁：不自主排便；神经肌肉性疾病或盆底疾患所致
- 夜间腹泻常提示严重器质性病变
- 便渗透间隙 = $Osm_{便}$（正常为290）- $[2 \times (Na_{便} + K_{便})]$
- 治疗原则：对因治疗，不能盲目应用止泻药；部分患者需要静脉营养

2. 慢性腹泻诊断思路

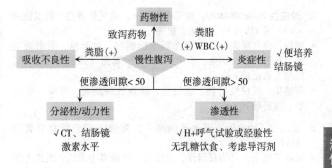

3. **药物性 Medication**：引起分泌↑，动力↑，肠道菌群改变或炎症

- 同急性腹泻，如抗抑郁药、抑酸药、ARBs、抗生素等

4. **吸收不良性 Malabsorption**：便渗透间隙↑，粪脂（+），禁食后腹泻减轻

- 小肠吸收功能试验：粪脂测定（苏丹Ⅲ染色、脂肪平衡试验）、D-木糖吸收试验、维生素 B_{12} 吸收试验（Schilling 试验）、^{14}C-甘氨胆酸呼气试验、氢呼气试验等
- **乳糜泻**：麦胶性肠病
  ✓ 对麸质（麦胶）不耐受→小肠黏膜病变（小肠绒毛萎缩）
  ✓ 铁/叶酸缺乏性贫血、骨质疏松、疱疹样皮疹、AST/ALT↑
  ✓ T 细胞淋巴瘤和小肠腺癌风险↑
  ✓ **诊断**：抗肌内膜抗体（IgA）和 tTG 抗体敏感性和特异性 > 95%，小肠黏膜活检，对无麦胶饮食有反应
- **Whipple 病**：*T. whipplei* 感染

201

- ✓ 发热、淋巴结大、水肿、关节炎、CNS 表现、皮肤色素沉着、女性罕见
- ✓ 治疗：（青霉素+链霉素）或三代头孢×10~14d→TMP-SMZ≥1 年
- **小肠细菌过度生长**
  - ✓ 回盲瓣无功能/缺乏、胃旁路术后、迷走神经切断术后、硬皮病、DM→均导致脂肪、CHO 吸收不良
  - ✓ 诊断：D-木糖吸收试验和氢呼气试验
  - ✓ 治疗：静脉抗生素（如甲硝唑、氟喹诺酮、利福昔明）
- **胰腺功能不全**：慢性胰腺炎或胰腺癌
- **胆汁酸↓**：胆汁合成↓（如肝硬化）、胆汁淤积（如 PBC）
- **其他**：短肠综合征、CD、慢性肠缺血、小肠淋巴管扩张、失蛋白肠病、嗜酸细胞性胃肠炎

5. **炎症性 Inflammatory**：粪便 WBC（+）或乳铁蛋白、钙卫蛋白（+），便 OB（+）、发热、腹痛
- **感染**：慢性菌痢、TB、慢性阿米巴痢疾、血吸虫、梨形鞭毛虫、肠道滴虫、钩虫、姜片虫、CMV、真菌（肠道念珠菌、胃肠型毛霉菌病）
- **非感染**：炎症性肠病、放射性、缺血性结肠炎、肿瘤（结肠癌、淋巴瘤）

6. **渗透性 Osmotic**：便渗透间隙↑，粪脂（−），禁食后腹泻减轻
- **乳糖不耐受**：可为获得性，如肠炎、胃肠道手术后；表现为腹胀、腹泻；诊断：氢呼气试验或经验性无乳糖饮食
- 服食乳果糖、乙二醇聚乙烯、甘露醇、山梨醇、硫酸镁等

7. **分泌性 Secretory**：便渗透间隙<50，禁食后腹泻无减轻，夜间腹泻
- 细菌肠毒素（多为急性）
- 激素：VIP（Verner-Morrison，胰性霍乱）、促胃液素（Zollinger-Ellison）、缩胆囊素、5-羟色胺（类癌）、胰高血糖素、P 物质、甲状腺素、降钙素
- 导泻剂
- 胆盐吸收不良（特发性、回肠切除术后、CD）、绒毛水肿、显微镜下结肠炎（淋巴细胞性结肠炎和胶原性结肠炎）
- 肿瘤：淋巴瘤、绒毛状腺瘤等

8. **动力性 Motility**：便渗透间隙正常<50
- **肠易激综合征（IBS）**：成人患病率 10%~15%
  - ✓ 肠腔或环境刺激→小肠蠕动/分泌↑、肠痛觉过敏、脑−肠轴

调节异常

✓ 罗马Ⅲ标准：过去 3 个月腹痛>3d/m+以下≥2 条（排便次数改变；大便性状改变；便后腹痛缓解）

✓ 治疗：双向调节。腹痛-解痉药、抗抑郁药；腹胀-利福昔明、益生菌；腹泻：洛哌丁胺、（女性）阿洛司琼（$5-HT_3$拮抗剂）（↑缺血性结肠炎）；便秘：增加纤维素、鲁比前列酮、替加色罗（$5-HT_4$激动剂）

• 硬皮病（假性肠梗阻）、甲亢、糖尿病自主神经病变、淀粉样变性、迷走神经切断术后

Gastro 2004；127：287；
N Engl J Med 2007；357：1731

消化疾病

■ 消化性溃疡

1. 主要病因

- 幽门螺旋杆菌（*H. pylori*）感染（但只有 5%～10% 发展为溃疡）：80% 十二指肠溃疡（DU）和 60% 胃溃疡（GU）
- NSAIDs 和阿司匹林（ASA）
- 促胃液素瘤（Zollinger-Ellison 综合征）、类癌等高酸分泌状态
- 恶性肿瘤
- 其他：吸烟，饮酒，应激性溃疡，CMV 或 HSV 感染（免疫抑制状态），双膦酸盐，糖皮质激素，放化疗等

2. 临床表现

- 上腹痛：慢性周期性，节律性，进食缓解（DU）和进食加重（GU）
- 并发症：上消化道出血，穿孔，幽门梗阻
- 许多出现并发症的患者发病之前无明显溃疡症状

3. 诊断方法

- 测定幽门螺旋杆菌（*H. pylori*）

	敏感性	特异性	影响因素	其他
血清学抗体	>80%	>90%	急性 GIB 和用药影响小	有效治疗 3～6 月滴度↓；筛选；持续长，不适于随诊
粪便抗原	>90%	>90%	急性 GIB 时假(+)	治疗后随诊
^{13}C 或 ^{14}C 尿素呼气试验(UBT)	>95%	>95%	抗生素、铋或 PPI 可假(−)，不受急性 GIB 影响，治疗前尽早进行；	治疗后随诊
内镜下组织活检快速尿素酶测定（RUT）	>95%	>95%	近期出血、用药及取材部位影响	1h 出结果

- ✓ 其他侵入性检测：活检后组织染色、细菌培养、基因检测（如 PCR）等
- ✓ 使用抑酸药者应停药至少 2 周后检测
- ✓ MALT 淋巴瘤、萎缩性胃炎可使除血清学抗体外的多种检测假(−)

- 检测溃疡：内镜或上消化道造影；GU 需活检以除外恶性

4. 抗 H. pylori 治疗的适应证

伴幽门螺杆菌阳性的疾病	强烈推荐	推荐
• 消化性溃疡（不论是否活动及有无并发症）	–	
• 胃 MALT 淋巴瘤	–	
• 慢性胃炎伴消化不良症状	–	
• 慢性胃炎伴黏膜萎缩、糜烂	–	
• 早期胃肿瘤已行内镜下切除或手术胃次全切除	–	
• 长期服用质子泵抑制剂	–	
• 胃癌家族史	–	
• 计划长期服用 NSAIDs（包括低剂量 ASA）	–	
• 不明原因的缺铁性贫血	–	
• 特发性血小板减少性紫癜	–	
• 其他 Hp 相关性疾病（淋巴细胞性胃炎/增生性胃息肉/Menetrier 病）	–	
• 个人要求治疗	–	

5. 消化性溃疡治疗

- **抗 H. pylori 治疗，根除**
  - ✓ 三联疗法：克拉霉素 0.5g bid+阿莫西林 1g bid+PPI bid×10~14 天（但↑克拉霉素耐药率）
  - ✓ 四联疗法：甲硝唑 0.5g bid +四环素 0.75g bid/0.5g tid+铋剂+PPI bid×10~14 天（克拉霉素耐药或阿莫西林过敏者）
  - ✓ 续贯疗法：PPI+阿莫西林×5 天→PPI+克拉霉素+甲硝唑×5 天
  - ✓ PPI：目前有奥美拉唑 20 mg、埃索美拉唑 20 mg、雷贝拉唑 10 mg、兰索拉唑 30 mg、泮托拉唑 40 mg
  - ✓ 静脉抗生素有效性尚不确定，即使有 GIB，最好待患者可耐受口服药物后开始口服抗 H. pylori
- **治疗后随访**：所有胃溃疡患者均需要在治疗后复查胃镜，MALT 淋巴瘤及早期胃癌患者治疗结束后 4 周复查以证实疗效；复查对其他人群的重要性尚未确定
  - ✓ 呼气试验是理想的随诊方法
- 若 H. pylori (−)：PPI 抑制胃酸
- 停用 ASA 和 NSAIDs
- 改变生活方式：戒烟酒；饮食调整可能不起作用
- 手术：药物难治性溃疡（除外 NSAIDs 相关），出现并发症且保

守治疗失败
- 难治性/多次复发溃疡应考虑潜在未去除病因、恶性溃疡或高酸分泌状态等

6. 应用 ASA/NSAIDs 时如何预防溃疡
- 以下情况加用 PPI
  - ✓ 既往有消化性溃疡/上消化道出血病史
  - ✓ 同时应用氯吡格雷
  - ✓ ≥以下 2 项：年龄>60 岁，糖皮质激素，消化不良
- 若单用阿司匹林，可考虑加用 H_2RA
- 换用 COX-2 抑制剂可↓消化性溃疡及 UGIB，但↑心血管事件
- 有应激性溃疡风险者（ICU & 凝血异常、机械通气、GIB 病史、糖皮质激素）加用 PPI 治疗

Second Asia-Pacific Consensus Guidelines for H. pylori
NEJM 2010; 362: 1597

消化疾病

■ 炎症性肠病

1. 基本定义

- 炎症性肠病（IBD）：病因不明，慢性非特异性，肠道炎症性疾病，主要包括溃疡性结肠炎（UC）和克罗恩病（CD）
- 中间型结肠炎（intermediate colitis）：UC 和 CD 间有时并无截然分界，约 5%~10% IBD 兼有两者特点，活检也无法鉴别，多数将来向 CD 发展

2. 疾病特点

疾病	溃疡性结肠炎	克罗恩病
流行病学	发病年龄 15~30 岁，白种人多，不吸烟 & 戒烟↑发病	发病年龄双峰：15~30 岁和 50~70 岁，白种人多，吸烟↑发病
病变范围	直肠（95%）& 向近端延伸，连续性，局限于结肠 少见重症患者可累及末段回肠（倒灌性回肠炎）	消化道任何部位（口-肛），跳跃性 多见末段回肠与邻近结肠
内镜所见	颗粒样，质脆黏膜，弥漫性溃疡；假息肉	节段性，铺路石样，阿弗他溃疡，纵行溃疡
活检病理	黏膜和黏膜下层为主浅表慢性炎症，隐窝脓肿（PMN），无肉芽肿	透壁炎症伴单核细胞浸润，非干酪性肉芽肿，裂隙样溃疡
临床表现	黏液脓血便为主 下腹绞痛，里急后重 暴发性结肠炎（15%）：1~2 周内快速进展伴 Hct↓，ESR↑，发热，低血压，>6 次血便/日，腹胀伴肠鸣音消失	腹部包块为主，含黏液的非血性腹泻，腹痛，发热，乏力，体重↓，恶心呕吐，腹胀，便秘 ALB↓，Hct↓（Fe、$VitB_{12}$、叶酸缺乏；慢性炎症），ESR/CRP↑
肠外表现	葡萄膜炎，巩膜炎，结节红斑，阿弗他溃疡，坏疽性脓皮病，血栓栓塞事件 AIHA，血清阴性关节炎，慢性肝炎，肝硬化，硬化性胆管炎（↑胆管癌）	同 UC，更多见 还有胆结石（胆盐吸收不良），肾结石（草酸钙结石，因脂肪吸收不良→草酸吸收↑），骨量减少（脂溶性维生素吸收↓→VitD 缺乏）

消化疾病

疾病	溃疡性结肠炎	克罗恩病
并发症	中毒性巨结肠（5%）：结肠扩张（≥6cm，腹平片），结肠弛缓，全身中毒症状，↑ 穿孔 狭窄（5%）：直-乙结肠部位 结肠癌	肛周疾病（达30%）：肛裂，肛瘘，直肠周围脓肿 狭窄、肠梗阻 瘘道形成：肛周，肠-肠，直肠-阴道，肠-皮肤 脓肿、穿孔、中毒性巨结肠 结肠性癌变风险略低于UC
预后	50%病程中出现过缓解，90%间断发作，18%持续活动；10年手术率24% 重症者致死率<2%，不影响整体寿命	预后差异很大 20年手术率占大多数 整体寿命轻度↓

- 中毒性巨结肠：静脉糖皮质激素 & 广谱抗生素，48~72h 内未改善考虑手术

3. 疾病评估

- **完整诊断**包括临床类型、严重程度、病情分期、病变范围及并发症
  - √ 如：溃疡性结肠炎（慢性反复型，重度，活动期，全结肠受累）
- **实验室检查**：CBC，ESR，CRP，肝功，Fe，VitB$_{12}$，叶酸，VitD，ASCA（CD），p-ANCA（UC）（并非诊断必须，敏感性低，特异性较高）
- **除外其他疾病**：感染性/缺血性结肠炎，IBS，血管炎，Behcet's 病，肠结核，细菌过度生长，药物副作用，肠道淋巴瘤、结直肠癌等恶性肿瘤
- **临床类型**
  - √ UC-初发型，慢性复发型（新的 2012 指南取消了暴发型及慢性持续型）
  - √ CD-非狭窄非穿透型（炎症型），狭窄型，穿透型
- **病变范围**
  - √ UC-直肠型，左半结肠型（脾曲以远），广泛结肠型（脾曲以近）
  - √ CD-小肠型，结肠型，回结肠型，上消化道
- **严重程度分级**
  - √ UC-Truelove and Witts 分级：中度介于轻、重度之间

消化疾病

	轻度	重度
排便次数（次/天）	<4	≥6
便血	轻或无	多
体温（℃）	正常	>37.8
脉搏（次/分）	正常	>90
Hb（g/L）	正常	<75%正常值
ESR（mm/h）	<20	>30

✓CD-轻度：无全身症状、腹部压痛、包块与梗阻
  重度：明显腹痛、腹泻、全身症状与并发症；中度介于
  轻、重度之间
- 病情分期：活动期和缓解期
  ✓UC-改良的 Mayo 评分：各项得分之和 ≤2 分为症状缓解，
  3~5 分为轻度活动，6~10 分为中度活动，11~12 分为重度
  活动

	0	1	2	3
腹泻	正常	超过正常 1~2 次/日	超过正常 3~4 次/日	超过正常 5 次/日
便血	无	少许	明显	以血为主
内镜发现	正常	轻度病变（红斑、血管纹理减少、轻度易脆）	中度病变（明显红斑、血管纹理缺乏、易脆、糜烂）	重度病变（自发性出血、溃疡形成）
医师评估病情	正常	轻度病情	中度病情	重度病情

✓CD-简化 CDAI 评分：得分之和 ≤4 缓解期，5~8 中度活动，
  ≥9 重度活动

项目	0	1	2	3	4
一般情况	良好	稍差	差	不良	极差
腹痛	无	轻	中	重	-
腹泻	稀便每日 1 次记 1 分				
腹块	无	可疑	确定	伴触痛	-
伴随疾病	以下每项记 1 分：关节痛、虹膜炎、结节性红斑、坏疽性脓皮病、口腔阿弗他溃疡、新瘘管和脓肿等				

4. 治疗

- 治疗目标：除临床症状外，强调黏膜愈合的重要性
- 避免 NSAIDs；克罗恩病强调戒烟；少渣饮食
- 新近认识：早期和/或联合免疫抑制剂以改善疾病预后
- UC 药物治疗方案

	远段 UC	广泛型 UC
轻度	直肠/口服 5-ASA，直肠 GCS	口服 5-ASA
中度	直肠/口服 5-ASA，直肠 GCS	口服 5-ASA
重度	口服/静脉 GCS，直肠 GCS	口服/静脉 GCS，静脉 CsA
顽固性	口服/静脉 GCS，+AZA/6-MP	口服/静脉 GCS，+AZA/ 6-MP，口服 5-ASA
缓解期	口服/静脉 GCS，+AZA/6-MP	口服 AZA/6-MP

* 5-ASA：5-氨基水杨酸；GCS：糖皮质激素；AZA：硫唑嘌呤；6-MP：6-巯基嘌呤；CsA：环孢素 A

- CD 药物治疗方案

	回结肠型	结肠型	小肠型	胃、十二指肠受累
轻度	口服 5-ASA、SASP	口服 5-ASA、SASP，可早期应用GCS，远段结肠病变灌肠有一定疗效	回肠：足量控释 5-ASA；广泛小肠病变重视营养支持	加用质子泵抑制剂，其余治疗同小肠型 CD
中度	口服 GCS、及时应用抗生素		同中、重度回结肠型 CD，注意营养支持和抗感染治疗	
重度	口服或静脉 GCS，AZA 或 6-MP，MTX，沙利度胺，英夫利昔单抗	同回结肠型		
顽固性	英夫利昔单抗			

Gastro enterology 2007; 133: 1670;
NEJM 2009; 361: 2066

■ 缺血性肠病

1. 定义

- **慢性肠缺血**
  - ✓ 小肠缺血：又称"肠绞痛"；病因多为肠系膜动脉粥样硬化；表现为反复餐后脐周疼痛，早饱，害怕进食，体重下降
  - ✓ 结肠缺血：病因多样；多见于老年；"分水岭区"（脾区和直-乙交界）多发；表现为轻中度腹痛、腹部压痛、腹泻、血便；多呈一过性、常自发缓解

- **急性肠缺血**

疾病	SMAE	SMAT	NOI	MVT
发生率	50%	15%~25%	20%	5%
病因	房颤、心脏增大、心梗、瓣膜赘生物	长期动脉粥样硬化+急性动脉闭塞	各种休克、↓肠灌注的药物	门脉高压、易栓症、感染、胰腺炎、IBD、腹腔肿瘤、外伤、手术

* SMAE：肠系膜上动脉栓塞；SMAT：肠系膜上动脉血栓形成；NOI：非阻塞性肠缺血；MVT：肠系膜静脉血栓形成

- ✓ 局灶节段性小肠缺血（<5%）：血管炎、动脉粥样硬化性栓塞、绞窄性疝、放疗
- ✓ SMAT：多出现在动脉开口处
- ✓ 造成 NOI 的药物如升压药、地高辛、利尿剂、可卡因等

2. 急性肠缺血临床表现

- **共同特点**
  - ✓ 早期：腹痛剧烈、定位模糊、症状>体征（不平行）
  - ✓ 晚期：腹膜刺激征、WBC↑、高 AG 代酸（乳酸↑）、LDH/CK/AMY↑、肠坏死伴随血 P 和 K 离子↑
- **SMAE**：急性腹痛+心脏疾病±剧烈呕吐/腹泻
- **SMAT**：既往肠绞痛+急性腹痛±血便$发热
- **NOI**：腹胀和腹痛，恶心呕吐，常为原发病所掩盖
- **MVT**：急性腹痛+高凝倾向

3. 影像学检查

- 快速诊断是关键，患者可能很快发展为肠坏死
- 腹平片：早期正常，出现肠梗阻时病死率78%
- 腹部 CT：肠壁增厚，肠袢扩张，腹腔内积液
- 超声：特异性>90%，敏感性70%，远端血管栓塞敏感性低

- CT 血管造影：敏感性>普通 CT 或超声
- 选择性腹腔血管造影：金标准

4. 治疗
- 液体复苏，基础疾病控制
- 如有可能，停用 α 受体激动剂；如需升压药物，可考虑多巴胺
- 罂粟碱（扩张血管），局部动脉给药，尤其考虑血管痉挛为主因的 NOI 时
- 广谱抗生素
- 除 NOI 外，几乎都要考虑手术治疗
- 如无禁忌肝素抗凝，但若考虑手术抗凝前必须与外科商议
- SMAE
  - ✓ 有腹膜炎表现：手术取栓并切除坏死肠管
  - ✓ 无腹膜炎表现：手术取栓、溶栓、抗凝
  - ✓ 病死率 71%，改善预后的关键是早期发现并处理
- SMAT：介入或手术取栓
- NOI：纠正病因为主
- MVT：抗凝
- 缺血性结肠炎：禁食，补液，广谱抗生素；大多保守治疗 48 小时内缓解；肠坏死、暴发性结肠炎、反复败血症、狭窄患者手术治疗

5. 预后
- 急性肠缺血症状出现 24h 内诊断者死亡率约 20%～50%，未及时诊断者>70%
- 复发者死亡率更高

Gastroenterology 2000, 118: 951

BMJ 2003, 326: 1372

Arch Intern Med 2004, 164: 1054

■ 息肉和息肉病

胃息肉

1. 处理总原则

- 按病理分：增生性息肉/胃底腺息肉/腺瘤性息肉/炎症性息肉→所有均需组织学鉴定
- 切除指征：腺瘤性息肉；其他息肉直径≥1cm；导致出血或梗阻的病变
- 多发息肉：推荐切除最大者，根据病理决定进一步处理
- 增生性和腺瘤性息肉常合并萎缩性胃炎，需检测外观正常的胃窦和胃体黏膜→胃炎分型和分期及癌变风险评估
- 与结肠息肉的关系：非恶性黏膜胃息肉者出现结肠息肉、肿瘤和结肠癌的概率↑

2. 增生性息肉

- 最常见，与 *H. pylori* 感染有关
- 常多发，好发于胃窦；慢性炎症刺激（如慢性萎缩性胃炎）、恶性贫血、溃疡愈合及术后吻合口的增生可为诱因
- 若有症状，多为隐性 GIB（便 OB+），少数梗阻
- 恶变率 0.5%~7.1%，直径<2cm 者极少恶变；在萎缩性胃炎，切除息肉并不↓癌变风险
- >2cm 需完全切除；均需检测 *H. pylori* 并根治 *H. pylori*

3. 胃底腺息肉

- 小结节状（平均 4mm），40%多发，好发于胃底、胃体，病理呈错构瘤性
- 与长期应用 PPI 相关，*H. pylori* 感染似有保护作用
- 可合并家族性腺瘤性息肉病（FAP）等息肉病，年轻患者、多发胃底腺息肉且未应用 PPI 者需行结肠镜
- 无恶变风险，合并 FAP 者恶变率 1%
- 多发者取 1~几个活检足够，但>1cm 推荐切除；若为多发，停用 PPI
- 合并息肉病或有不典型增生者需内镜随访

4. 腺瘤性息肉

- 占胃息肉 10%，为肿瘤性病变，10%可发生恶变
- 病理可分为管状腺瘤、绒毛状腺瘤、绒毛管状腺瘤
- 多有慢性萎缩性胃炎背景，均需检测 *H. pylori* 并治疗；合并萎缩性胃炎需活检外观正常的黏膜
- 需内镜完全切除，病理包含侵袭性癌变或多发腺瘤时可能需外

科手术；定期监测，切除腺瘤后 1 年复查内镜及确认 *H. pylori* 根除

结肠息肉

1. **症状**：通常无症状，可引起隐性 GIB，里急后重（直肠），肠梗阻或肠套叠（巨大息肉）

2. **分类**
- **最常见**：腺瘤性息肉>增生性息肉
- **非肿瘤性**
  - ✓ **炎性息肉**：黏膜溃疡及再生的结果，多发，见于炎症性肠病
  - ✓ **错构瘤性息肉**：组织学结构紊乱；包括幼年性息肉、Peutz-Jephers 息肉、Cronkhite-Canada 综合征，部分可进展为癌肿
  - ✓ **幼年性息肉**：多 10 岁以下，若为结肠幼年性息肉病↑恶变
- **肿瘤性**
  - ✓ **锯齿状息肉**（病理诊断）：包括增生性息肉、锯齿状腺瘤、无蒂锯齿状腺瘤，恶变倾向依序增加
  - ✓ **增生性息肉**：常见，多发于乙状结肠、直肠，体积<5mm，恶变风险非常小；如位于右半结肠、体积>1cm、多发>20 个有恶变风险
  - ✓ **腺瘤性息肉**：占结肠息肉 2/3，有恶变倾向；病理学分类：管状、绒毛状、绒毛管状；高级别、低级别瘤变
    腺瘤癌变高危因素：绒毛状、息肉体积>1cm、高级别瘤变、多发（≥3 个）

3. **处理**
- 结肠镜对左半结肠息肉敏感性更高
- 结肠气钡双重造影或 CT 结肠重建敏感性相对低且无治疗作用
- 发现息肉→推荐结肠镜下获取组织学病理、切除息肉并搜寻同期病变；切除所有息肉↓结肠癌死亡率；腺瘤为癌前病变→全部切除
  - ✓ **带蒂**：圈套法；长蒂大息肉警惕出血
  - ✓ **无蒂**：小者-电凝灼除、活检钳；扁平隆起型-内镜下黏膜切除术（EMR）；>2~3cm 常需分块切除，可注射生理盐水辅助（无蒂大腺瘤常预示同期进展性病变，尤需仔细检查肠其他部位，3~4 月后复查结肠镜；如仍有残余病变，切除后 3~6 月后再复查）
  - ✓ **大量息肉**（>20 个）：取足够数量活检并完整切除 1 枚，诊断是否息肉病
  - ✓ 内镜 2~3 次后无法完全切除→外科手术

✓ 内镜-外科联合：多发性息肉，内镜下将息肉稀疏区分期分批摘除，密集区择期手术切除

✓ 直肠大息肉→经肛内镜微创手术

✓ 早期癌变息肉切除边缘无癌组织浸润者无需进一步外科手术，病理分化差者除外

- **术后**：较大息肉切除术后，第 1~2 天禁食、补液，减少活动，第 3~4 天给予全流饮食，保持大便通畅
- **预防**：低脂高纤维饮食，癌变高危者可予 NSAIDs（阿司匹林、COX-2）

4. 结肠息肉的内镜随访取决于息肉的病理类型

基线结肠镜：最进展的病变	推荐的监测间隔（年）
• 无息肉	10
• 小的（<10mm）增生性息肉，直肠、乙状结肠	10
• 1~2 个小（<10mm）管状腺瘤	5~10
• 3~10 个管状腺瘤	3
• >10 个腺瘤	<3
• 1 个或多个管状腺瘤≥10mm	3
• 1 个或多个绒毛状腺瘤	3
• 腺瘤具有高度不典型增生	1
• 锯齿状腺瘤	
✓ 无蒂并<10mm，无异常增生	5
✓ 无蒂并≥10mm，或有异常增生，或经典锯齿状腺瘤	3
• 息肉病综合征	1

息肉病：>100 个息肉

1. 锯齿状息肉病综合征（增生性息肉病综合征）：多发、较大和/或近端增生性息肉，偶尔数量较少的锯齿状腺瘤或增生性/腺瘤性息肉混合；癌变↑
2. 家族性腺瘤性息肉病（FAP）：常染色体显性遗传病，APC 基因缺失或突变，结直肠息肉，可合并胃底腺息肉、十二指肠腺瘤，可见先天性视网膜色素上皮增生，未治疗者至 45 岁 ≈ 100%癌变
3. Gardner 综合征：常染色体显性遗传病，胃、结直肠均可见腺瘤，可伴外生骨疣/瘤、皮肤软组织肿瘤，癌变率高
4. Turcot 综合征：家族性腺瘤病并发 CNS 肿瘤（髓母细胞瘤或

胶质母细胞瘤等），恶变早

5. Peutz-Jephers 综合征（黑斑息肉病）：染色体显性遗传病，皮肤黏膜色素斑（口腔、唇、手足）、错构瘤性息肉，可全消化道，空回肠最多，↑胃肠道及非胃肠道肿瘤（如乳腺癌）

6. Cronkhite-Canada 综合征：非遗传，脱发、皮肤色素沉着、甲营养不良和错构瘤性息肉

中华胃肠病学 2008；569-574
Clin Gastroenterol Hepatol 2009；7：1272.
Gastroenterology 2012；143：844.

■ 解读肝功能

1. 定义

- 广义的肝功能除肝酶（ALT、AST、ALP、GGT）反映肝细胞损伤或胆汁淤积外，还包括合成功能（ALB、前 ALB、PT）和转运功能（TBIL、CHO、胆汁酸）
- ALT 并不能完全反映肝脏损伤程度，应结合 TBIL、ALB 和 PT 一起判断
- AST、ALP 等并非肝脏特异，需结合 ALT、GGT 等
- 肝脏严重损害/终末期肝病时一些指标可能正常

2. 肝功异常的分类

- 肝细胞损伤：AST、ALT↑为主±TBIL、ALP↑，包括 LDH↑（但不特异）
- 胆汁淤积：TBIL（DBIL 为主）、GGT 和 ALP↑±AST、ALT↑
- 单纯黄疸：BIL↑，其余肝酶正常
- 浸润性肝病：ALP/TBIL>6（TBIL 单位：$\mu mol/L$）

3. 肝细胞损伤

- ALT<1000U/L
  - ✓ 药物：NSAIDs、抗生素、抗癫痫药、抗结核药
  - ✓ 慢性病毒性肝炎：HAV-HEV、CMV、EBV、HSV、VZV
  - ✓ 酒精性肝炎：AST/ALT>2∶1，AST 多<300U/L
  - ✓ 非酒精性脂肪性肝病（NAFLD）：AST/ALT<1，ALT<2 倍上限；
  - ✓ 其他：肌源性（AST/ALT>3，CK↑）、甲亢、Wilson 病（年龄<40）、自身免疫性肝炎（Ig↑，ANA 及 SMA+）
- ALT>1000U/L：急性病毒性肝炎、休克/缺血、药物/毒物、Wilson 病、AIH
- 重型肝炎黄疸加重而 ALT 降低-<u>酶胆分离</u>，提示肝细胞大量坏死

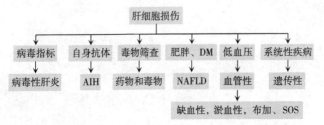

217

4. 胆汁淤积

- **肝外胆管梗阻**：胆石症、壶腹周围肿瘤
  - ✓ 结石导致梗阻大多 TBIL<102.6μmol/L；除非梗阻时间较长引起肝功恶化，否则 TBIL 很少>256.5μmol/L
  - ✓ 肿瘤（如胰头癌）梗阻通常 TBIL<513μmol/L；肝内胆道梗阻 TBIL 可>513μmol/L
- **肝内胆汁淤积**：病毒性肝炎、药物、PBC、PSC、浸润性肝病（肿瘤/脓肿/肉芽肿）、全身性感染、胃肠外营养、手术后
- DBIL↑→尿胆红素↑

5. 单纯黄疸

- **间接胆红素↑**
  - ✓ 产生过多：溶血（多<85.5μmol/L）、无效造血、血肿吸收、肺栓塞
  - ✓ 结合障碍：甲亢、药物（利福平）、Gilbert 综合征（多<102.6μmol/L）、Crigler- Najjar 综合征
- **直接胆红素↑**：Roter's 综合征、Dubin-Johnson 综合征和胆管转运蛋白缺陷

6. 浸润性肝病

- 肿瘤：肝细胞癌、淋巴瘤、肉瘤、转移癌
- 肉芽肿性疾病：结核、结节病、真菌感染
- 感染：细菌性肝脓肿、阿米巴肝脓肿
- 其他：药物、特发性

7. 肝脏合成功能

- ALB：$t_{1/2}$ 约 20 天，前 ALB：$t_{1/2}$ 约 2 天
  - ✓ A/G：反映慢性肝损害，并可反应肝实质细胞的储备功能
- PT：↑反映肝脏合成凝血因子减少（除 FⅧ），V、Ⅶ 等因子 $t_{1/2}$ 短，PT↑可在数小时内
  - ✓ PT%<40%、PT 延长一倍提示肝损害严重

	与肝脏相关的疾病	肝外来源
ALT AST	• 轻～中度↑：各类急性或慢性肝炎、肝病（如病毒、药物、自身免疫、血色病） • 显著↑：肝炎（病毒、药物、自身免疫、缺血）、急性胆管梗阻、急性血管阻塞 • AST/ALT>2：酒精性肝病或各种原因肝硬化	• ALT：较 AST 特异 • AST：非特异；可来源于骨骼肌、心肌、红细胞/白细胞、肾脏、胰腺、脑
ALP	• 中度升高：各类肝病 • 显著升高：肝外胆道梗阻、肝内胆汁淤积、浸润性肝病	骨骼生长、骨病（骨折、肿瘤、Paget's 病）、肾、胎盘、肠、肿瘤
GGT	同 ALP； 酒精、药物可诱导 GGT↑； GGT/ALP > 2.5 提示酒精性肝病	肾、脾、胰、心脏、肺(COPD)、脑、DM
PT INR	急性或慢性肝功能衰竭（PT 延长不能被 VitK 纠正）；胆道梗阻（PT 延长通常可被 VitK 纠正）	VitK 缺乏（继发于吸收不良、营养不良、抗生素等）、消耗性凝血异常
ALB	慢性肝功能衰竭	肾病综合征、失蛋白肠病、营养不良、恶性病、感染以及炎症状态

N Engl J Med 2000, 342: 1266;
Gastroenterology 2002, 123: 1364
Feldman Sleisenger & Fordtran's Gastrointestinal
and Liver Disease, 9th ed

■ 常见肝病

自身免疫性肝炎 (AIH)

1. 诊断

- 首先除外其他肝病（病毒性、药物、先天性等）
- 肝活检是金标准；肝炎+高球蛋白血症+自身抗体阳性
- 自身抗体及分类
  - ✓ 1型：抗平滑肌抗体（抗 SMA），ANA，女性多见，可合并其他 CTD
  - ✓ 2型：抗肝/肾微粒体 1 型抗体（抗 LKM1）
  - ✓ 3型：抗可溶性肝抗原/肝胰抗体（抗 SLA/LP）
- 胆汁淤积少见，ALP 多正常；出现肝细胞癌的风险很低
- 可合并其他自身免疫性疾病：PBC/PSC（重叠综合征）、甲状腺疾病、干燥综合征、混合性结缔组织病
- **简化 AIH 评分系统**

变量	标准	分值	备注
ANA 或 SMA	1：40	1	
ANA 或 SMA 或 LKM-1 或 SLA	1：80 1：40 阳性	2	多项同时存在时最多 2 分
IgG	>正常值上限	1	
	>1.10 倍上限	2	
肝组织学	符合 AIH	1	特征性 AIH 组织学改变：界面性肝炎、汇管区和小叶内淋巴浆细胞浸润、肝细胞玫瑰样花结；典型 AIH 表现：3 项同时存在
	典型 AIH	2	
排除病毒性肝炎	是	2	
		≥6	AIH 可能
		≥7	AIH 确诊

2. 治疗

● 适应证

	绝对	相对	无
临床	临床进展	轻或无症状	无症状仅有轻度实验室检查异常肝硬化失代偿静脉曲张出血
实验室	AST≥10 倍上限或 AST≥5 倍上限+球蛋白≥2 倍上限	AST 3~9 倍上限或 AST≥5 倍上限+球蛋白<2 倍上限	AST<3 倍正常值
组织学	桥状坏死多小叶坏死	界面性肝炎	非活动性肝硬化汇管区肝炎

- 中等剂量泼尼松+硫唑嘌呤，或大剂量泼尼松单药治疗
- 终末期肝移植

N Engl J Med 2006，354：54
Hepatology. 2008 Jul；48（1）：169

原发性胆汁性肝硬化（PBC）

1. **流行病学**：多见于中年女性，可合并其他自身免疫病（干燥综合征、RA、硬皮病、CREST 综合征）

2. **诊断**
- 起病隐袭，早期无症状，逐渐出现乏力、瘙痒、黄疸
- TBIL 升高，直胆为主，ALP、GGT 升高；95% 的患者 AMA（M2 亚型）阳性（敏感性 95%，特异性 98%），AMA 滴度与疾病严重程度无关
- 需与其他淤胆性疾病鉴别：肝外胆管梗阻、淤胆型肝炎、原发性硬化性胆管炎等

3. **治疗**
- 首选熊去氧胆酸 [13~15mg/（kg·d）]
- 无效者考虑秋水仙碱±甲氨蝶呤、肝移植

N Engl J Med 2005，353：1261

原发性硬化性胆管炎（PSC）

1. 流行病学：70%为男性，75%合并 IBD（以 UC 为主）

2. 诊断

- 隐匿，早期无症状；进展后出现乏力、皮肤瘙痒、黄疸；部分（10%）反复发作发热、右上腹痛
- ALP、GGT↑为主；BIL 随病情进展升高；AMA 阴性
- 肝活检：非特异性
- MRCP、ERCP：具有诊断意义，胆管长度不等的多发狭窄和扩张，呈串珠样改变
- 鉴别：HIV 相关胆管病变、结石、手术、肿瘤、先天异常等所致胆管狭窄
- 10%~20%合并胆管癌

3. 治疗

- 熊去氧胆酸（UDCA）20~30mg/（kg·d）
- 肝移植

Feldm an Sleisenger & Fordtran's
Gastrointestinal and Liver Disease, 8th ed

其他肝病

1. 酒精性肝病

- 酒精性肝病包括：脂肪肝、酒精性肝炎、酒精性肝硬化
- 酒精性肝炎特征：转氨酶通常<300~500U/L，AST/ALT>2
- 组织学特征：中性粒细胞浸润，肝细胞气球样变和坏死，纤维化及 Mallory's 玻璃样变
- 治疗：戒酒、高蛋白低脂饮食、补充 Vit B、C、K、叶酸
- 糖皮质激素
  - ✓ 可改善重症酒精性肝炎预后
  - ✓ 适应证：Maddrey 判别函数（MDF）= 4.6×（PT-对照）+ TBIL（mg/dl）>32 或有肝性脑病（无消化道出血或感染）MDF>32，1 月内死亡率 30%~50%
  - ✓ 推荐泼尼松龙 40mg qd×4w，随后 2 周内减停
  - ✓ 若并存胰腺炎、肾衰、GIB、现症感染，则糖皮质激素的益处不明确
- 己酮可可碱：MDF≥32，400 mg po tid×4w
- 其他：腺苷蛋氨酸、多烯磷脂酰胆碱；肝移植，需戒酒 3~6 个月

222

Hepatology. 2010 Jan；*51*（*1*）：*307*；
酒精性肝病诊疗指南 2010 年

2. 非酒精性脂肪性肝病（NAFLD）

- 多有代谢综合征，TPN、快速体重下降、胺碘酮等药物也是危险因素
- 载脂蛋白 C3 基因变异伴随 TG↑和 NAFLD 风险↑
- 多无明显症状，少数可进展为肝硬化
- AST/ALT<1，ALT↑<5 倍上限
- 基础治疗：减肥、低糖低脂饮食、运动
- 药物治疗：基础治疗 3~6 个月无效，多烯磷脂酰胆碱、维生素 E、熊去氧胆酸等

Gastro enterdogy 2008；*134*：*1682*；
NEJM 2010；*362*：*1082*
非酒精性脂肪性肝病诊疗指南 2010 年

3. 药物：见消化疾病：药物肝损害

4. 中毒：氟烷、CCl_4、毒蘑菇

5. 缺血性肝炎/休克肝

- 见于：充血性心衰、缺氧、休克、肝动脉/门静脉栓塞
- ALT↑↑↑>1000U/L 伴 LDH↑↑↑，TBil↑↑↑延迟

6. 遗传代谢性

- Wilson 病：铜蓝蛋白降低、尿铜（24 小时）升高、K-F 环
- 血色病：血清铁蛋白明显升高>>1000ng/ml
- 糖原累积病：低血糖，高尿酸，高血脂，高乳酸，发育迟缓

7. 心血管源性

- 布加综合征：肝静脉或下腔静脉梗阻
- 右心衰、缩窄性心包炎、限制性心肌病
- 肝小静脉闭塞症（VOD）：又名肝窦阻塞综合征（SOS）：肝肿大、触痛、体重增加、黄疸、腹水；病因包括造血干细胞移植、肝移植、化放疗、药物（含野百合碱的草药，例如土三七等）

■ 药物肝损害

1. 肝损害的定义
- ALT↑>3倍上限
- ALP↑>2倍上限
- TBIL↑>2倍上限，伴任何ALT或ALP↑

2. 肝损害分类

肝细胞型 ALT↑	混合型 ALP↑ + ALT↑	淤胆型 ALP↑ + TBIL↑
- 解热镇痛 　✓ 对乙酰氨基酚 　✓ NSAIDs - 心血管 　✓ 胺碘酮 　✓ 洛沙坦 　✓ 他汀类 - 抗代谢 　✓ 别嘌呤醇 　✓ 甲氨蝶呤 - 抗生素 　✓ 异烟肼 　✓ 吡嗪酰胺 　✓ 利福平 - 神经精神类 　✓ 丙戊酸钠 　✓ 帕罗西汀/氟西汀 - 奥美拉唑 - 阿卡波糖	- 心血管 　✓ 卡托普利 　✓ 依那普利 　✓ 维拉帕米 - 抗生素 　✓ 克林霉素 　✓ 呋喃妥因 　✓ 磺胺 　✓ TMP-SMX - 神经精神类 　✓ 卡马西平 　✓ 阿米替林 　✓ 曲唑酮 - 硫唑嘌呤 - 赛庚啶	- 心血管 　✓ 氯吡格雷 　✓ 伊贝沙坦 - 抗生素 　✓ 阿莫西林+克拉维酸 　✓ 红霉素 　✓ 特比奈酚 　✓ 磺胺类 - 甾体类 　✓ 雄激素 　✓ 雌激素 　✓ 口服避孕药 - 神经精神类 　✓ 酚噻嗪 　✓ 三环类抗抑郁药 　✓ 氯丙嗪 - 其他 　✓ 环孢菌素 　✓ 甲巯咪唑（他巴唑）

- 亚临床型：磺胺类、水杨酸类、磺脲类
- 急性肝损伤型：细胞毒性（对乙酰氨基酚）、脂肪变（胺碘酮、AZT）、胆汁淤积（新诺明、利福平）、肝外表现（青霉素、磺胺）
- 慢性肝损伤型：慢性活动性肝炎、脂肪变（类固醇、MTX、酒精）、磷脂病（胺碘酮）、纤维化/肝硬化（硫唑嘌呤、OCPs）
- 慢性淤胆型：肝内淤胆（新诺明）、胆管硬化（氟尿嘧啶）
- 肉芽肿性疾病：胺碘酮、磺胺类、异烟肼
- 血管疾病：肝静脉血栓（OCPs）、肝窦阻塞综合征（中药、OCPs、化疗）、肝紫癜（硫唑嘌呤、OCPs）

- 肿瘤形成：腺瘤（OCPs）、肝细胞癌（黄曲霉、酒精）

3. **肝损害的机制**：直接肝细胞毒性，免疫介导，代谢相关

4. **危险因素**：成年>儿童、女性>男性、肥胖、营养差、基础肝病

5. **基本原则**
- Hy's law：药物肝损害一旦出现黄疸，往往病情严重
- 肝损害与药物剂量有关（可预测）或无关（不可预测）
- 可疑药物使用应在肝损害之前，但不同药物潜伏期相差很大
- 停药后肝功大多恢复，但最初数天/数周还可能继续加重
- 再次服用可疑药物可迅速出现严重肝损（免疫机制介导），也可能因为产生耐受性而不发生肝损
- 诊断药物肝损害之前需除外其他肝病

6. **处理**
- 预防重于治疗：了解药物副作用，定期复查肝功
- 及时停用可疑药物，向药物不良反应中心报告
- 其他：还原型谷胱甘肽、硫普罗宁、淤胆可试用糖皮质激素
- 对乙酰氨基酚：过量服用 16 小时内应用 N-乙酰半胱氨酸有效
- 急性肝衰竭：肝移植，否则死亡率超 80%

N Engl J Med 2006，354：731
Aliment Pharmacol Ther 2007，25：1135

■ 终末期肝病

1. 病因
- 主要病因：酒精、慢性病毒性肝炎（HBV、HCV、HDV）
- 其他病因：自身免疫（AIH）、心源性、代谢性（Wilson 病、血色病）、胆源性（PBC、PSC）、血管性（Budd-Chiari 综合征、肝小静脉闭塞症）和 NAFLD（隐源性肝硬化）

2. 临床表现
- 肝功能衰竭相关：黄疸、凝血功能异常、$E_2\uparrow$、肝性脑病
- 门脉高压相关：静脉曲张、脾亢、顽固性腹水

3. 慢性肝病分级和预后
Child-Pugh 分级：不适用于胆汁淤积性肝病，如 PBC

	1分	2分	3分	分级	生存率
肝性脑病	无	Ⅰ~Ⅱ期	Ⅲ~Ⅳ期	A 级 5~6	1y 100%
胆红素（mg/dl）	<2	2~3	>3		2y 85%
腹水	无	易控制	难控制	B 级 7~9	1y 80%
白蛋白（g/dl）	>3.5	2.8~3.5	<2.8		2y 60%
PT（>对照几秒）	<4	4~6	>6	C 级 10~15	1y 45%
或 INR	<1.7	1.8~2.3	>2.3		2y 35%

- MELD（ESLD 模型）：ESLD 3 月生存率预测，肝移植优先度分层，基于 Cr、INR、TBil 及病因

4. 肝性脑病
- 50%~70%肝硬化患者有不同程度的肝性脑病，血氨升高导致
- 诊断依赖临床，而非血氨水平
- 常见诱因和分期

常见诱因	分期
- **产氨增加**：蛋白摄入、GIB、感染、低钾、代碱、便秘、低氧 - **药物**：酒精、安定类、阿片类 - **容量不足**：过度利尿/放腹水 - **其他**：门脉/肝静脉血栓、肝细胞癌、门脉分流（如 TIPS）	- **Ⅰ期**：轻度意识模糊，睡眠倒错 - **Ⅱ期**：疲倦、定向力障碍 - **Ⅲ期**：嗜睡，但可唤醒 - **Ⅳ期**：昏迷

- 治疗
  - ✓ 去除诱因最为重要，目标为↓血氨水平
  - ✓ 乳果糖 15~30ml po tid 或白醋灌肠，目标 3~5 次软便/d
  - ✓ 新霉素 4~6g/d 分次，或甲硝唑或利福昔明（400mg tid）口服，↓肠道细菌，↓尿素酶产生

5. 肝肾综合征

- 诊断标准和分型

诊断标准	分型
• Cr>133μmol/L 或 Ccr<40ml/min • 除外休克、感染、容量不足、肾毒性药物、肾后梗阻 • 停止利尿并扩容后肾功能无好转 • 无蛋白尿或血尿 • 尿 Na<10mmol/L	• Ⅰ型：2w 内 Cr↑≥2 倍并>221μmol/L，或 Ccr↓≥50% 并<20ml/min；常有诱因如 SBP，预后差，中位生存期<1 月 • Ⅱ型：肾功能能缓慢恶化

- 治疗
  - ✓ 根本治疗：肝移植，存活率低于无肝肾综合征者
  - ✓ 米多君（管通，α1 拮抗剂）联合奥曲肽：初步证实有效且副作用小
  - ✓ 大剂量白蛋白（50g/d）
  - ✓ 特利加压素+白蛋白
  - ✓ 肾脏替代治疗：不改善预后

6. 腹水：见消化疾病：腹水

7. 自发性细菌性腹膜炎（SBP）

- SBP 占肝硬化腹水的 10%~30%
- SBP 表现：发热（70%）、腹痛（60%）、脑病加重（50%）、麻痹性肠梗阻、低血压；13% 无典型临床表现
- 危险因素：腹水总蛋白<1.0g/dl、胆红素>42.8μmol/L、GIB、泌尿系感染、中心静脉导管、既往 SBP 史（半年复发率 40%）
- 诊断依据：腹水细胞学+病原学检查
  - ✓ 多形核中性粒细胞（PMN）>250/mm³（敏感性和特异性均>90%）
  - ✓ 腹水革兰染色：阳性率 5%~20%
  - ✓ 腹水培养（血培养瓶法）：G⁻杆菌 70%、G⁺球菌 30%
  - ✓ 常见病原菌：E. coli、肺炎克雷伯杆菌、肺炎链球菌、肠球菌；厌氧菌极少
- 治疗
  - ✓ 补充白蛋白：1.5g/kg 诊断当日，1g/kg 治疗第 3 日，可降低

肾衰发生率，改善预后

✓ 经验性抗生素：头孢噻肟 2g iv q8h（或阿莫西林/克拉维酸）×2d→重复腹穿→PMN 计数下降 25% 提示有效→疗程 5~7d；若无效，更换抗生素

✓ 预防性抗生素

 * 既往 SBP 门诊患者：环丙沙星 750mg po 1 次/周

 * 高危住院患者（腹水总蛋白<15g/L+Na<130mmol/L，Cr>1.2μmol/L 或 Child-Pugh B 级）：诺氟沙星 400mg qd 或 TMP-SMX 1# qd

 * 肝硬化合并 GIB：给予 iv 头孢噻肟至 GIB 控制后→诺氟沙星 400mg bid×7d

8. 胃底食管静脉曲张

• UGIB 1 级预防：非选择性 β 受体阻滞剂，普萘洛尔，使 HR↓25%，出血风险↓≈50%±死亡率↓；内镜下套扎（EBL）作用与 β 受体阻滞剂相当

• UGIB 2 级预防：β 受体阻滞剂+ EBL 优于单用；难治→TIPS 或肝移植

• UGIB：见消化道出血

9. 凝血功能异常/血小板减少：仅在有出血表现（如 GIB 等）时需要纠正

10. 暴发性肝衰：见重症医学：急性肝衰竭

N Engl J Med 2004, 350：16；
Am J Gastro 2009, 4：993
Hepatology 2009, 49：2087

■ 腹水

1. 鉴别诊断
- 静水压升高（门脉高压，门静脉压力梯度>5mmHg）
  - ✓ 肝前性：门脉血栓/瘤栓、区域性门脉高压
  - ✓ 肝性：肝硬化、肝癌、肝小静脉闭塞
  - ✓ 肝后性：布-加综合征、右心衰、缩窄性心包炎
- 血渗透压降低：低白蛋白血症
- 毛细血管通透性增加：结核、肿瘤
- 混合性：胰腺炎

2. 血清-腹水白蛋白梯度（SAAG）
- SAAG =血清［ALB］-腹水［ALB］：≥11g/L 为门脉高压性腹水（特异性97%）；
  - ✓ 若门脉高压+其他原因，SAAG 仍≥11g/L
  - ✓ 若诊断肝硬化的患者 SAAG<11g/L，但并未找到其他腹水病因，考虑腹水仅为肝硬化引起
  - ✓ 腹水 TP>25g/L 且 SAAG≥11g/L：心源性腹水（与肝硬化鉴别）

门脉高压性腹水	非门脉高压性腹水
• 肝硬化、酒精性肝炎、肝癌、妊娠脂肪肝、暴发性肝衰、肝小静脉闭塞	• 肿瘤：腹膜、妇科、肠道
• 布-加综合征、右心衰、缩窄性心包炎	• 炎症：结核、肠穿孔/梗阻/缺血
• 门静脉血栓/瘤栓、区域性门脉高压	• 胰源性/胆源性腹水
• 黏液水肿	• 低白蛋白血症：肾病综合征、失蛋白性肠病
	• CTD
	• 高嗜酸细胞综合征

3. 腹水检查
- 移动性浊音：>1500ml；超声可发现>100ml 的腹水
- ADA：有助于结核诊断
- AMY：胰腺炎、肠穿孔
- TG：乳糜腹水
- Bil：胆瘘

4. 治疗
- 非门脉高压性腹水：治疗原发病为主
- 门脉高压性腹水
  - ✓ 建议限钠≤2g/d，低钠血症需限水≤1000ml/d

✓ 利尿：螺内酯+呋塞米（剂量 5：2）。每 2~3d 增加剂量，呋塞米 ≤ 160mg/d；螺内酯 ≤ 400mg/d；使患者体重下降 ≤0.5kg/d

✓ 难治性腹水：引流腹水 5L+补充白蛋白（每升补充 8g）

• 不同类型门脉高压性腹水处理方案

Na（mmol/L）	≥126	121~125	121~125	≤120
Cr（μmol/L）	正常	正常	>120	正常或升高
处理	利尿	限 Na 谨慎利尿	扩容 停止利尿	限 Na 腹穿+白蛋白

5. 细菌性腹膜炎

• 定义及分类

分类	PMN/mm^3	腹水培养
无菌性	<250	−
自发性细菌性腹膜炎（SBP）	>250	+
继发性腹膜炎	>250	+混合感染
腹透相关性腹膜炎	>50	+
培养阴性的中性粒细胞腹水（CNNA）	>250	−
非中性粒细胞细菌性腹水（NNBA）	<250	+

✓ SBP/CNNA：多见于肝硬化

✓ NNBA：常不需治疗，密切随诊，仅在持续培养（+）时治疗

✓ 继发性：腹腔内脓肿/肠穿孔→多为混合感染；腹水 TP > 10g/L，GLU<50mg/dl，LDH>225U/L，CEA>5，ALP>240U/L；抗生素需联合抗厌氧菌

✓ 腹透相关：70%G$^+$，30%G$^-$

Dig Dis 2005, 23：30；
Gut 2006, 55：1
Am J Gastro 2009, 104：1401

■ 急性胰腺炎

1. 病因

常见	不常见
<ul><li>胆石症</li><li>酒精</li><li>高脂血症（TG）</li><li>ERCP</li></ul>	<ul><li>解剖或遗传因素：乳头肌功能不良、乳头旁憩室、胰腺分裂症、α1-抗胰蛋白酶缺乏、胰腺肿瘤</li><li>药物：化疗药如门冬酰胺酶、硫唑嘌呤、抗反转录病毒药、噻嗪类、呋塞米、磺胺</li><li>感染：柯萨奇病毒、腮腺炎病毒、CMV、EBV、HIV、HAV、蛔虫</li><li>免疫：自身免疫性胰腺炎、PBC、SLE、干燥综合征</li><li>高钙血症</li><li>外伤</li></ul>

2. 诊断要点

- **血清淀粉酶和脂肪酶**
  - ✓ ↑>3 倍正常上限有利于诊断 AP，但↑程度与病情无相关
  - ✓ 脂肪酶↑持续时间较淀粉酶长，特异性较高
  - ✓ 约 25% 的 AP 淀粉酶正常
  - ✓ 假（-）：慢性胰腺炎急性发作（如酒精性）；高 TG 血症（↓淀粉酶活性）

    假（+）：穿孔、缺血性肠病、酸中毒、肾衰、巨淀粉酶血症、唾液腺疾病（淀粉酶）、头颅外伤及肝素治疗（脂肪酶）
  - ✓ 淀粉酶发病 2~12h 升高，持续 3~5d；诊断 AP 后淀粉酶持续↑需考虑：病情反复、胰腺局部并发症、肾功能不全、巨淀粉酶血症

- **影像学检查**
  - ✓ 超声：常因肠胀气而难以观察胰腺，但有助于了解有无胆系异常，对远端胆管结石不敏感
  - ✓ CT：有助于确诊 AP
  - ✓ 胰腺薄扫 CT+增强（起病 72h 后）有助于 AP 分级（起病时做↑胰腺坏死）
  - ✓ MRI/MRCP：胆源性、解剖异常
  - ✓ EUS：有助于发现隐藏的胆系疾病（微胆石），敏感性和特异性最强
- CRP：发病 48h 后>150mg/L，提示胰腺坏死
- 高脂血症性 AP：血甘油三酯（TG）≥11.3mmol/L

- AP 分型

	轻症胰腺炎（MAP）	重症胰腺炎（SAP）
器官衰竭	无	有
局部并发症	无	有
RANSON 标准	符合<3 条	符合≥3 条
APACHE Ⅱ评分	<8 分	≥8 分
CT 分级	A、B、C 级	D、E 级

3. 治疗
- 判断病情为 MAP 还是 SAP，SAP 需入 ICU/MICU
- 仔细观察：生命体征、神志、呼吸情况、腹部体征、尿量等；警惕休克、脑病、ARDS 和 ARF 等 SAP 并发症
- **吸氧，禁食水**；鼻胃管引流仅用于明显恶心/呕吐的患者
- **充分补液**：体液易转移和潴留在第三间隙，前 24h 内往往需要补充 4000ml 液体，可适当补充胶体
- **镇痛**：哌替啶（杜冷丁）；芬太尼也可选；不推荐吗啡（可引起 Oddi 括约肌痉挛，但目前尚无明确证据禁用吗啡）及胆碱能拮抗剂如阿托品、山莨菪碱（可加重肠麻痹）
- 及早给予促肠道动力药物（大黄、硫酸镁）、微生态制剂
- **营养**：尽早开始肠内营养
  - ✓ 时机：4~5d 后腹痛缓解，无需使用镇痛剂；腹部压痛明显减轻，肠鸣音恢复；患者有饥饿主诉；不必等到淀粉酶正常，根据患者主观感受饮食过渡
  - ✓ MAP：禁食≤7d 的患者症状缓解可直接开始经口进食
  - ✓ SAP：推荐早期（5~7d）置入空肠营养管开始肠内营养，选择要素膳或短肽类肠内营养制剂
  - ✓ 恢复饮食早期是否限制脂肪摄入目前无定论
  - ✓ 注意血糖监测及控制
  - ✓ 高脂血症性 AP：72h 内禁用脂肪乳剂；早期持续静脉泵入胰岛素、肝素可显著降低 TG；血浆置换
- **预防性抗生素**
  - ✓ 适应证：胆源性 MAP、SAP 合并感染者（CT 胰腺坏死面积>30%）
  - ✓ 可选择喹诺酮类+甲硝唑、三代头孢+甲硝唑、美罗培南，疗程≤14d
- **发热处理**
  - ✓ 早期常有中度发热
  - ✓ 经验性抗生素首选美罗培南，疗程 7~14d

- ✓ 高热、畏寒留取血培养，持续发热考虑胰腺细针穿刺和胰腺薄扫 CT
- ✓ 胰腺有感染性坏死并有脓毒血症表现需要介入/外科干预（常在 2 周后）
- **胰腺外分泌抑制剂和胰酶抑制剂**
  - ✓ 奥曲肽 0.1mg q8h，不降低 SAP 病死率
  - ✓ 胰酶抑制剂（加贝酯）可减少并发症，但不降低病死率
- **急诊 ERCP 指征**：急性胆源性胰腺炎，持续胆道梗阻合并胆管炎者
- **假性囊肿**：腹痛持续不缓解，AMY/LIP 持续↑需警惕；>6cm 或>6 周不吸收+腹痛→内镜/介入/外科引流

4. Ranson 标准

入院时			入院 48h 后		
非胆源性胰腺炎			**非胆源性胰腺炎**		
• 年龄>55			• Hct↓>10%		
• WBC>16×10^9/L			• BUN↑>1.79mmol/L		
• 血糖>11.1mmol/L			• Ca<2mmol/L		
• LDH>350U/L			• PaO$_2$<60mmHg		
• AST>250U/L			• 碱缺乏>4mmol		
			• 液体需要>6L		
胆源性胰腺炎			**胆源性胰腺炎**		
• 年龄>70			• Hct↓>10%		
• WBC>18×10^9/L			• BUN↑>0.71mmol/L		
• 血糖>12.2mmol/L			• Ca<2mmol/L		
• LDH>400U/L			• 碱缺乏>6mmol		
• AST>250U/L			• 液体需要>4L		
符合标准	1~2 条		3~4 条		≥6 条
病死率	1%		15%		≈100%

5. CT 分级标准

CT 表现	分级	评分
正常	A	0
胰腺实质改变，腺体局部或弥漫性肿大	B	1
胰腺实质或周围炎性改变，胰周轻度渗出	C	2
胰周明显渗出，胰腺内或胰周单个区域积液	D	3
胰腺内外广泛积液，胰腺和脂肪坏死，胰腺脓肿	E	4

坏死面积评分： <33%　2分；33%~50%　4分；>50%　6分

总分与病死率：　3%　0~3分；6%　4~6分；17%　7~10分

6. 其他评分系统

- HAPS：入院时无腹部压痛或反跳痛+正常 Hct、Cr 提示非 SAP（准确率 98%）
- BISAP：入院时 BUN>25，Glasgow<15，SIRS，年龄>60 及胸腔积液（共 5 分）提示↑死亡率
- APACHE Ⅱ

7. 预后

- MAP：多预后良好
- SAP：病死率呈两个高峰-发病第 1 周（脏器功能衰竭）、2~6 周（胰腺坏死及感染）

中华内科杂志 2004，43（3）：236；
Gastroenterology 2007，132：2019
Lancet 2008，371：143

■ 肠内和肠外营养

1. 营养和营养风险评估

- 营养不良：BMI < 18.5 kg/m², 体重↓ > 5%/月或 > 10%/6月，血清白蛋白、前白蛋白、转铁蛋白↓，血淋巴细胞计数↓
- 营养风险：NRS2002 评分（针对成年住院患者）≥ 3 分，存在营养风险，需营养支持治疗

2. 禁忌证与适应证

- 原则：只要胃肠道允许，尽可能选择肠内营养（If the gut works, use it）
- EN 禁忌证：血流动力学不稳定 + 容量未复苏，肠梗阻，消化道大出血，肠缺血，腹膜炎，严重吸收不良综合征，小肠广泛切除术后
- EN 适应证：无 EN 禁忌，早期（48h 内）EN
- PN 禁忌证：血流动力学尚不稳定（如感染性休克、心源性休克）；可肠内营养或预计 5 天内可恢复胃肠功能者；严重高血糖、严重电解质紊乱、容量负荷过重者
- PN 适应证：胃肠道功能障碍或衰竭者（PN 适应证 = EN 禁忌证）；存在营养不良者，可早期 PN

3. 肠外营养（PN）与肠内营养（EN）的比较

	EN	PN
优点	保留消化和免疫功能，花费↓，感染↓，应激性溃疡和消化道出血↓	作为 EN 禁忌时的替代
缺点	误吸、腹泻、对消化道有一定要求	需要静脉通路、消化道黏膜屏障功能↓、感染↑、严重并发症↑

4. EN 和 PN 的临床策略

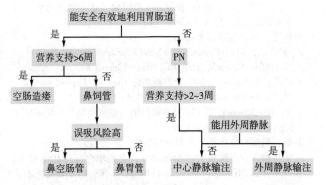

235

5. PN 的应用方法

- **液体需求**：正常情况下 30~40ml/（kg·d）
- **热量计算**：
  - ✓ 计量体重（Dose Weight）：若 BMI<29.9kg/m², 按实际体重（ABW）计；若 BMI ≥ 30.0kg/m², 计量体重 = 标准体重（IBW）+0.25×（ABW-IBW）
  - ✓ 热量需求（非蛋白热卡）：一般患者 25~30kcal/（kg·d），重症患者可从 18kcal/（kg·d）初始治疗，应激及烧伤患者可 35~40kcal/（kg·d）
  - ✓ 非蛋白热卡=葡萄糖（g）×4kcal/g+脂肪（g）×9kcal/g
- **氨基酸**：
  - ✓ 需要量：一般患者：0.8~1.2g/（kg·d），重症患者：1.2~1.5g/（kg·d），烧伤患者：2g/（kg·d）
  - ✓ 种类：一般患者：复方氨基酸 18AA，乐凡命（8.5%，氮量 14g/L）；肝病患者：复方氨基酸 15AA，减少芳香族氨基酸；肾病患者：必需氨基酸 9AA，减少肾脏负担
  - ✓ 谷氨酸盐：丙氨酰谷氨酰胺，胃肠黏膜上皮所需燃料，1.5~2.0ml/（kg·d）
  - ✓ 热氮比：氮（g）：非蛋白热量（kcal）≈1：150
  - ✓ 氨基酸（g）换算成氮（g）：蛋白质 or 氨基酸（g）/6.25
- **葡萄糖** [2~4g/（kg·d）]：
  - ✓ 约占非蛋白热卡的 50%~70%，COPD 患者应减少该比例
  - ✓ 给予胰岛素防止血糖过高：1U 胰岛素 = 4~6g 葡萄糖
- **脂肪** [1~1.5g/（kg·d）]：
  - ✓ 约占非蛋白热卡的 30%~50%，COPD 患者应增加该比例
  - ✓ 种类：长链脂肪乳（LCT）：英脱利匹特（C14~24）；中长链脂肪乳（MCT/LCT 物理混合）：力能（C6~24），力保肪宁（C8~24）；结构脂肪乳（MCT/LCT 化学混合，血脂变化平稳）：力文（C6~24）；长链 ω-3 脂肪酸（重症患者有助于减少炎症反应）：尤文 1~2ml/（kg·d）
- **电解质**（每日生理需要量）：
  - ✓ Na^+/Cl^-：80~100mmol，0.9%NaCl 500ml=77mmol NaCl
  - ✓ K^+：60~150mmol，15% KCl 10ml=20mmol K
  - ✓ Ca^{2+}：5~10mmol，10%葡萄糖酸钙 10ml=2.32mmol Ca
  - ✓ Mg^{2+}：8~12mmol，10% $MgSO_4$ 10ml=4mmol Mg
  - ✓ P：10~30mmol，2.16g 甘油磷酸钠（格列福斯）= 10mmol P（建议加入氨基酸溶液中）
- **其他**：脂溶性维生素、水溶性维生素、微量元素
- **配置与输入**：应配置为混合液输注，避免单个成分相继输入；经外周静脉 PN<2 周，渗透压<1200mOsm/L；PVC 材质输液袋

对胰岛素有吸附，注意定期混匀液体

6. EN 的应用方法

- 热量计算同 PN
- 种类：

  ✓ 非要素膳：以整蛋白为氮源，渗透压接近等渗。①匀浆膳；②不含纤维素：安素（4.5kcal/g，250kcal/6 勺）、瑞素、瑞高；③含纤维素：能全力、瑞代、瑞能；④疾病相关：瑞高（1.5kcal/ml，富含蛋白，低蛋白血症适用），瑞代（0.9kcal/ml，糖尿病适用），瑞能（1.3kcal/ml，富含 ω-3 脂肪酸，肿瘤/呼吸患者适用）

  ✓ 要素膳：①以水解蛋白为氮源：适用于胃肠消化功能不全者，百普力、百普素，渗透压 400mOsm/L；②氨基酸为氮源：适用于胃肠消化功能障碍者，维沃（80.4g+250ml 水至 300ml，1kcal/ml），渗透压 610mOsm/L

  ✓ 特殊类型：①先天性代谢缺陷病专用肠内营养：无苯丙氨酸、低支链氨基酸、无组氨酸；②肝衰竭、肾衰竭专用

- 输入速度：初始时使用等渗液，25~50ml/h，500ml/d。能耐受后每 8~12h 递增 25ml/h，然后增加浓度。不要同时加量和增加浓度，每次调整有适应期，逐渐增加至全浓度和全量

- 注意事项：

  ✓ 为防止误吸，将病床抬高 45 度或尽量接近 45 度

  ✓ 含膳食纤维的肠内营养剂易堵管，每 4 小时用 20~30ml 温水冲洗导管

7. 并发症

- EN

  ✓ 胃肠道并发症（20%）：腹胀、腹泻，减慢输注速度

  ✓ 非胃肠道或机械并发症：误吸、导管梗阻、黏膜机械性损伤

- PN

  ✓ 导管相关并发症：见重症医学：中心静脉导管

  ✓ 代谢并发症：高血糖，高渗性脱水，代谢性酸中毒，氮质血症，电解质紊乱（高磷，低钾，低镁，低锌，低铜），肝功受损，非结石性胆囊炎

  ✓ 胃肠道黏膜萎缩→屏障功能下降→细菌移位→感染

ClinNutr 2009, 28：415

JPEN J Parenter Enteral Nutr MAY-JUNE 2009 33：277-316

临床诊疗指南：肠外肠内营养学分册

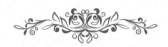

水电解质平衡

■ 快速判读 ABG

1. 确定原发酸碱平衡紊乱

紊乱类型	pH	PaCO₂	HCO₃	紊乱类型	pH	PaCO₂	HCO₃
呼碱	>7.43	<40		代碱	>7.43		>24
呼酸	<7.37	>40		代酸	<7.37		<24

- **pH 和/或 PaCO₂ 异常**：必存在酸碱平衡紊乱
  - ✓ pH 及 PaCO₂ 同时升高/降低：代谢性
  - ✓ pH 及 PaCO₂ 变化相反：呼吸性
- **pH 或 PaCO₂ 之一异常**：混合型酸碱平衡紊乱

pH	PaCO₂	紊乱类型	pH	PaCO₂	紊乱类型
7.40	<40	呼碱合并代酸	>7.43	40	代碱合并呼酸
7.40	>40	呼酸合并代碱	<7.37	40	代酸合并呼碱

2. 评价代偿反应，明确有否混合紊乱

紊乱类型	代偿公式	其他代偿公式
● 代酸	$PaCO_2 \downarrow = 1.25 \times \Delta [HCO_3]$	$PaCO_2 = 1.5 \times [HCO_3] + 8$
● 代碱	$PaCO_2 \uparrow = 0.75 \times \Delta [HCO_3]$	$PaCO_2 = 0.7 \times [HCO_3] + 21$
● 急性呼酸	$pH \downarrow = 0.008 \times \Delta PaCO_2$	$[HCO_3] \uparrow = 0.1 \times \Delta PaCO_2$
● 慢性呼酸	$pH \downarrow = 0.003 \times \Delta PaCO_2$	$[HCO_3] \uparrow = 0.4 \times \Delta PaCO_2$
● 急性呼碱	$pH \uparrow = 0.008 \times \Delta PaCO_2$	$[HCO_3] \downarrow = 0.2 \times \Delta PaCO_2$
● 慢性呼碱	$pH \uparrow = 0.003 \times \Delta PaCO_2$	$[HCO_3] \downarrow = 0.4 \times \Delta PaCO_2$

- **"矫枉不过正"**：代偿机制不能将 pH 纠正至正常，除非合并其他类型酸碱紊乱；不可能出现呼酸合并呼碱
- **肾脏代偿**：6~12 小时后开始，数天内完成
- **呼吸代偿**：数分钟内完成

3. 计算阴离子间隙 $AG = [Na] - [Cl] - [HCO_3]$

- Alb↓时 AG 正常范围下降；
- **校正 AG** = AG 测定值+0.25× [45-Alb (g/L)]；只有在排除了 Alb 的影响后，AG 才能作为非滴定酸增加的可靠指标；
- 高 AG 代酸常见原因：乳酸中毒；DKA/AKA；ESRD；毒物/

水电解质平衡

241

药物

- 正常 AG 代酸常见原因：腹泻、等张溶液输注
- Gap-Gap＝（AG 测定值−12）／（24−HCO_3 测定值）
  - ✓ DKA：早期为高 AG 代酸；经大量 NS 输注后为高氯代酸；Gap-Gap<1
  - ✓ 代酸+胃肠减压/利尿剂：代酸合并代碱，Gap-Gap>2
- 碱缺乏（碱剩余的负值）：可提示组织氧合障碍（失血或外伤）；治疗后纠正则提示预后良好

4. 严重酸碱紊乱对人体的影响

	严重酸中毒（pH<7.2）	严重碱中毒（pH>7.6）
• 心血管	CO↓↑、BP↓、心律失常风险↑、对儿茶酚胺药物反应减弱	冠脉血流↓、心律失常↑
• 呼吸	通气↑；呼吸肌肌力减弱	通气↓
• 代谢	K↑	K/Ca/Mg/P↓
• 神经系统	意识障碍	意识障碍、痫性发作

N Engl J Med 1998, 338：26，107
The ICU Book, 4th Edition, P587

水电解质平衡

■ 代谢性酸中毒

1. 数据整理

- VS、Hx、ABG、Alb、Cr、BUN、GLU、血电解质、U_{KET}、LA, URT
- 计算阴离子间隙（Anion Gap）AG = [Na] − [Cl] − [HCO_3]
- 校正 AG = AG 测定值 + 0.25 × [45−Alb (g/L)]

2. 高 AG 代酸的病因

● 酮症酸中毒	● DM，酒精中毒，饥饿
● 乳酸性酸中毒	✓ A型：有组织缺氧（循环或呼吸衰竭、脓毒血症、CO中毒、缺血性肠病、氰化物中毒） ✓ B型：无组织缺氧（恶性肿瘤、酒精、二甲双胍、水杨酸、NRTIs）
● 肾功能不全	ESRD
● 毒物/药物摄入	甲醇、水杨酸、对乙酰氨基酚、异烟肼、三聚乙酰醛、乙二醇

3. AG 正常（高氯性）代酸的病因

- 腹泻
- NS 输注（高血氯→HCO_3 排出增多）
- 噻嗪类利尿药
- 肾上腺皮质功能不全（Addison 综合征.；糖皮质激素停药不当）
- RTA（I/IV）
- 早期肾衰（产氨障碍）
- 输尿管造瘘、肠瘘、胰瘘

水电解质平衡

243

4. 代酸的诊断流程

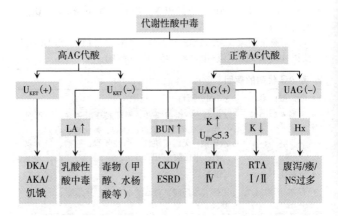

5. 处理流程

- **DKA**
  - ✓ 胰岛素: 0.1U/kg iv st; 0.1U/kg/h 持续静脉泵入; HCO_3 升至 16mmol 时减速 50%
  - ✓ 补液: 0.9% NS 1L/h 前 2 小时; 0.45% NaCl 溶液 500ml/h; 补液总量: 50~100ml/kg
  - ✓ 补充碳酸氢钠: 不推荐
  - ✓ 补磷: 如 PO_4 低于 1.0mg/dl (0.11mmol/L), 在 4 小时内补充 7.7mg/kg
  - ✓ 补钾: 严密监测血钾; 注意同时补镁

目前血钾浓度 (mmol/L)	接下来 1h 内 补钾量	目前血钾浓度 (mmol/L)	接下来 1h 内 补钾量
<3	40mmol (3g)	5~6	10mmol (0.75g)
3~4	30mmol (2.25g)	>6	0
4~5	20mmol (1.5g)		

  - ✓ 监测 ABG: 后期 Gap-Gap 可能低于 1, 高 AG 代酸合并高氯代酸
- **乳酸性酸中毒**: 治疗原发病; 碳酸氢钠无益; 避免血管收缩药物

- AKA：输注含糖溶液至酮体转阴
- **乙二醇、甲醇中毒**：甲吡唑，Vit B_6（乙二醇），叶酸（甲醇）；HD
- ESRD：HD

The ICU Book, 4th Edition, P601

NEJM 2009; 360: 221

水电解质平衡

■ 代谢性碱中毒

1. 为了保持体液的电中性，HCO_3 的变化依靠 Cl 的变化来抵消；血氯的变化对代碱的发生及纠正至关重要

2. **代谢性碱中毒分型**：测定尿氯，U_{Cl} 20mmol 为分界

类型	病因
● 补氯治疗有效 $U_{Cl}<15$mmol	✓ **胃肠减压、呕吐**：丢失氢及氯离子；低氯血症是关键 ✓ **使用利尿剂**（早期可导致尿氯升高，但最终发展为补氯治疗有效的代碱）：利尿剂引起尿液排钠、氯及镁增多 ✓ **高碳酸血症纠正过快、肌松剂、囊性纤维化**
● 补氯治疗无效 $U_{Cl}>25$mmol	✓ **血压升高**：原发性/继发性醛固酮增多症（肾血管疾病、分泌肾素的肿瘤）；Cushing 综合征、Liddle's 综合征 ✓ **血压正常**：严重低钾血症、外源性输入碱性药物、Barter 综合征，Gitelman 综合征

3. **临床表现**
● 意识障碍：较呼碱少见
● 低通气：多在 $HCO_3>35$mmol 时发生
● 组织氧供恶化：pH>7.6 时

4. **处理流程**
● **补氯治疗是主要措施**：
   ✓ 第 1 步计算氯缺乏量：Cl 缺乏量（mmol）= 0.2×体重（kg）× [100-Cl（mmol）]
   ✓ 第 2 步计算所需 0.9%NS 量：NS 量（L）= Cl 缺乏量/154
   ✓ 示例：体重 70kg，血 Cl 80mmol，所需 NS 量 = 0.2×70×（100-80）/154 = 1.8L
● **补充氯化钾**：不能纠正低氯；同时补镁情况下纠正可能合并的低钾血症
● HCl：风险高（组织坏死），需经中心静脉输注
● 必须实施胃肠减压者：PPI（但会以增加 NaCl 分泌为代价，也会引起低氯）
● **补氯无效型代碱**：治疗基础疾病；乙酰唑胺（Acetazolamide，排钠↑、排 HCO_3↑，利尿并纠正碱中毒）

The ICU Book, 4th Edition, P619
J Am Soc Nephrol 2000；11：360-375

水电解质平衡

■ 呼吸性酸中毒

病因	具体情况
• CNS 抑制	✓ 镇静药物 ✓ 颅脑外伤 ✓ 高碳酸血症时 PaO_2 过高（呼吸驱动下降）
• 神经肌肉疾病	✓ MG、GBS ✓ 脊髓灰质炎、ALS、肌萎缩 ✓ 严重低磷血症
• 上气道疾病	✓ 急性气道梗阻、喉头痉挛 ✓ OSAHS ✓ 气管插管插入食管
• 下气道疾病	✓ 哮喘、COPD
• 肺实质疾病	✓ 肺炎、肺水肿、限制性肺病、ILD（低氧及呼吸频率增快导致的呼吸肌疲劳）
• 胸廓异常	✓ 气胸、胸廓塌陷、脊柱侧弯
• 治疗相关	✓ 酸血症输注碳酸氢钠后未相应增加分钟通气量

水电解质平衡

■ 呼吸性碱中毒

1. 病因

● 低氧（通气增加）	● 肺炎、肺水肿、PE、限制性肺病
● 原发性高通气	● CNS 疾病：疼痛、焦虑 ● 药物：水杨酸类药物、孕酮 ● 妊娠、脓毒血症、肝衰竭

2. **注意**：呼吸性碱中毒更容易诱发意识障碍（对 CSF 的酸碱平衡影响更大）、对组织供氧的影响更大

水电解质平衡

■ 低钠血症

1. **定义**：静脉血清 Na<135mmol/L
- 假性低钠：严重高脂血症或高蛋白血症（Na↑但渗透压正常）
- ABG 中 Na 一般比静脉血清 Na 低 5mmol 左右

2. **临床表现**
- 代谢性脑病：神志改变、癫痫、昏迷、头痛、肌肉痉挛；
- 可伴 ARDS 或急性呼吸暂停

3. **容量判断**：VS、体位变化时 VS 变化、JVP、皮肤弹性、黏膜、外周水肿、BUN、Cr、UA、Hx；明确容量不足、正常或过多

4. **诊断流程**

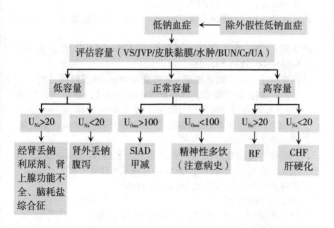

5. **处理**
- 选择纠正方案

	容量不足	容量正常	容量过多
举例	腹泻	SIAD	心衰
无症状	NS	限水≤1L/d；NS	限水 1.0~1.5L/d；呋塞米
有症状	3% NaCl	3%NaCl+呋塞米，禁止输入 NS	呋塞米+/-透析；托伐普坦 禁止输入 3%NaCl

- 计算钠缺乏量及纠正时间

- ✓ 钠缺乏量（mmol）= TBW（L）×（130−血 Na）

  = 体重（kg）×0.6（女性 0.5）×（130−血 Na）
- ✓ 纠正时间 T（h）≥（130−血 Na）/0.5
- ✓ 举例：60kg 女性目前血 Na120mmol/L

  钠缺乏量 = 60×0.5×（130−120）= 300mmol；纠正时间<u>不短于 20 小时</u>
- 制定补钠方案
  - ✓ 原则：Na↑速度≤0.5mmol/h（12mmol/24h）
  - ✓ 低钠导致严重 CNS 症状时：血钠升高速度可加快至 1~2mmol/h，每 2~3h 评价一次，症状缓解后速度减半
  - ✓ 计算液体总量

    钠浓度：154mmol/L（0.9%NaCl）；

    184mmol/L（0.9% NaCl 500ml+10ml10% NaCl）

    513mmol/L（3% NaCl）
  - ✓ 总液量（L）= 钠缺乏量（mmol）/输入液体钠浓度（mmol/L）
  - ✓ 举例：60kg 女性腹泻，目前血 Na120mmol，补液总量 3% NaCl = 300/513 = 585ml
  - ✓ 计算输注速率：**输注速率=总液量（ml）/纠正时间（h）**
  - ✓ 举例：60kg 女性腹泻，目前血 Na120mmol/L，最短纠正时间 20h，补液总量 3% NaCl 585ml；最大输注速率为 585/20 = 29ml/h；如使用 NS 则补液总量为 300/154 = 1940ml；最大输注速率为 97ml/hr
  - ✓ 如出现严重症状需快速纠正（血钠上升速度 1mmol/hr），则前 3 个小时内需输注的 3%NaCl 总液量 = TBW×3/513 = 180ml
  - ✓ 静脉补钠治疗目标值血 Na≤130mmol
- 补钠治疗的副作用
  - ✓ 慢性低钠纠正时易出现、纠正过快时易出现
  - ✓ 脱髓鞘损伤：脑桥髓鞘溶解、垂体损伤、动眼神经麻痹
  - ✓ **多不可逆，应尽量避免**（保证足够长的纠正时间是关键！）

6. 抗利尿不当综合征

- 诊断
  - ✓ 除外性诊断
  - ✓ 血钠低，尿钠>20 且血尿酸↓
  - ✓ 肾脏可平衡 ADH 过度分泌所引起的水重吸收增多，故患者多无水肿
  - ✓ 肾上腺皮质功能正常
- 病因
  - ✓ 肿瘤：最常见于 SCLC

- ✓ CNS：脑血管病、肿瘤、感染、外伤、GBS
- ✓ 肺病：肺炎、TB、呼吸衰竭
- ✓ 药物：卡马西平、CTX、加压素、缩宫素、阿片类
- 治疗
  - ✓ 限水
  - ✓ 治疗原发病
  - ✓ 3% NaCl+/- 呋塞米
  - ✓ 口服盐片
  - ✓ 托伐普坦（难治性）

N Engl J Med 2000, 342：1581
N Engl J Med 2007, 356：2064
The ICU Book, 4th Edition, P664

■ 高钠血症

1. 定义：血清 Na>145mmol/L

- 大多因脱水或水摄入不足造成（可能缺钠），极少数由摄入钠过多（NaCl 或 $NaHCO_3$ 输注）所致
- 高钠对口渴中枢刺激强烈，可自主饮水者极少发生高钠血症
- 高危人群：气管插管、意识障碍、老年、婴儿

2. 临床表现

- 高钠性脑病：呼吸深快、疲乏、烦躁不安、失眠、神志改变、昏迷

3. 诊断流程

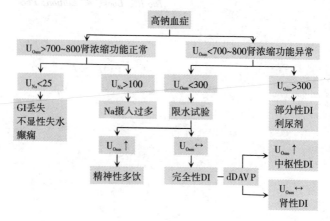

4. 处理

- 选择治疗方案

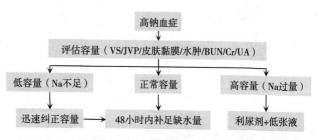

- 纠正容量：5% Alb 溶液；6%羟乙基淀粉；0.9% NaCl（维持血压稳定及灌注充分）
- 计算缺水量
  ✓ 自由水缺乏量（L）=［Na/140 - 1］×体重×0.6（女性0.5）
  ✓ 70kg 男性，水缺乏量（L）=［Na-140］/3
- 制定补水方案
  ✓（推荐）尽量恢复经口/胃管/空肠营养管进水，每日≥1L
  ✓ 血 Na 降低速率不超过 0.5mmol/（L·h）
  ✓ 预测值可靠性差；密切监测血 Na 变化

制剂	水量（ml）	Na 量（mmol）	Na↓（mmol/L）	所需量（L）	最大输注速率
1L 5%GS	1000	0	3.7	6.6	135ml/hr
1L 1/4 NS	750	38	2.9	9	170 ml/hr
1L 1/2 NS	500	77	2	13	250 ml/hr

Na 及所需液量计算均以 70kg 男性血 Na 160mmol 为例：
每补 1L 液可纠正 Na=［血 Na-液 Na］/（TBW+1）≈2×［血 Na-液 Na］/体重

  ✓ 补水治疗的副作用：脑水肿
- **DI 的治疗**
  ✓ 中枢性 DI：dDAVP
  ✓ 肾性 DI：治疗基础疾病；限盐饮食；噻嗪类利尿剂
  ✓ 妊娠相关性 DI：dDAVP

N Engl J Med 2000, 342: 1493;
The ICU Book, 4th Edition, P657

N Engl J Med 2000, 342: 1493;
The ICU Book, 4th Edition, P657

■ 低钾血症

1. 定义

- 静脉血清 K < 3.5mmol/L；ABG 中的 K 一般比静脉血清 K 低 0.1~0.2mmol/L

2. 常见病因

消化道	肾脏	钾转运
• 钾摄入不足	• **血压不高**	• 碱中毒
• 钾丢失	• 药物（**利尿剂**、两性 B、庆大）	• 儿茶酚胺
• 腹泻	• 低镁血症	• 胰岛素
• 肠瘘	• Bartter 综合征（Henle 袢功能	• 周期性麻痹
• 肠梗阻	障碍 = 口服呋塞米）	• β_2受体激动剂
• 绒毛状腺瘤	• Giltelman 综合征（远曲小管功	• 急性造血 ↑
• 呕吐	能障碍 = 口服氢氯噻嗪）	（巨幼贫接受
	• 渗透性利尿	$VitB_{12}$治疗）
	• 酮症酸中毒	
	• RTA（Ⅱ型及部分Ⅰ型）	
	• 血压高	
	• 醛固酮增多症（原发和继发）	
	• 皮质醇增多症	
	• Liddle 综合征	

3. 临床表现

- **轻/中度（K 2.5~3.5mmol/L）**：肌无力、疲劳、抽搐、便秘、肠梗阻、多尿
- **重度（K<2.5mmol/L）**：软瘫、反射↓、CO_2潴留、手足搐搦、横纹肌溶解
- **ECG**（50%低血钾患者可见；均不特异）：
  ✓ U 波、T 波低平、ST 压低、QT 间期延长
  ✓ 室性逸搏（PVC/VT/VF）
  ✓ 高龄、有器质性心脏疾病、应用地高辛或其他抗心律失常药物更易出现

4. 诊断流程

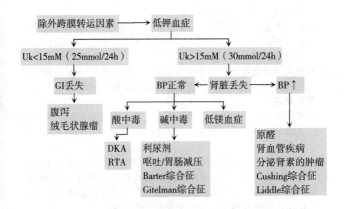

- 一旦明确低钾血症（需除外实验室检查错误），首先检查病史确认原因，往往很明显（恶心、呕吐、腹泻、利尿剂应用）
- 同时需要警惕低镁血症以及钾分布异常（治疗原则不同）
- 评估低钾血症临床表现：评估肌力、完善心电图（<2.5mmol/L 多存在肌无力或明显 ECG 改变，需要立即处理）
- 估计钾缺失总量（不适用 DKA、钾分布异常患者）

血清 K（mmol/L）	钾缺乏量（mmol）	15% KCl 量（ml）
3.0	175	87.5
2.5	350	175
2.0	470	235
1.5	700	350

5. 治疗

- 原则：预防和处理致命性并发症（心律失常、瘫痪、横纹肌溶解和呼吸肌麻痹），补钾，明确病因
- 补钾：对于肾脏及胃肠道丢失应立即补钾，对于钾转运障碍所致（低钾周期麻痹、胰岛素治疗），仅在出现严重并发症（瘫痪、横纹肌溶解、心律失常）时方补钾
  ✓ 轻度低钾者（3.0~3.4）：1.5~6.0g KCl/d，分 3~4 次口服
  ✓ 重度或有症状者（2.5~3.0）：静脉补钾，迅速纠正至 3.0 以上，开始每 2h 复查，随后每 4~6h 复查

- ✓ **制剂**：首选氯化钾（15% KCl 10ml 含 KCl 20mmol），氯化钾缓释片耐受较好（警惕消化性溃疡及 GIB）；枸橼酸钾口服液 10% 200g 含 K 182mmol
- ✓ **补钾速度**：通常 10~20mmol/h，外周静脉 ≤10mmol/h（疼痛、静脉炎），中心静脉 ≤20mmol/L，纠正至 3.0 以上后减速或改口服
- **增加高钾食物摄入**：如橙子及香蕉，补钾效果差（多为磷酸钾和枸橼酸钾，且含量低，香蕉钾含量约 0.9mEq/cm）
- **特殊情况**
  - ✓ **低镁血症**：低钾往往合并低镁，低镁加重肾脏丢钾，该类患者靠单纯补钾难以纠正，需查血 Mg，并予以补镁（见低镁血症）
  - ✓ **钾分布异常所致低钾**：尤其是甲亢相关低钾周期性麻痹患者，在补钾过程中容易出现反跳性高钾，并可能出现致死性高钾相关心律失常；大剂量口服或静脉应用普萘洛尔能够迅速纠正低钾及瘫痪，而不发生反跳性高钾
  - ✓ **肾功不全**：补钾须谨慎，"见尿补钾"
  - ✓ **酮症酸中毒**：纠酸不忘补钾，K <4.5mmol/L 即开始补钾（见代谢性酸中毒）；宜选用磷酸钾（可同时补充磷）

Emerg Med J. 2005；22（4）：269

N Engl J Med 1998，339：451

The ICU Book，4th *Edition*，P675

■ 高钾血症

1. 定义：血清 K>5.5mmol/L

- 假性高钾血症：溶血（血 K 测定值升高的标本中 20% 有溶血）、WBC ↑↑ (>50×10^9/L)、PLT ↑↑ (>1000×10^9/L)

2. 临床表现

- **症状**：乏力、恶心、心悸、麻痹；常常无症状，但可以心跳骤停首发
- ECG：K>6.0mmol/L 开始出现 V2~3 T 波高尖；>8.0mmol/L Ⅰ度AVB；>10mmol/L CBBB；>14mmol/L 室颤

3. 病因

钾排泄 ↓	钾转运 ↑	钾摄入 ↑
- 肾功能衰竭	- 酸中毒	- 输血
- 保钾利尿剂	- 横纹肌溶解	(3.1mmolK/1U RBC)
- 远端肾小管排钾 ↓	- 大面积烧伤	- 补钾药物
- 充血性心衰	- 严重创伤	
- 血容量不足	- 肠坏死	
- CsA	- 腹膜后出血	
- Ⅳ型 RTA	- 溶瘤综合征	
- 肾小管间质疾病	- β 受体阻滞剂	
- 糖尿病肾病	- 地高辛中毒	
- 醛固酮/皮质醇减少	- 琥珀酰胆碱	
- Addison 病	- 周期性麻痹	
- ACEI/ARB、NSAIDs		

4. 诊断流程

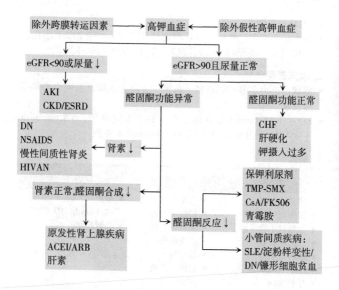

5. 治疗

- 治疗强度根据 K 水平及 ECG 表现制定
- 心电监护
- 监测血钾
- 钙剂可预防心脏事件，应作为起始治疗；特别是 K>7mmol/L 或出现 P 波消失、T 波高尖、QRS 延长等

措施	剂量	起效时间	备注
葡萄糖酸钙	10ml iv>3min 5min 后可重复一次	<3min	作用时间 30~60min
氯化钙	$CaCl_2$ 10 ml iv>3min	<3min	含钙量是 Ca-Glu 的 3 倍；用于循环不稳定患者
GS+胰岛素	50% GS 20ml+ 10U RI iv 或 10%GS 500ml + 10~16U RI iv	15~30min	一过性（60min）；可降 K 1mmol/L，转入细胞内

措施	剂量	起效时间	备注
碳酸氢钠	5% NaHCO$_3$ 125ml iv	15~30min	一过性（60min）；钙剂后不宜使用；RF中效果差
Beta2 受体激动剂	沙丁胺醇 20mg 雾化吸入	1~2h	一过性（2h）
树脂	30~90g po/pr	1~2h	可减少全身钾量（超过 6h）
利尿剂	呋塞米>40mg iv	30min	可减少全身钾量
血液透析			可减少全身钾量

• 地高辛中毒导致的高钾血症：硫酸镁 2g iv bolus；避免使用钙剂

The ICU Book, 4th *Edition*, *P679*
J Intensive Care Med 2005；*20*：*272*

■ 低钙血症

1. 定义

离子钙（Ca in ABG；具生物活性）<1.1mmol/L
或血清校正钙（mmol）= 测定 Ca（mmol）+0.02×［40-Alb（g/L）］<2.2mmol

2. 病因

类型	病因
• 甲旁减	✓ 手术、放疗 ✓ Wilson 病、含铁血黄素沉着症 ✓ 自身免疫性、遗传性 ✓ 低镁血症（PTH 合成及反应均↓，为顽固性低钙）
• 假性甲旁减	✓ PTH 抵抗（故 PTH↑）
• VitD 缺乏/抵抗	✓ 营养不良、日照缺乏 ✓ 肠道脂类吸收异常 ✓ 药物（抗惊厥药物、利福平、酮康唑、5-FU） ✓ 遗传性（1α 羟化酶，VDR 变异）
• CKD	✓ 1，25 双羟 VitD 合成↓、血 P↑
• 骨生成加快	✓ VitD 缺乏或 Paget 骨病治疗后 ✓ 成骨性骨转移癌（乳腺、前列腺多见）
• 钙异常分布/沉积	✓ 胰腺炎、输血（枸橼酸盐） ✓ 横纹肌溶解、溶瘤综合征、双膦酸盐治疗后 ✓ 碱中毒、休克
• 药物	✓ 呋塞米、氨基糖苷类、茶碱、肝素、西咪替丁

3. 临床表现

- 神经肌肉易激惹：手足搐搦、反射亢进、感觉麻痹、抽搐
- Chvostek 征：用止血带捆绑上肢 3min 后出现腕痉挛
- Trousseau 征：叩击耳前面神经时出现面肌收缩
- 心血管：低血压、CO↓、室性逸搏
- 佝偻病、骨痛：慢性低钙血症
- 肾性骨营养不良

4. 诊断流程

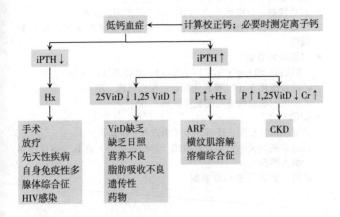

低钙血症 ← 计算校正钙；必要时测定离子钙

iPTH ↓ | iPTH ↑

Hx | 25VitD ↓ 1,25 VitD ↑ | P ↑ +Hx | P ↑ 1,25VitD ↓ Cr ↑

手术
放疗
先天性疾病
自身免疫性多
腺体综合征
HIV感染

VitD缺乏
缺乏日照
营养不良
脂肪吸收不良
遗传性
药物

ARF
横纹肌溶解
溶瘤综合征

CKD

5. 处理

• 评估病情，选择治疗方案

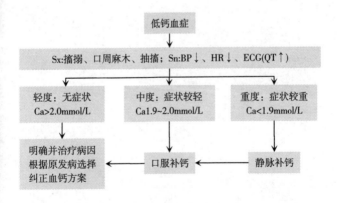

低钙血症

Sx:搐搦、口周麻木、抽搐；Sn:BP↓、HR↓、ECG(QT↑)

轻度：无症状
Ca>2.0mmol/L

中度：症状较轻
Ca1.9~2.0mmol/L

重度：症状较重
Ca<1.9mmol/L

明确并治疗病因
根据原发病选择
纠正血钙方案 ← 口服补钙 ← 静脉补钙

• **静脉补钙方案**
  ✓ 10% 葡萄糖酸钙 20ml 入 100ml NS/5%GS iv drip 20min（补充元素钙 180mg）；ΔCa 0.5mmol/L，维持 30min 左右
  ✓ 10% 葡萄糖酸钙 110ml 入 1000ml NS iv drip 50ml/h（补充元素钙 50mg/h）
• **补充镁剂**：MgSO$_4$ 1g 入 100ml NS iv drip 20min；或联合使用门

冬氨酸钾镁 60ml 入液

- 监测血钙（离子钙最佳），维持在正常值下限
- 症状控制、口服钙剂及 VitD 达足量后停用静脉补钙
- 注意：静脉钙剂可加重血管收缩，**在休克患者中使用需格外谨慎**
- **口服补钙方案**
    - ✓ 碳酸钙 500mg（元素钙 200mg）；维持剂量：1g tid
    - ✓ 联合服用 VitD（推荐使用起效较快的钙三醇）
    - ✓ 必要时联合噻嗪类避免高尿钙
- **CKD**
    - ✓ 降磷治疗重要：碳酸司维拉姆推荐；碳酸钙
    - ✓ 过多钙剂摄入可加重软组织（特别是血管）钙化，避免过多摄入钙剂
    - ✓ 钙三醇为首选 VitD 制剂

NEJM 2008；359：391
The ICU Book，4ᵗʰ Edition，P703
J Am Soc Nephrol 16 Suppl 2：S107

■ 高钙血症

1. 定义：离子钙（Ca in ABG）>1.5mmol
- 血清校正钙（mmol）= 测定 Ca（mmol）+ 0.02 × [40 - Alb（g/L）] >2.5mmol/L

2. 病因
- 90%为恶性肿瘤或原发性甲旁亢

	病因	备注
PTH 依赖	• 原发甲旁亢	腺瘤（85%）；腺癌（<1%）
	• 遗传性	家族性低尿钙高血钙症（FFH）MEN I/Ⅱa
	• 继发甲旁亢	CKD →2 度甲旁亢→腺体增生、结节→3 度甲旁亢
	• 恶性肿瘤	PTHrp：任何实体瘤（以乳腺癌、鳞癌、肾癌、膀胱癌多见）；溶骨：MM、乳腺癌；ALP 多（-）；
非 PTH 依赖	• VitD 中毒	VitD 摄入过多
	• 慢性肉芽肿性疾病	肾外 1α 羟化酶激活（骨化三醇↑）：结节病、TB、组织胞浆菌病、WG
	• 药物	噻嗪类、VitA、锂剂
	• 骨动员↑	长期制动+ Paget 骨病、甲亢
	• 其他	乳碱综合征

3. 诊断流程

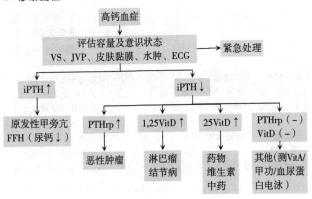

4. 临床表现

- 肾脏：多尿（渗透性利尿导致低容量）、肾结石、肾衰、异位钙化
- 胃肠：厌食、恶心、呕吐、便秘、胰腺炎
- 神经：无力、疲劳、谵妄、嗜睡、昏迷
- 心血管：低容量、低血压、QT 间期缩短

5. 处理

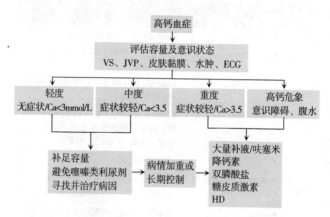

- 高钙的急性处理

药物	剂量		起效时间及备注
NS	200~300ml/h； 4~6L/d	St	快速纠正容量 维持尿量 100~200ml/h
呋塞米	40~80mg iv q2h	St	只能在容量纠正后使用 入量必须超过尿量
鲑鱼降钙素	100U im/sc q6~12h	4~6h	吸入制剂效果差；最多降 0.5mmol/L
双膦酸盐	帕米膦酸 60mg +500ml NS iv>2h； 唑来膦酸 4mg +100ml NS iv >15min	1~2d	肾功能不全时减量 与钙剂配伍禁忌 效果较降钙素强
氢化可的松	200mg+250 GS iv	2~5d	肉芽肿性疾病、VitD 中毒时有益
血液透析	使用不含钙剂的透析液	St	ESRD；高钙危象上述治疗无效者

- 无症状性原发性甲旁亢的治疗
  - ✓ 手术指证：年龄<50 岁；Ca>2.9mmol/L；eGFR<60ml/（min·1.73m^2）；
    DEXA T 积分<-2.5 或发生过脆性骨折
  - ✓ 无手术指证者：每年复查 Ca、Cr；每两年复查 DEXA；药物治疗无获益

J Am Soc Nephrol 2001；12 Suppl 17：S3-9

NEJM 2005；352：373；NEJM 2011；365：2389

The ICU Book, 4th Edition, P706

■ 低磷血症

1. 定义：血清磷<0.8mmol/L

2. 病因

类型	病因
• 体内分布异常	✓ DKA 治疗后 ✓ 急性呼吸性碱中毒 ✓ 饥饿骨病
• 肠道吸收减少	✓ 过度限磷饮食 ✓ 铝镁复合抗酸剂 ✓ 脂肪泻或慢性腹泻 ✓ VitD 缺乏或抵抗
• 肾脏排磷增加	✓ 原发或继发性甲状旁腺功能亢进 ✓ VitD 缺乏或抵抗 ✓ 遗传性低磷血症性佝偻病 ✓ Fanconi 综合征；渗透性利尿剂

3. 临床表现（多在 $P<0.64$ mmol/L 时出现）
- 乏力、横纹肌溶解、心力衰竭（$P<0.32$ mmol/L 时多见）
- 呼吸衰竭、造血功能异常
- 意识障碍

4. 诊断流程
- 正常值：5%~20%
  - ✓ 24 小时尿磷<100mg 或 FEP<5%：磷异常分布或肠道吸收减少
  - ✓ 24 小时尿磷>100mg 或 FEP>5%：肾脏排磷增加
- 测血钙、iPTH（甲旁亢）、VitD 活性产物、尿氨基酸（Fanconi 综合征）、ABG（Fanconi 综合征：代酸；急性呼碱）、尿电解质

5. 处理
- 静脉补磷风险较高，首选口服补磷；补磷期间 q6h 测血磷
- 非肾性失磷的治疗：纠正病因
  - ✓ 脱脂牛奶 480ml 中含 15mmol P
  - ✓ Neutra-Phos 250mg/co（8mmol P + 7mmol Na + 7mmol K）；500mg q6h po
  - ✓ 磷酸钾溶液 15mmol P+22mmol K

✓磷酸钠溶液 15mmol P+22mmol Na

✓格列福斯 1#10ml 含甘油磷酸钠 2.16g = 10mmol 元素 P，20mmol 元素 Na；用法 5% GS 500ml+10~15ml 格列福斯 iv drip >3h

血磷水平 (mmol/L)	症状	制剂及剂量
>0.5	无	口服，15mmol P q6h
0.4~0.5	无	口服，25mmol P q6h
0.4~0.5	有	静脉，30mmol P in 6h 5% GS1000ml+格列福斯 30ml iv drip>6h 入钠 60mmol
<0.4mmol	有	静脉，80mmol P in 12h

- 肾性失磷
  ✓补磷治疗效果差；用于纠正症状
  ✓双嘧达莫 75mg po q6h（80%有效）

Hospitalist Handbood, 3ʳᵈ Edition, P 151

■ 高磷血症

1. 定义：血清磷>1.4mmol/L
- 假性高磷血症：高球蛋白血症（MM、Waldenstrom 巨球蛋白血症、MGUS），两性霉素 B、tPA、LMWH

2. 病因

	类型	备注
• 磷负荷升高	✓ 内源性	溶瘤综合征，横纹肌溶解乳酸性酸中毒，DKA
	✓ 外源性	含磷泻剂大量摄入，TPN
• 磷排泄下降	✓ 肾小球滤过减少 ✓ 肾小管重吸收增加	CKD（CKD3 期以上易出现） 甲状旁腺功能减低 肢端肥大症 VitD 中毒 家族性瘤样钙化症

3. 临床表现
- 多无症状
- 钙磷乘积>70：异位钙化（软组织、冠脉）
- 继发性甲旁亢、肾性骨营养不良

4. 治疗
- 急性高磷血症：大量补液；合并严重低钙时**尽量避免补钙**；监测 Cr
- 限磷饮食：食品添加剂是食物中磷的重要来源，尽量避免；避免熟肉制品、可乐；保证天然肉类及蛋类入量，避免营养不良
- 口服磷结合剂

	剂量	备注
碳酸钙	1000mg tid po	餐中嚼服，元素钙剂量 1200mg（目标<1500mg/d）
碳酸镧	1000mg tid po	餐中嚼服，最大剂量：3.75g/d
Sevelamer	800mg tid po	碳酸司维拉姆，随餐服用

- 血液透析：对磷的清除能力差；增加透析频率优于延长单次透析时间
- 目标：非 HD：正常范围；HD：1.13~1.78mmol

Kidney International 2009; 76 (Suppl 113)：S1~S130
J Am Soc Nephrol 16 Suppl 2：S107
N Engl J Med 2010; 362：1312-1324

■ 镁代谢异常

低镁血症

1. **定义**：血清 Mg<0.7mmol/L；离子镁<0.4mmol/L；血镁占全身总镁比值<1%，不能反映全身镁缺乏的严重程度

2. **易导致镁缺乏的临床情况**
- 利尿剂：袢利尿剂使用是低镁血症最常见的原因（发生率 50%）；噻嗪类在老年人中易导致低镁血症；保钾利尿剂无致低镁作用
- 药物：氨基糖苷类、地高辛（发生率20%）、肾上腺素、顺铂、环孢菌素
- 酗酒
- 分泌性腹泻
- DKA 治疗后
- 急性心肌梗死（AMI 发生 48h 后 80% 有低镁血症）

3. **临床表现**
- 导致其他电解质异常：低钾血症、低钙血症
- 心律失常：QRS 增宽、T 波高尖、PR 间期延长、尖端扭转型室速
- 意识障碍、抽搐、肌肉震颤、反射亢进

4. **诊断流程**
- 血镁水平对诊断镁缺乏的敏感性差
- 补镁试验：禁忌证：肾功能衰竭或血流动力学不稳定
  $MgSO_4$ 6g（24mmol Mg）+ 250ml NS iv drip >1h
  测 24 小时尿镁（自补镁开始计算）
  24 小时尿镁<12mmol：镁缺乏
  24 小时尿镁>20mmol：补镁治疗的目标

5. **处理**
- 肾功能正常者，静脉补充的 Mg 50% 经尿液排出

	临床表现	剂型及用法
重度	尖端扭转型室速、全身抽搐	MgSO$_4$ 2g 静脉推注 in 5min MgSO$_4$ 5g + 500ml NS iv drip in 6h MgSO$_4$ 5g + 500ml NS iv drip q12h×5d
中度	Mg < 0.5mmol/L；伴其他电解质异常	MgSO$_4$ 5g +500ml NS iv drip in 3h MgSO$_4$ 5g + 500ml NS iv drip in 6h MgSO$_4$ 5g + 500ml NS iv drip q12h×5d
轻度	Mg < 0.5mmol/L 且无症状	MgSO$_4$ 10g + 1000ml NS iv drip in 24h MgSO$_4$ 5g + 500ml NS iv drip qd×5d
	Mg > 0.5mmol/L 且无症状	口服补镁

- 肾功能不全者，补镁应非常谨慎；剂量减半并严密监测

高镁血症

1. **定义**：血清总 Mg>1.0mmol/L；离子 Mg>0.6mmol/L

2. 易发生高镁血症的临床情况
- 绝大多数发生于肾功能不全患者中
- 其他：补镁过多、溶血、DKA、甲状旁腺亢进、肾上腺功能不全、锂中毒

3. 临床表现

Mg (mmol/L)	>2	>2.5	>5	>6.5
临床表现	反射减低	I 度 AVB	III 度 AVB	心脏骤停

4. 治疗
- 葡萄糖酸钙 1g 静脉注射 in 3 分钟：拮抗 Mg 的作用
- 严重高镁血症：血液透析
- 补液+呋塞米：肾衰患者中效果可能差；需严密监测，避免心衰

The ICU Book, 4th Edition, P687

肾脏疾病

■ 尿液分析及肾功能评价

1. 尿常规
- 尿比重：SG>1.010 肾小管浓缩功能正常，在 AKI 时提示肾前性病因
- 尿 pH：4.5~8；pH>7：变形杆菌感染、代谢性碱中毒；pH<5：代谢性酸中毒、尿酸石
- WBC：UTI、间质性肾炎（EOS）、LN
- NIT：革兰阴性细菌；对肠球菌（革兰阳性）无提示
- RBC：定性检查（+）：血红蛋白或肌红蛋白；定量检查及沉渣镜检区分是否穿过 GBM
- KET：提示 DKA、酒精性酮症、饥饿状态；左旋多巴代谢产物可致 KET 假阳性
- BIL/UBG：提示高胆红素血症
- PRO：>0.03g/L（1+），>0.1g/L（2+），>0.3g/L（3+）；试纸法对微量白蛋白尿及 Bence-Jones 蛋白不敏感
- Glu：（+）高血糖（>10mmol/L）、妊娠、Fanconi 综合征

2. 尿蛋白评价
- ACR：白蛋白肌酐比值（晨尿），用于评估白蛋白尿程度及 CKD 分期（新分期系统）
- 尿蛋白电泳：区分肾小球来源及肾小管来源
- 尿免疫固定电泳：寻找 M 蛋白
- 8hUAE：用于糖尿病肾病的诊断及分期
- 24h 尿蛋白定量：尿蛋白定量评价的金标准
- 过载性蛋白尿：MM、肌球蛋白血症
- 孤立性蛋白尿：无症状、肾功能正常、尿沉渣及影像学检查正常、无肾脏疾病病史；可为病理性或生理性，后者包括功能性（发热、运动、CHF）、体位性（直立时）、特发性（一过性或持续性）

3. 尿沉渣镜检的特殊提示
- 异形红细胞、棘形细胞、红细胞管型：肾小球肾炎
- WBC：肾盂肾炎（中性粒细胞）、AIN（嗜酸性粒细胞）
- Muddy Brown 颗粒管型、上皮细胞、上皮细胞管型：ATN
- 结晶：尿酸、乙二醇中毒、药物（磺胺、阿昔洛韦、茚地那韦）
- 透明管型：肾前性病因，无特异性，利尿剂及运动后可见
- 蜡样、宽大管型：慢性肾小球肾炎多见

4. 肾小球滤过功能评价
- 指标：血 Cr 受肌肉容积、药物、性别、年龄等影响大，对

275

GFR 的早期下降不敏感；新的酶法 Cr 较既往的苦味酸法肌酐特异性更强，正常值范围降低；CysC 可更早期反应肾功能受损；可能影响因素包括糖皮质激素的使用、炎症状态等

- AKI 中联合 Cr、eGFR 及尿量进行评价；CysC、尿 NGAL 可用于早期发现 AKI
- CKD 中使用 eGFR 进行分期；对于 CKD 的预后判断方面，测定 GFR（核素法）并不比 eGFR 更有优势

eGFR 的标准表达范式：eGFR（公式名）= 数值 ml/（min · 1.73m^2）

举例：eGFR（CKD-EPI 公式）= 30ml/（min · 1.73m^2）

推荐的计算公式：

以苦味酸法 Cr 为基础的 CG 公式（仅在无法使用软件计算时使用；偏差大；公式见附录）

以苦味酸法 Cr 为基础的 MDRD 公式

以酶法肌酐为基础的 CKD-EPI 公式

以酶法肌酐及 CysC 为基础的 CKD-EPI 公式（精度最高）

1~16 岁儿童：（Schwartz2009 公式）3651×身高（m）/Cr（μmol/L），有可能高估 eGFR

Gates 法（肾图法）：仅用于反映分肾功能；对泌尿系梗阻的诊断更为敏感

5. 肾小管功能评价

分类	项目	意义
近端	尿氨基酸	升高见于近端肾小管重吸收功能障碍
	碳酸氢根部分排泌率	升高见于 II 型肾小管酸中毒（碳酸氢根吸收障碍）
	血、尿 β$_2$-MG	血 β$_2$-MG 升高见于肾功能异常或合成增多；如排除 β$_2$-MG 合成增多，尿 β$_2$-MG 升高提示近端肾小管重吸收功能受损
远端	尿渗透压、尿比重	反映肾脏浓缩功能
	（U-B）PCO$_2$	鉴别 I 型、II 型肾小管酸中毒
	尿 pH	反映肾脏酸化功能

肾脏疾病

Am Fam Physician 2005；71：1153-62
J Am Soc Nephrol 2006；17：2937-44

■ 急性肾损伤

1. **定义**：肾脏排泄功能在数小时至数天内迅速下降，导致氮质代谢产物（Cr 及 BUN）的积聚，多合并其他代谢紊乱（尿量减少、代谢性酸中毒、高钾血症、高磷血症等）

2. **分期：AKIN 标准**

分级	血肌酐	尿量
1 期	肌酐增加 ≥ 26.4μmol/L 或增至基线值的 1.5~1.9 倍	<0.5ml/（kg·h）超过 6h
2 期	肌酐增至基线值的 2.0~2.9 倍	<0.5ml/（kg·h）超过 12h
3 期	肌酐增至基线值的 3.0 倍以上或绝对值 ≥354μmol/L 或急性增高 ≥44μmol/L	<0.5ml/（kg·h）超过 24h or 无尿超过 12h

以最高分级为最终诊断。范式：急性肾损伤（AKI3 级）

3. **诊断**
- 病史
- 服药史：造影剂、氨基糖苷类、两性霉素 B、NSAIDs、β 内酰胺类抗生素（与 AIN 有关）、磺胺、阿昔洛韦、甲氨蝶呤、顺铂、环孢菌素、他克莫司、ACEI/ARB
- 既往史：前列腺增生、结石、肿瘤
- 可用于早期诊断 AKI 的指标（Cr 只在 GFR 降至正常值 50% 以下时才开始升高）
  血 CysC：更早地反应 GFR 的变化
  尿 NGAL：反映肾小管的应激或坏死

4. 病因

肾前性（55%）	肾性（40%）	肾后性（5%）
• 体液丢失	• 急性肾小管坏死	• 肾小管阻塞
• 过度利尿	• 毒素：横纹肌溶	尿酸、管型
• 大出血	解、溶血、造影剂	• 输尿管梗阻
• 严重烧伤	• 急性间质性肾炎	• 肿瘤
• 有效循环容量不足	• 过敏：药物	• 腹膜后纤维化
• 充血性心衰（心肾综	• 感染：出血热	• 膀胱梗阻
合征）	• 结节病、淋巴瘤	• 神经病变
• 感染性休克	• AGN	• 前列腺增生
• 肝硬化（肝肾综合征）	• RPGN	• 结石
• 肾上腺危象	• 微血管病变	• 导尿管梗阻
• 肾动脉狭窄、栓塞	• 高血压急症	• 尿道梗阻、
• ACEI/ARB、NSAIDs、	• HUS/TTP	狭窄
• CsA	• 子痫	畸形

5. 诊断步骤
- 评估容量：皮肤黏膜干燥、JVP、直立性血压变化、CVP
- 评估自主排尿能力：膀胱叩诊、BUS 测定残余尿或置入尿管；如留置尿管注意冲管以除外管路阻塞
- 精确记录尿量：排尿时间、排尿量

6. 鉴别肾前性 AKI 和 ATN
- 仅有肾功能结果：BUN（mmol/L）/Cr（mmol/L）>0.23：肾前性 AKI 可能性大
- 未使用利尿剂者：FE_{Na} = 血 Cr×尿 Na/血 Na×尿 Cr×100%<1%：肾前性 AKI 可能性大
- 使用利尿剂者：FE_{BUN} = 血 Cr×尿 BUN/血 BUN×尿 Cr×100%<35%：肾前性 AKI 可能性大
- 尿沉渣镜检：ATN（上皮细胞数量、颗粒管型），AIN（尿嗜酸性粒细胞）
- 肾脏 US：
  - ✓ 急性梗阻或腹膜后纤维化可无肾积水
  - ✓ 肾脏大小：CRF 双肾多缩小（DM、淀粉样变、MM、多囊肾除外）；肾动脉狭窄时双肾大小不一致
  - ✓ 肾动脉：血流阻力、血栓、形态
  - ✓ 肾静脉：血栓

7. 处理
- 肾前性 AKI：补足容量；纠正病因；维持胶体渗透压；保证 Hb 及氧合

278

- 控制容量：呋塞米；必要时肾脏替代治疗
- 营养支持：EN 为主，注意补充维生素及微量元素
- 控制高钾血症（参见高钾血症）
- 纠正代酸、贫血
- 停用潜在肾毒性药物：ACEI/ARB、NSAIDS 等
- 预防及治疗感染
- 病因未明应考虑肾脏穿刺活检
- 尽快请肾内科医师会诊，特别是可能需要透析时

8. 特殊类型 AKI

- 肝肾综合征：注意补充 Alb 及避免低容量血症是关键；Telipressin 可改善肝病患者的 GFR 及预后
- 横纹肌溶解：大量补液、去除可能的药物、解除骨筋膜室综合征、碱化尿液、利尿
- 溶瘤综合征：预防为主、大量补液、利尿、拉布立酶（Rasburicase），可降低尿酸水平，但不显著减少 RRT
- 心肾综合征：淤血状态本身对肾脏产生重要影响、维持 CO 及 BP、精细调整利尿剂及强心药物、避免肾损害药物；CRRT 无明显生存获益

9. 替代治疗指证（AEIOU）：合理透析可改善 AKI 预后

Acidosis：严重酸中毒（pH<7.2、$NaHCO_3$ 无效）

Electrolytes：电解质紊乱，特别是严重高钾血症

Ingestion：摄入肾毒性物质，如水杨酸、锂、乙二醇

Overload：水负荷过多，特别是急性肺水肿

Uremia：尿毒症相关症状，如脑病、心包炎

Lancet 2012；380：756-66；N Engl J Med 2007；357：797-805
N Engl J Med 2012；367：2296-2304
The ICU Book, 4th Edition, P633

肾脏疾病

■ 慢性肾脏病

1. 定义及分期

- eGFR 下降（<60）和/或肾脏损伤（病理学、尿液标志物或影像学）；超过 3 个月
- 根据病因（C）、GFR 水平（G）、白蛋白水平（A）及合并的其他危险因素进行分期；eGFR 的计算及 ACR 评估方法见尿液分析及肾功能评价

2. 诊断范式：慢性肾脏病（G4A2）

	白蛋白分期		A1	A2	A3
	ACR mg/mmol		<3	3~29	≥30
	尿蛋白 mg/d		<30	3~299	≥300
GFR 分期 ml/min/1.73m²	G1	>90	低危	↑	↑↑
	G2	60~89	低危	↑	↑↑
	G3a	45~59	↑	↑↑	↑↑↑
	G3b	30~44	↑↑	↑↑↑	↑↑↑
	G4	15~29	↑↑↑	↑↑↑	↑↑↑
	G5	<15	↑↑↑	↑↑↑	↑↑↑

↑中高危，↑↑高危，↑↑↑极高危

3. 流行病学及病因

- 中国 12%~14%
- 病因：DM（T1DM 3.9%，T2DM 41%，共 45%）、HTN（27.2%）、原发性肾小球肾炎、慢性间质性肾炎/梗阻性肾病、遗传性或囊性肾病、继发性肾小球肾炎或血管炎、恶性肿瘤或浆细胞病、其他及病因不确定（5.2%）

4. CKD 急性加重与 AKI 的鉴别

- 病史：基础疾病、Scr↑的时间
- CKD 多合并贫血而无显著低容量、低血压或出血表现
- CKD 多合并高磷血症、低钙血症、继发性 PTH 升高及肾性骨营养不良
- CKD 常有肾脏缩小（成年人正常肾脏长径 11~12cm），但糖尿病肾病、多发性骨髓瘤、多囊肾、淀粉样变、HIV 相关性肾病除外

5. 确诊 CKD 后的评价

- 纠正可逆性病因：阻塞性肾病、UTI、肾血管闭塞性疾病

- 明确有无导致 CKD 急性加重的因素：肝硬化、肾病综合征
- 筛查肾毒性药物，特别是 NSAIDs
- 肾内科专科就诊；制定随访计划；评估血管条件及保护备用血管（避免穿刺、有创血压监测或 PICC）

6. 一般治疗措施

- 限钠饮食、低钾饮食、低磷饮食、糖尿病饮食
- 限蛋白饮食具有蛋白质营养不良的风险，不宜过分强调；蛋白质摄入量 $0.8 \sim 1.0 \, g/(kg \cdot d)$
- 控制血压：BP<140/90mmHg；ACEI/ARB 为首选药物；可联合应用 β 受体阻滞剂、CCB 及祥利尿剂
- 控制尿蛋白：ACEI/ARB 为首选药物；可联合使用；监测血钾；ACEI+ARB+螺内酯可完全阻断 RAAS，但具严重高钾血症的风险；对 DN 患者不宜采用 RAAS 联合阻断治疗
- 严格控制血糖：HbA1c 目标<7.0%；FBG 目标 $5.0 \sim 8.9$ mmol；在 G1~G3 可使用二甲双胍；瑞格列奈不需调整剂量，可用于 G4~G5；胰岛素治疗需调整剂量

7. 合并症的治疗

- CKD-MBD
  - ✓ $PO_4 \uparrow$ $Ca \downarrow$ 钙三醇↓→PTH↑→肾性骨营养不良
  - ✓ 非透析患者应维持 P、Ca 及 PTH 在正常范围
  - ✓ 评估冠脉钙化，如存在应避免过量碳酸钙的使用
  - ✓ 降磷治疗见：水电解质平衡；高磷血症
- CVD：患者死亡的首要病因；可表现为 ACS、HF、卒中、PVD、心律失常及猝死
  - ✓ 戒烟
  - ✓ 低钠饮食：钠盐摄入<2.4g/d
  - ✓ 控制体重：BMI<25kg/m²；腰围男性<102cm，女性<88cm
  - ✓ 适量中等强度体育锻炼：30~60min/d，3~7d/w
  - ✓ 控制血压、血糖及蛋白尿（见前节）
  - ✓ 控制血脂：不设定 LDL-C 目标；不需常规监测 LDL-C 水平；可选药物：G1~G2：他汀类；G3a~G5：他汀类+/-依择麦布
  - ✓ 纠正贫血：（见下节）
  - ✓ 阿司匹林：75~100 mg po qd
- 贫血
  病因：EPO↓、缺铁、GI 丢失（血小板功能障碍）、RBC 寿命下降；
  Hb 目标：110~120g/L；Hb 过高 CKD 死亡率↑
  EPO 剂量：Epoetin 80~120U/kg sc 每周三次；长效 EPO，每月一次

补铁治疗：转铁蛋白饱和度目标值 20%~50%；铁蛋白目标值：100~800ng/ml

- **代谢性酸中毒**

  肾产氨能力↓；可滴定酸（PO_4相关↑）；有机酸↑

  碳酸氢钠：$HCO_3 <20mmol$ 应启动；可延缓 CKD 的进展；剂量：1~3g po TID

J Am Soc Nephrol 2009；20：2075-2084
N Engl J Med 2010；362：57-65
Lancet 2010；375：1296
N Engl J Med 2013；368：320-332
Kid Int Suppl 2013；3：263-265；
Kid Int Suppl 2012；2：8-12

肾脏疾病

■ 原发性肾小球肾炎

1. 定义

- 病理学定义：肾小球内炎症（局灶增生性→弥漫增生性→新月体形成）
- 临床定义：肉眼/镜下血尿、尿沉渣显示异形红细胞及红细胞管型、伴/不伴蛋白尿；多合并 AKI、HTN、水肿
- 急性肾小球肾炎（AGN）：病程数日；急进性肾小球肾炎（RPGN）：病程数周；慢性肾小球肾炎（CGN）：病程数月，多为无症状性血尿

2. 病因

- ANCA 相关型

疾病	肾受累	肺受累	ANCA 类型	ANCA 阳性率
肉芽肿伴多脉管炎	80%	90%	PR3-ANCA	90%
显微镜下多脉管炎	90%	50%	MPO-ANCA	70%
嗜酸性肉芽肿伴多脉管炎	45%	70%	MPO-ANCA	50%

- 抗 GBM 抗体型

疾病	肾受累	肺受累	抗 GBM 抗体
Goodpasture 综合征	+	+	+
抗 GBM 肾病	+	−	+

- 免疫复合物型

肾脏疾病	系统性疾病
链球菌感染后肾炎（ASO↑、C3↓）	SLE（ANA、抗 dsDNA、C3↓）
膜增生性肾小球肾炎（C3↓）	IE（发热、瓣膜损害、血培养、C3↓）
纤维性肾小球肾炎（C3→）	冷球蛋白血症（冷球、HCV+、C3↓）
IgA 肾病（C3→）	过敏性紫癜（IgA 肾病+血管炎）

3. 诊断流程

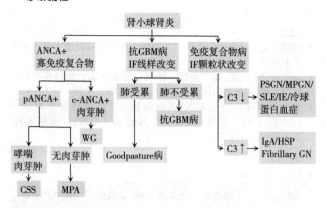

4. 鉴别诊断

- 血栓性微血管病: DIC、TTP/HUS (见血液疾病相关章节); 血涂片是关键;
- 胆固醇栓塞
- 急性间质性肾炎
- 多发性骨髓瘤
- 同时出现 AGN 及肺出血的疾病
  - ✓ WG、MPA
  - ✓ Good-Pasture 综合征
  - ✓ SLE: DAH; 狼疮性肺炎
  - ✓ HSP、IE

5. 处理

- 快速诊断和正确治疗对于挽救肾功能非常重要; 尽快行肾脏穿刺活检;
- ANCA 相关型: 糖皮质激素冲击 + CTX/Rituximab ± 血浆置换 (肺出血)
- 抗 GBM 抗体型: 糖皮质激素冲击 + 血浆置换
- SLE: 糖皮质激素冲击 + CTX/MMF ± 血浆置换 (肺出血)
- 免疫复合物型肾炎: 治疗原发病

Lancet 2005; 3655: 1797; J Am Soc Nephrol 2006; 17: 1224
N Engl J Med 2006; 354: 1927–35
Lancet 2010; 375: 1650
Kid Int Suppl 2012; 2: 143

■ 继发性肾小球疾病

糖尿病肾病

1. 临床表现及分期
1 型糖尿病肾病 Mogensen 分期

分期	临床特点	尿蛋白	GFR [ml/(min·1.73m²)]	病理改变
I	肾小球高滤过	阴性	增高，可达 150	肾小球肥大
II	肾小球高滤过	阴性，应激后 UAE 可增加	150~130	GBM 增厚、系膜基质增多
III	微量白蛋白尿期（早期糖尿病肾病）	尿常规检查可阴性，尿蛋白定量 < 0.5g/d，UAE 20~200μg/min	正常	GBM 增厚、系膜基质增多更加明显
IV	大量蛋白尿（显性糖尿病肾病）	尿蛋白定量 > 0.5g/d，UAE > 200μg/min	早期正常，后期可下降至 20	GBM 及系膜病变更加明显，可出现典型的结节性肾小球硬化症
V	ESRD	因肾小球塌陷而减少	<20	广泛肾小球硬化

2 型糖尿病肾病与 1 型糖尿病肾病的区别
- I 期发生率少见；高血压出现早，发生率高；病程经过多样性，可跨期进展；T2DM 不一定伴糖尿病视网膜病变；临床倾向于将 2 型糖尿病肾病分为隐性、显性及终末期糖尿病肾病，分别对应 1 型糖尿病的中的 III、IV、V 期
- **肾脏病理**：（光镜）典型改变可出现 K-W 结节，PASM 染色，同心圆状排列，常与微血管瘤相邻；（免疫荧光）IgG 沿肾小球毛细血管壁线样非特异性沉积；（电镜）无电子致密物沉积；GBM 增厚，系膜基质增多；足细胞足突融合

3. 诊断
- 早期诊断：初次诊断糖尿病，常规尿检和 8h UAE，3 个月内 3

次检查中2次尿微量白蛋白增高，应及时治疗；若正常，每半年至一年复查

- 诊断标准：多年糖尿病史；有微量白蛋白水平以上的蛋白尿；高血压和糖尿病其他靶器官损害证据；除外其他肾脏病；糖尿病肾病通常不需要肾活检证实
- 鉴别诊断：应与造成肾脏体积增大的肾脏病鉴别：肾淀粉样变性病、多发性骨髓瘤肾损害。出现以下情况，需要肾活检明确糖尿病合并非糖尿病肾病：
  ✓ 肾脏病出现距糖尿病起病时间短于5年
  ✓ 肾小球源性血尿突出
  ✓ 急性肾损伤起病的肾病综合征
  ✓ 大量蛋白尿时血压正常
  ✓ 无糖尿病其他靶器官损害

4. 治疗

- 控制血糖：严格控制血糖（具体目标见"糖尿病"）；饮食治疗
- 控制血压：靶目标140/90mmHg，ACEI/ARB首选；避免联用ACEI和ARB
- ESRD治疗：尿毒症状出现较早，适当放宽透析指征：GFR降至15ml/min/1.73 ㎡或伴有明显胃肠道症状、难以控制高血压和/或心衰；血液透析和腹膜透析的生存率相近
- 肾移植或胰肾联合移植

狼疮性肾炎

1. 临床表现

- 急性肾炎或肾病综合征，可有不同程度肾功能异常或肾小管功能异常；多合并多系统受累（皮肤黏膜、关节肌肉、血液系统、中枢神经系统、心血管系统、消化道等）

2. 肾脏病理分型

狼疮性肾炎的病理学分型（ISN/RPS，2003）

I型，轻微系膜性 LN（Minimal mesangial LN）
II型，系膜增生性 LN（Meangialproliferstive LN）
III型，局灶性 LN（Focal LN）
III（A）：活动性病变：局灶增生性 LN
III（A/C）：活动性和慢性病变，局灶增生和硬化性 LN
III（C）：慢性非活动性病变伴有肾小球硬化：局灶硬化性 LN

Ⅳ型，弥漫性 LN (Diffuse LN)

Ⅳ-S（A）：活动性病变：弥漫性节段性增生性 LN

Ⅳ-G（A）：活动性病变：弥漫性球性增生性 LN

Ⅳ-S（A/C）：活动性和慢性病变：弥漫性节段性增生和硬化性 LN

Ⅳ-G（A/C）：活动性和慢性病变：弥漫性球性增生和硬化性 LN

Ⅳ-S（C）：慢性非活动性病变伴有硬化：弥漫性节段性硬化性 LN

Ⅳ-G（C）：慢性非活动性病变伴有硬化：弥漫性球性硬化性 LN

Ⅴ型，膜性 LN (Membranous LN)

可合并Ⅲ型或Ⅳ型病变，则应作出复合性诊断，如Ⅲ＋Ⅴ，Ⅳ＋Ⅴ等，并可进展为Ⅵ型硬化型 LN

Ⅵ型，严重硬化型 LN (Advanced sclerosing LN)

3. 狼疮性肾炎肾活检标本活动性和慢性化评分

活动指标	慢性指标
细胞增生	肾小球硬化
核碎裂和坏死	肾小管萎缩
细胞性新月体	纤维性新月体
铁丝圈（白金耳）/透明血栓	间质纤维化
白细胞浸润	
间质炎症细胞浸润	

每项评分从 0 到 3；"核碎裂和坏死"和"细胞性新月体"每项乘 2；活动度的最高分是 24，慢性化的最高分是 12

4. 治疗

• RAAS 阻断剂：降低蛋白尿、控制血压

分型	特点	治疗
Ⅱ型	蛋白尿明显时	中等量 GCS（泼尼松 30～40mg/d）
Ⅲ型	轻度局灶增生	中等量 GCS＋硫唑嘌呤
	重度局灶增生	诱导缓解（4～6 个月）泼尼松 0.8～1mg/（kg·d）（必要时可冲击治疗，甲强龙 1g/d×3d）＋环磷酰胺 2mg/（kg·d）（单次用药累计不超过 12g）；泼尼松联合霉酚酸酯（2g/d）诱导疗效相当，副作用更小；
Ⅳ型	弥漫增生	
Ⅴ型	Ⅳ＋Ⅴ型	维持治疗：泼尼松 7.5～5mg/d＋免疫抑制剂（霉酚酸酯/环磷酰胺）
	单纯 Ⅴ 型	无最佳治疗方案，但不建议单独应用激素

HBV 相关性肾小球肾炎

1. **病理**主要表现为不典型膜性肾病（AMN）和膜增生性肾炎（MPGN）

2. **临床表现**：多见于儿童和青少年；肾炎综合征合并肾病综合征；AMN 少有肾功能不全，MPGN 约 40% 高血压，20% 肾功能不全

3. **实验室检查**：起病初期可有低补体血症；血清中存在现症或既往 HBV 感染证据，可有 HBV-DNA 复制

4. **组织病理学**（不典型膜性肾病）：（光镜）弥漫性 GBM 增厚，钉突形成，系膜增生明显；（免疫荧光）IgG 及 C3 颗粒样沿毛细血管壁沉积；（电镜）大块电子致密物呈多部位分布，包括上皮下、基底膜内、内皮下及系膜区

5. **诊断标准**：①血清 HBV 抗原阳性；②膜性肾病或膜增生性肾炎，并除外狼疮性肾炎等继发性肾小球疾病；③肾组织切片上找到 HBV 抗原（第 3 条为诊断基本条件）

6. **治疗**
- 降低尿蛋白：ACEI/ARB；糖皮质激素联合免疫抑制剂只有在大量蛋白尿且病毒复制指标阴性时才考虑应用，用药期间需监测 HBV 复制指标及肝功能
- 防止复发：有 HBV 活动复制证据或使用免疫抑制治疗时应积极抗病毒治疗

HIV 相关性肾病

- **临床表现**：蛋白尿，可表现为肾病综合征；多合并肾功能急剧恶化；进展至 ESRD 的风险较高
- **肾脏病理**：（光镜）系膜区基质和细胞的增多，局灶节段性肾小球硬化、小管间质炎症细胞浸润、囊袋状肾小管扩张；（免疫荧光）肾小球内 IgM、IgG 和 C3 的沉积
- $CD4^+$ 细胞计数 $>350/mm^3$ 的未接受过 ART 的 HIV 感染者中出现 Cr 升高时应进行肾穿检查。如果通过肾穿明确是 HIVAN，则应该尽快启动 cART，无论 $CD4^+$ 细胞计数水平如何（DHHS，BⅡ级推荐）
- **治疗**

以 ACEI/ARB 及抗反转录病毒治疗为主；替诺福韦（一线药物）可能导致 GFR 下降，需严密监测；糖皮质激素及环孢菌素可改善肾功能及蛋白尿；ESRD 的 HIV 感染者可考虑肾移植治疗，移

N Engl J Med 2010；363（21）：2004-2014

■ 肾病综合征

1. 定义

- **尿蛋白>3.5g/d**: 成分包含 Alb、凝血抑制物、转铁蛋白、免疫球蛋白、激素结合蛋白等
- **血 Alb<30g/L**: 经肾丢失的 Alb 超过肝脏合成的代偿能力
- **水肿**: 血浆胶体渗透压↓及肾排钠↓
- **高脂血症**: 低白蛋白血症导致肝脏脂蛋白合成增加

2. 病因与病理

原发性肾病综合征	比例	备注
局灶节段性肾小球硬化 FSGS	40%	特发性 继发性: 遗传; 病毒（HIV、ParvoB19、SIV40、CMV、EBV）; 药物（海洛因、干扰素、锂剂、帕米膦酸二钠、Sirolimus、CsA）; 适应性改变（单肾、肾移植后、肥胖、TMA、肾动脉狭窄、先天性心脏病、镰形细胞贫血、反流性肾病）
膜性肾病 MN	30%	特发性: 磷酸酯酶 A_2 受体抗体 继发性: 感染（HBV、HCV、梅毒）; 自身免疫性疾病（SLE）、甲状腺炎、恶性肿瘤、药物（NSAIDs、金剂、青霉胺）
微小病变 MCD	20%	儿童 NS 的 80% EM 特点: 足细胞足突广泛消失 特发性; NSAIDs; HL 相关性
膜增生性肾小球肾炎 MPGN	5%	Ⅰ型: 与 HCV、HBV、IE、SLE 有关 Ⅱ型: 较罕见，C3 肾炎因子阳性
系膜增生性肾小球肾炎	5%	可能是 MCD/FSGS 的不典型亚型
Fibrillary-Immunotactoid Glomerulopathy 1%		

继发性肾病综合征	备注
DM	结节性肾小球硬化（K-W 结节）; 高滤过状态→微量白蛋白尿→尿蛋白试纸（+）→肾病范围蛋白尿; 同时合并糖尿病视网膜病变; 需警惕 DM 患者出现非糖尿病肾病性肾脏病变（NDRD）
SLE	LN-V 的蛋白尿最突出
淀粉样变性	AL 型; AA 型
冷球蛋白血症	多表现为 MPGN; 可与 HCV 感染、自身免疫病、B 细胞增殖性疾病相关; 可测定冷球蛋白

3. 临床表现

- 水肿
- 蛋白质营养不良：与蛋白丢失、肠道水肿吸收不良、食欲减退等有关
- 低容量血症：胶体渗透压过低、过度利尿
- AKI：基础疾病进展、有效容量不足、ATN、急性血栓形成、管型堵塞
- 血栓栓塞：肾动脉、肾静脉、下肢深静脉、脑静脉窦；PE 可为首发表现；MN 易出现肾静脉血栓
- 感染：血 IgG 过低，易感染带荚膜细菌
- 近端小管功能障碍：类似 Fanconi 综合征表现（糖尿症、氨基酸尿症、磷尿症、RTA）
- 甲状腺功能异常：与甲状腺素结合蛋白丢失有关
- 贫血

4. 诊断

- 尿沉渣镜检：明确是否存在肾炎（异形红细胞、红细胞管型）
- 24 小时尿蛋白定量；次尿 ACR（无法完成 24 小时尿液收集）
- HbA1c 及眼底：排查糖尿病肾病
- 病毒指标（HIV、HBV 及 HCV）
- ANA、抗 dsDNA、补体、SPEP/UPEP、RPR、血/尿游离轻链定量
- 原发性 NS 需肾活检明确病理类型

5. 治疗

- 非特异性治疗：利尿、限盐、ACEI/ARB
- 控制高脂血症：他汀类+/-依择麦布
- 高凝状态：预防性抗凝的指征：严重低蛋白血症（ALB<20g/L），膜性肾病，或合并其他高凝风险；低分子肝素注射至 ALB 回升
- 特异性治疗：原发性 NS 大多需要糖皮质激素±细胞毒药物，继发性 NS 需治疗原发病

BMJ 2008；336：1185

N Engl J Med 2009；361：11

■ IgA 肾病

1. 概述
- 最常见的原发性肾小球肾炎，主要病理表现为以 IgA 为主的免疫复合物在系膜区的沉积，伴系膜细胞增生
- 病因：缺乏乳糖的 IgA_1 在体内水平升高、针对异常的 IgA_1 产生 IgG 抗体、IgA_1 与 IgG 形成免疫复合物；免疫复合物在系膜细胞沉积、激活系膜细胞增生并启动肾小球损伤

2. 临床表现
- 血尿：发作性肉眼血尿（40% ~ 50%）或无症状镜下血尿（约 30%）
- 蛋白尿：少量蛋白尿为主；约 20% 可出现大量蛋白尿甚至 NS
- 高血压
- RPGN：少尿、无尿、肾功能恶化迅速；病理可出现细胞性新月体

3. 诊断
- 尿常规及沉渣镜检：异形红细胞
- 血 IgA 水平可升高（30% ~ 40%）；血 IgA_1 糖基化缺陷检测（+）
- 肾脏病理：IgA-IgG 免疫复合物在系膜区呈颗粒状或团块样沉积；伴 C3 沉积，C1q 阴性；伴系膜细胞增生
- IgAN 与 PSGN 的鉴别：肾脏病理是唯一可靠的鉴别手段

	前驱感染	潜伏期	临床过程	低补体血症	其他检查
PSGN	有	1~3 周	自限性	有（8 周内恢复）	ASO ↑
IgAN	有	<5 天	反复发作	无	糖基化异常的 IgA_1

4. IgAN 的治疗

- 最适当的支持治疗

KDIGO 推荐级别	治疗
I	控制血压<130/80mmHg
	ACEI/ARB/ACEI+ARB
	尽量避免二氢吡啶类 CCB，除非血压无法达标
	限制蛋白摄入
II	限制钠盐摄入
	限制液体入量
	非二氢吡啶类 CCB
	控制代谢综合征的每个成分
	醛固酮阻断剂
	β 受体阻滞剂
	戒烟
	别嘌呤醇
	碳酸氢钠（无论是否合并出现代谢性酸中毒）
其他	避免 NSAIDs（每周不超过 2 次）
	避免长期低钾血症
	控制高磷血症及高 PTH 血症
	补充活性 VitD（VitD$_2$，麦角钙化醇）

- **免疫抑制治疗原则**
  根据尿蛋白量、病理轻重程度及病变活动程度、肾功能选择方案
  糖皮质激素治疗：适用于 GFR>50 且 PRO>1g/24h 或 RPGN/AKI 患者；大剂量、短期治疗为宜
  免疫抑制剂：MMF 对 IgAN 疗效不确切；AZA 及 CsA 无肯定疗效
  合并血管炎/RPGN；可选用 GCS+CTX/AZA；副作用大
- 其他治疗方法
  鱼油
  抗血小板：无确切证据
  扁桃体切除：对 IgAN 患者肾移植术后获益

J Am Soc Nephrol 2011；22：1785-1794
J Am Soc Nephrol 2011；22：1795-1803
J Am Soc Nephrol 2012；23：1108
Kid Int 2012；81：833-843

■ 肾小管酸中毒

1. 哪些患者要怀疑 RTA

- AG 正常的代谢性酸中毒
- 酸中毒合并低血钾（Ⅰ型和Ⅱ型 RTA）
- 酸中毒合并自身免疫病（SLE、SS）
- 酸中毒合并氨基酸尿、糖尿、蛋白尿（Fanconi 综合征）
- 酸中毒合并高血钙、肾结石（Ⅰ型 RTA）

2. RTA 基本特点

	Ⅰ型	Ⅱ型	Ⅳ型
位置	远端	近端	远端
缺陷部位	远端酸化障碍	HCO_2^- 重吸收减少	醛固酮↓或抵抗
尿 pH	>6.0	不一定	通常<5.3
血 K	降低或正常	降低或正常	升高
血 HCO_3	严重下降（可<10）	中度下降（14~20）	轻度下降（>15）
$F_E HCO_3$	<3%~5%	>8%~10%	1%~15%
U-BCO$_2$	<20mmHg	>20mmHg	<20mmHg

- $F_E HCO_3 = （[尿\ HCO_3] × [血\ Cr]）/（[血\ HCO_3] × [尿\ Cr]）×100\%$
- $U\text{-}BCO_2 = 尿\ PCO_2 - 血\ PCO_2$

3. 常见病因

- Ⅰ型 RTA：原发性、两性霉素 B、干燥综合征、骨髓瘤、淋巴瘤、严重容量不足
- Ⅱ型 RTA：原发性、骨髓瘤、淀粉样变、乙酰唑胺、重金属、Fanconi 综合征（近曲小管广泛的重吸收功能障碍，可继发于所有引起Ⅱ型 RTA 的疾病）
- Ⅲ型 RTA＝Ⅰ型＋Ⅱ型，较少见，碳酸酐酶Ⅱ缺乏所致
- Ⅳ型 RTA：醛固酮分泌减少或抵抗，最常见于糖尿病，肝素、Addison 病和 NSAIDs 类药物引起也很常见；最主要的表现是高钾血症而不是酸中毒

尿阴离子间隙（UAG）

- Ⅳ型 RTA：UAG>0
- Ⅱ型 RTA：UAG 变化不定

4. 肾功能不全与代谢性酸中毒

- 早期肾功能不全：肾单位大量减少，氨生成和肾髓质重吸收

NH$_4$减少，因此造成 AG 正常的代酸
- 晚期肾功能不全：肾脏失去分泌阴离子（磷酸、磺胺、尿酸盐等）的能力，造成 AG 增加的代酸

J Am Soc Nephrol 2002；13：2160-2170
Emerg Med Clin North Am 2005，23：771
J Am Soc Nephrol 2009；20：251-254

■ 造影剂肾病

1. 定义

- 使用造影剂后 24~72 小时出现
- 肾功能恶化：Cr 升高超过 44μmol/L 或超过基线值的 25%
- 除外性诊断：胆固醇栓塞等；术后 24 小时内 Cr 升高超过 44μmol/L 时诊断 CIN 应谨慎
- Cr 多在 3~5 天达峰，1~3 周后恢复至基线水平

2. 危险因素

不可纠正的因素	可纠正的因素
• 既往的 CKD（最重要的 RF）	• 造影剂的剂量
• CHF（NYHA Ⅲ~Ⅳ）	• 低血压
• DM	• 贫血/失血
• AMI	• 脱水/低白蛋白血症
• 心源性休克	• NSAIDs/ACEI/利尿剂/肾毒性药物
• 肾移植	• IABP 使用

- PCI 术前 CIN 风险评估

危险因素	评分
• 低血压[1]	5 分
• IABP	5 分
• CHF[2]	5 分
• 年龄>75 岁	4 分
• 贫血[3]	3 分
• 糖尿病	3 分
• 造影剂剂量	1 分/100ml
• 肾功能不全	4 分 Cr>133μmol/L 或 2 分 eGFR[4] 40~60；4 分 eGFR 20~40 6 分 eGFR<20

注：1. SBP<80mmHg 或使用升压药物；2. NYHA Ⅲ~Ⅳ；3. Hct<39%（男性）或 36%（女性）；4. MDRD 公式计算，单位 ml/（min·1.73m²）

总分	CIN 风险	HD 风险
0~5	7.5%	0.04%
6~10	14%	0.12%
11~16	26%	1.09%
>16	57%	12.6%

3. 预防

- 把握造影指征，评估患者风险与获益；高危患者选择其他检查手段（V/Q 代替 CTPA）；使用等渗造影剂，尽可能减少造影剂用量
- 造影前停用潜在肾毒性药物，包括 NSAIDs、利尿剂、ACEI/ARB 等；停用二甲双胍至少 48h；尽可能纠正风险因素
- N-乙酰半胱氨酸：600mg po bid，造影前一天及当天
- 充分水化：造影前输注 NS 0.5~1.0ml/（kg·h）×24h，造影后 12~24h 内连续输液，目标尿量>1500ml/d
- 输注 NaHCO$_3$ 溶液：术前 1 小时内输注 200ml；术后 6 小时内输注 300ml
- 预防性血液滤过可清除造影剂，但不能降低 CIN 风险

4. 治疗：支持治疗为主，必要时 HD，1~3 周后多可恢复

Kidney Int 2006; 69: S11-15;
N Engl J Med 2006; 354: 379-386
N Eng J Med 2006; 354: 2773-2782;
JAMA 2004; 291: 2328-2334

■ 急性间质性肾炎

1. **定义**：肾小管及间质区发生的炎症及瘢痕化；一般不累及肾小球；占住院患者 AKI 的 10%

2. **病因**
- 免疫介导
- 药物过敏反应：青霉素及衍生物、NSAIDs、头孢菌素、含硫药物（HCTZ、呋塞米）、喹诺酮类、抗惊厥药物（苯妥因、卡马西平、苯巴比妥）、别嘌呤醇、利福平等
- 全身疾病：移植物排异、结节病、pSS、MM
- 与 GN 相关：LN、IgAN
- 感染相关
- 细菌性肾盂肾炎
- 全身感染：β 溶血链球菌、军团菌、布氏杆菌、支原体、钩端螺旋体病；EBV、HIV、汉坦病毒、CMV；组织胞浆菌
- 特发性：TINU 综合征（小管间质性肾炎+葡萄膜炎）

3. **临床表现**
- 青霉素类药物介导的 AIN：90%具血尿、血嗜酸性粒细胞增多；多不伴有 AKI；尿蛋白可轻度升高
- NSAIDs 类药物介导的 AIN：40%具血尿，90%具 AKI，其中 1/3 进展至 HD；70%出现肾病综合征，病理多为 MCD
- 经典三联征：皮疹、发热及关节疼痛；仅在部分 AIN 患者中出现

4. **诊断**
- 病史：近期调整用药；皮疹、血液及尿液中嗜酸性粒细胞增多
- 肾穿病理活检是唯一确诊方法

5. **处理**
- 停用可能导致 AIN 的药物
- 控制合并存在的感染
- 药物诱导的 AIN 可在停药后尽快开始使用 GCS［1mg/（kg·d）］
- 必要时行 RRT

Kidney Int 2008；73：940
N Engl J Med 2008；358：1760
Kidney Int 2010；77：956-961
Am J Kidney Dis 2012；60：330-332

■ 泌尿系感染

1. 定义

- **解剖定义**
  下泌尿系感染：尿道炎、膀胱炎（膀胱的浅表感染）
  上泌尿系感染：肾盂肾炎、肾或肾周脓肿、前列腺炎

- **临床定义**
  非复杂性 UTI：免疫力正常、无泌尿系器质性病变或神经系统病变的非妊娠期女性的尿道炎、膀胱炎
  复杂性 UTI：女性的上泌尿系感染、妊娠期女性或男性的泌尿系感染、伴器质性病变或免疫抑制状态患者的 UTI

2. 病原学

- 非复杂性 UTI：*E. coli*（80%）、变形杆菌、克雷伯菌、腐生葡萄球菌

- 复杂性 UTI：*E. coli*（30%）、肠球菌（20%）、假单胞菌（20%）、表皮葡萄球菌（15%）、其他革兰阴性杆菌

- 导管相关 UTI：酵母菌（30%），*E. coli*（25%）、其他革兰阴性杆菌、肠球菌、表面葡萄球菌

- 尿道炎：衣原体、淋球菌

- 金黄色葡萄球菌：无导管留置史或近期局部操作史者应考虑血行播散可能

3. 临床表现

- 膀胱炎：尿频、尿急、尿痛、血尿、尿色及气味变化、耻骨下方疼痛；多无发热

- 尿道炎：可与膀胱炎类似；可有尿道分泌物

- 前列腺炎：（慢性）与膀胱炎类似、尿不尽感；（急性）发热、会阴部疼痛、肛诊前列腺压痛

- 肾盂肾炎：发热、寒战、腰痛、恶心、呕吐、腹泻

- 肾脓肿：持续发热，抗生素治疗效果不佳；余类似肾盂肾炎

4. 诊断

- 尿常规：WBC↑、BLD↑/-、NIT+/-

- 尿培养（清洁中段尿或直式尿道导管尿）

- 无症状女性：$\geqslant 10^5$ CFU/ml；男性：$\geqslant 10^3$ CFU/ml；留置尿管者：$\geqslant 10^2$ CFU/ml

- 妊娠期女性或行泌尿系手术的患者：应筛查无症状性菌尿

- 腹部 CT：肾盂肾炎治疗 72 小时后发热未控制需除外肾脓肿

- 泌尿系 US、IVF：评估男性反复发作的 UTI

- 血培养：上泌尿系感染

- 药敏试验：经验性治疗效果不佳时
- 评估 STD 的危险因素：性生活史、性伴侣感染及治疗情况

5. 治疗

- 无症状性菌尿：仅在特殊情况下选择性使用，如妊娠期、肾移植术后、粒细胞缺乏、泌尿系手术前
- 非复杂性膀胱炎：TMP/SMX 或 FQ×3d（临床有效率分别为93%和90%）
- 复杂性膀胱炎：TMP/SMX 或 FQ×7d
- 肾盂肾炎：（门诊患者）口服 FQ、阿莫西林/克拉维酸×14d（住院患者）静脉 FQ 或头孢曲松×2d，后序贯 FQ 至 14d
- 前列腺炎：（急性）TMP/SMX 或 FQ×2~4w；（慢性）TMP/SMX 或 FQ×6~12w
- 疗效不佳/反复发作（每年发作超过 3 次）：需考虑 TB、异物、细菌耐药、尿道结构异常；根据药敏结果根治细菌；必要时可预防性使用抗生素

N Engl J Med 1993；329：1328–1334；
N Engl J Med 2003；349：259–266
N Engl J Med 2012；366：1028–1037

■ 肾脏替代治疗

1. **透析的定义**：溶质分子沿电生化梯度透过半透膜的过程，包括
- 超滤（Ultrafiltration）：半透膜两侧静水压差异驱动水分子透过半透膜，清除自由水为主
- 对流（Convection）：伴随超滤发生的中、小分子溶质随水分子一起透过半透膜
- 弥散（Diffusion）：因半透膜两侧溶质浓度不同，中小分子溶质透过半透膜

不同物质的透析特性
- ✓ 小分子物质：尿素、HCO_3 等，迅速扩散，透析结束后轻度反弹（15%）
- ✓ 多腔分布物质：P 等，血浆内部分迅速清除，胞内及骨骼内部分难以清除透析结束后反弹显著；宜增加透析频率而非延长单次透析时间
- ✓ 血浆蛋白结合物质：清除缓慢

2. **CKD 患者透析治疗的适应证**
- 应根据临床症状，而非 eGFR 来决定启动 RRT 的时机；早期启动透析治疗无明显生存获益，不显著改善生活治疗
  - ✓ 尿毒症脑病
  - ✓ 尿毒症心包炎或胸膜炎
  - ✓ 尿毒症神经病变
  - ✓ 恶心呕吐、严重水钠潴留、高血钾、代酸（pH<7.3）保守治疗无效
  - ✓ 患者的意愿、心理辅导、透析准备条件的完善；可借助 CKD 门诊的长期随访实现
- 透析的相对禁忌证：低血压休克、严重活动性出血、严重心律失常、患者不能合作；SBP 大于 200mmHg

3. **透析方式的选择**
- 肾脏替代治疗方式包括血液透析（HD）、腹膜透析（PD）、肾移植
- 替代方式的选择实际上是生活方式的选择，应根据患者自身特点、家庭条件、当地医疗条件等决定选择次序
- 血液透析通路的建立

种类	名称	优点	缺点	中位使用期	使用场合
临时通路	颈内静脉导管	流量好，临时插管最好的位置	仍有血栓或感染并发症	3~4周	作为临时透析通路的首选
	股静脉导管	建立简单安全	易感染、流量差、活动受限	72小时	重症紧急抢救；没有条件选择其他通路；短时过渡性透析
	带涤纶套导管	流量好、感染率低、不易脱落	费用高、操作复杂、中心静脉狭窄或血栓并发症处理困难	18月	作为中短期通路或过渡性通路
	锁骨下静脉导管		操作并发症多		不推荐使用
长期通路	自体动静脉内瘘	并发症少，最优长期通路	需1~3个月的术后成熟时间	5年	首选通路
	人工/移植血管内瘘	并发症相对少	昂贵、血栓发生率相对高	2~3年	自体内瘘无法建立时的最优选择

4. 血液透析相关建议

- 单次透析时间：4小时，可延长
- 透析频率：2~5次/周；增加透析次数可降低患者死亡风险，血压及血磷控制情况，改善生活质量
- 血流速率：200~400ml/min；适当增加血流速率可增加清除速率
- 透析液流速：血流速率的2倍
- 超滤速率：应<10ml/（kg·h），过大容易导致低血压
- 抗凝：无肝素透析、肝素抗凝或枸橼酸抗凝

5. 腹膜透析的相关建议

- PD的优点
  - ✓ 残余肾功能损失慢
  - ✓ 生活自由、有规律，灵活舒适
  - ✓ 毒素清除持续平稳，无透析失衡问题，中分子物质清除好
  - ✓ 心血管承受能力好
  - ✓ 不依赖医院和设备，社会回归程度高

✓ 无出血、抗凝、血管通路问题
- PD 的相对禁忌证

严重腹膜腔结构异常，如有腹部大手术史；严重肺部疾病呼吸功能障碍；全身性血管疾病影响腹膜血运；严重营养不良；缺乏家庭支持或不能配合治疗者

- PD 的可能并发症
  - ✓ 高血糖：增加皮下胰岛素或置换液中加入胰岛素
  - ✓ 腹膜炎

    临床表现：透析液混浊、发热、腹痛

    诊断标准：置换液 WBC>100/μl、PMN>50/μl

    病原体：G^+ 球菌（60%~70%）、G^- 杆菌（15%~20%）

    经验性腹腔内治疗方案

药物	残余尿<100ml/d	残余尿>100ml/d
头孢唑啉	1g/袋置换液 qd	20mg/kg/袋置换液 qd
头孢他啶	1g/袋置换液 qd	20mg/kg/袋置换液 qd

6. 透析患者的临床管理

参数	目标
透析剂量	Kt/V_{Urea}>1.4 ；监测小分子物质清除率 K 透析液的尿素清除率；t 透析时间；Vurea 患者的尿素分布体积 β_2MG：中等分子物质的标记
液体/体重管理	透析间期体重↑应<总体重×5%
透析液质量	内毒素及细菌检测/超净设备
贫血	HGB 100~120g/L；避免大剂量 EPO；评估铁缺乏状态
血管通路	尽量使用内瘘；监测通路情况；rhPA 封管（中心静脉置管）较肝素封管管路并发症较低
骨矿物质疾病	Ca 2.1~2.4mmol/L；P <1.41mmol/L PTH 在 2~9 倍正常值上限范围内 PTH 进行性升高：VitD 类似物，拟钙剂，磷结合剂
营养	Alb>40g/L；限制磷、钠及钾的摄入
LDL-C	他汀类+/−依泽麦布；透析前未服降脂药者透析开始后不建议加用降脂药
DM 控制	HbA1c 目标值不确定；尽量控制血糖及 DM 其他并发症
BP	<140/90mmHg
其他	移植咨询；心理支持

7. 持续肾脏替代治疗 CRRT

- **原理**: 持续缓慢进行血液净化。包括 CVVH、CVVHD、CVVHDF、SCUF 等多种方式，以 CVVH 最常用
- **优势**:
  - ✓ 血流动力学耐受性好
  - ✓ 一般不发生失衡综合征
  - ✓ 滤器生物相容性好，适于 MODS 等的治疗
  - ✓ 可清除细胞因子、炎性介质及毒性物质（CVVH 更有效）
- **间断血液透析（IHD）与 CRRT**
  - ✓ 在 AKI 的治疗中，无循证医学证据证实 CRRT 优于 IHD
  - ✓ CRRT 对液体容量控制更有利
  - ✓ CRRT 过程中平均动脉压高于 IHD，不易发生低血压；IHD 时 20%~30% 发生低血压
  - ✓ 患者的血流动力学稳定状态是决定 CRRT 或 IHD 的重要因素
  - ✓ CVVH 置换液配方：基本配方固定，需要根据情况调整
    GS/电解质：钾、钠、镁、钙/阴离子：碳酸氢钠
    高钾血症时，初始置换液中［K］0~2mmol，直至血钾纠正

8. 血液灌流

- **原理**: 血液体外流经装有固态吸附剂（如活性炭、吸附树脂）的灌流器，以吸附方法清除有害物质的方法
- **优势**: 技术相对简单经济
- **适应证**: 主要用于药物或毒物中毒。尤其对于脂溶性毒素清除可靠

9. 血浆置换

- **原理**: 在体外循环条件下用离心法或膜分离法分离血浆和细胞成分，弃去血浆，把细胞成分以及补充的血浆、白蛋白、平衡液输回体内
- **优势**: 可清除自身抗体、脂蛋白、免疫复合物、胆红素、药物毒物等致病因子
- **适应证**: Goodpasture 综合征、TTP、冷球蛋白血症、重症 ANCA 相关性血管炎、重症 SLE、吉兰-巴雷综合征、重症肌无力、Refsum 病、巨球蛋白血症等

N Engl J Med 2006；354：1927-1935
N Engl J Med 2010；363：609-619
N Engl J Med 2010；363：2287-2300
N Engl J Med 2011；364：303-312
Crit Care 2011；15：R72
N Engl J Med 2012；367：2505-2514

血液/肿瘤疾病

■ 贫血概述

1. **症状**：（携氧能力下降）头晕、乏力、耳鸣、呼吸困难，诱发心绞痛

2. **体征**：苍白、直立性低血压、心动过速、黄疸等

3. **评价**：急性与慢性、轻中重度

4. **分析**
- 病史
- 查血常规、外周血涂片、血清铁、铁蛋白和网织红细胞计数；必要时查骨髓涂片及活检
- 血常规：按 MCV 分为小细胞性、正常细胞性、大细胞性三类
- 外周血涂片：缩小鉴别诊断范围，可迅速诊断微血管病溶血性贫血
- 网织红细胞指数（RI）：Ret count* （pt's HCT/nl HCT）/ maturation factor，不同 HCT 对应 maturation factor：45% = 1，35% = 1.5，25% = 2，20% = 2.5

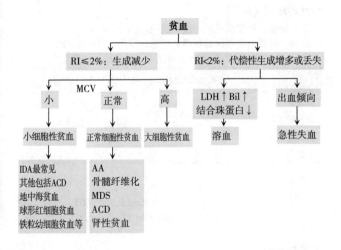

Mayo Clin Proc 2003，78：1274

缺铁性贫血 (IDA)

1. **体征**: 反甲、舌乳头萎缩

2. **病因**
- 铁摄入不足、丢失过多 (慢性失血)
- 对于男性和绝经后女性 IDA, 一定要排除慢性隐匿出血
- 1 个单位红细胞悬液含有 200mg 元素铁

3. **实验室检查**: 血清铁↓、血清铁饱和度↓ (<10% 诊断 IDA 特异性 88%)、总铁蛋白结合力↑、铁蛋白↓

4. **补铁治疗**: 1~2 周 Ret 开始升高, 1~2 月 Hb 渐恢复正常, 继续治疗 2 月, 补充储存铁, 疗程至少 6w+6w
- **口服补铁副作用**: 消化道症状 (如腹胀、便秘等); 口服不能耐受者可静脉补铁 (首次慢输、警惕过敏)
- **补铁无效要考虑**: 依从性差、出血量较多、诊断不正确 (南方患者应除外地中海贫血、北方患者应除外球形红细胞贫血)、其他贫血病因未纠正 (例如 MDS)

慢性病贫血 (ACD)

- 见于肿瘤、结缔组织病、慢性感染。nl/↓ MCV
- 机制: 网状内皮系统对铁摄取增加, 导致铁利用受限
- TIBC 正常或减低, 血清铁饱和度↓, 血清铁↓, 铁蛋白↑

	IDA	ACD	地中海贫血	铁粒幼细胞贫血
血清铁	↓	↓	–	↑
总铁结合力	↑	-/↓	–	–
转铁蛋白饱和度	↓	↓		
铁蛋白	↓	↑	–	↑

N Engl J Med 2005, 352: 1011
Am Fam Physician 2007, 75: 671

溶血性贫血

1. **寻找证据**
- 病史, 查体: 肝脾、泌尿系、排尿情况
- 查 LDH、总胆红素、直接胆红素、血涂片 (破碎 RBC 见于血管内溶血、球形 RBC 见于血管外溶血)

- **按溶血部位分类**

血管内溶血	血管外溶血
• 红细胞破碎综合征 • 阵发性睡眠性血红蛋白尿 • 血型不合输血	• 遗传性球形红细胞增多症 • 温抗体型免疫性溶血 • 无效红细胞生成（巨幼贫、MDS）
证据：LDH，结合珠蛋白，游离血红蛋白，血红蛋白尿，含铁血黄素尿	**证据**：脾大，Coombs 试验

- **按遗传因素分类**

红细胞外因素（获得性）	红细胞因素（除 PNH 均为遗传性）
• 脾功能亢进 • **抗体**：温/冷抗体型溶血、药物 机械性：人工瓣膜、透析、体外循环、长途行军 • **微血管病**：高血压急症、血管炎、TTP、HUS、DIC • **感染**：疟疾、蛇毒、黑热病 • **理化因素**：Wilson 病、铅中毒、亚硝酸盐中毒、大面积烧伤	• **膜缺陷**：球形/椭圆形红细胞增多症 • **酶缺陷**：G6PD 缺陷（急性发作或输血后 G6PD 可暂时正常） • **血红蛋白异常**：地中海贫血、镰形红细胞病、血红蛋白病 • **PNH**：补体介导溶血，全血细胞↓，血栓形成（尤其是腹腔静脉）、LDH 和网织 RBC↑、CD55/59 阴性的 RBC 或粒细胞↑

TTP：血栓性血小板减少性紫癜；HUS：溶血尿毒综合征；DIC：弥散性血管内凝血；PNH：阵发性睡眠性血红蛋白尿

Am Fam Physician 2004，69：2599

巨幼细胞贫血

1. **诊断**：查体："牛肉舌"，可有全血细胞减少，血涂片见中性粒细胞分叶↑（5 叶≥5%或 6 叶≥1%），骨髓原位溶血，MCV>120 fl 有诊断意义

   √ VitB$_{12}$缺乏：血清 VitB$_{12}$↓；注意叶酸缺乏或 1 型冷球蛋白血症（MM，巨球蛋白血症）可引起 VitB$_{12}$假性减低；须除外亚急性联合变性（影响脊髓后侧索+周围神经）

   √ 叶酸缺乏：RBC 内叶酸特异性和敏感性更高（血清叶酸不能准确反映叶酸储备）；VitB$_{12}$缺乏可引起叶酸假性减低

   √ 药物诱发：甲氨蝶呤、羟基脲、硫唑嘌呤等

✓ 补充 VitB$_{12}$ 的同时要补充叶酸及铁剂

✓ 叶酸能部分纠正 VitB$_{12}$ 缺乏所致贫血，但不能纠正 VitB$_{12}$ 缺乏所致神经系统症状

2. **注意**：其他大细胞贫血，MCV 大多 < 110fl，如酗酒、再障、MDS、肝病、甲减、抗惊厥药、抗反转录病毒药、红细胞假性增大：高血糖或高钠血症。

BMJ 2007, 335: 884

全血细胞减少

1. 鉴别诊断

- BM 细胞减少：再障、低增生性 MDS
- BM 细胞异常：MDS、急性白血病、PNH、重度巨幼细胞贫血
- 骨髓替代：骨髓纤维化，恶性肿瘤骨髓转移，骨髓肉芽肿病变
- 系统性疾病：脾亢、败血症、自身免疫病、中毒

2. 临床表现

- 贫血：乏力
- WBC 减少：反复感染、少见感染
- PLT 减少：出血倾向

再生障碍性贫血（AA）

1. **除外病因**：先天性；干细胞功能异常：放射线、化疗、药物；病毒；免疫异常：SLE、GVHD、胸腺瘤；特发

2. **诊断**：外周血+BM 和 Bx

3. **治疗**：支持：输血、G-CSF、EPO、TPO；异基因移植；免疫抑制治疗：CsA/FK506+ATG/ALG

阵发性睡眠性血红蛋白尿症（PNH）

1. 机制

- 获得性的克隆性造血干细胞异常→体细胞 PIG-A 基因突变→糖基磷脂酰肌醇（GPI）合成异常，CD16、CD55、CD59 等膜蛋白（抑制补体）无法通过 GPI 锚接在细胞膜上→补体介导慢性血管内溶血，造血功能衰竭和反复血栓形成（注：动脉多于静脉，腹腔、颅内多见）
- PNH 可与 AA 互相转化或合并，称为 PNH/AA 综合征

2. 诊断

- 慢性血管内溶血，血红蛋白尿，含铁血黄素尿，但常常不典型
- 流式细胞仪：CD55/CD59 阴性红细胞或粒细胞计数
- 东方患者以 PNH/AA 综合征表现多，西方患者溶血和血栓表现多

3. 治疗

- 传统
  - ✓ 控制溶血发作：右旋糖酐、碳酸氢钠、肾上腺皮质激素等免疫抑制治疗
  - ✓ 雄激素刺激血细胞生成

  - ✓ 补铁（长期血红蛋白尿可导致缺铁，但补铁可诱发血红蛋白尿，小剂量开始）
  - ✓ 输血（提高血红蛋白，还能抑制红细胞生成，间接减少补体敏感的红细胞）
- 异基因造血干细胞移植
- Eculizumab：人源型抗补体 C_5 单克隆抗体
- 抗凝：无禁忌者可华法林抗凝，抗血小板暂无证据

Pocket Medicine 4th, 5
血液病诊断及疗效标准 第 3 版 2007：1

血液／肿瘤疾病

■ 出血性疾病诊断思路

1. **病史**：出血部位、既往史、个人史、用药史

2. **查体**：出血部位，肝脾

3. **辅助检查**：血常规，血 DC，凝血功能＋D-dimer＋FDP，血小板功能

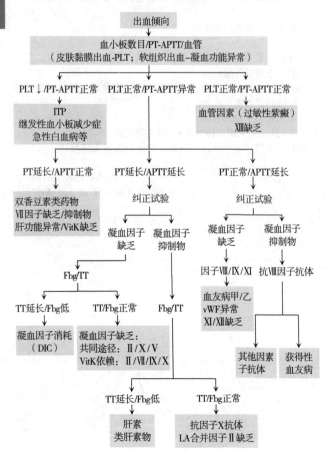

血液病诊断及疗效标准第 3 版 2007：166

■ 血小板减少症

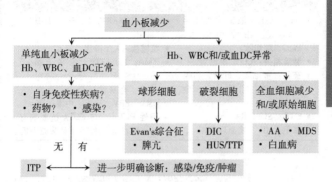

1. **定义**：血小板$<100\times10^9/L$
- 血小板$>50\times10^9/L$一般不会引起严重出血
- 凝血功能、血小板功能正常，PLT$>(20\sim30)\times10^9/L$时，较少自发出血

2. **血小板下降时应注意**
- 避免肌注、直肠指检、栓剂及钡灌肠
- 避免使用影响血小板功能的药物（如NSAIDs/阿司匹林）
- 避免有创操作：手术、内镜等（通常至少$>70\times10^9/L$）

3. **病史**：注意B组症状（发热、盗汗、体重减轻）和出血

4. **查体**：注意有无淋巴结肿大，脾大，皮肤黏膜出血

5. **化验**：外周血涂片，PT/APTT，LDH（溶贫），BUN/Cr（HUS/TTP）。查HIV、ANA等，若存在淋巴结肿大、脾大或B组症状时需查弓形虫、EBV、CMV等

6. **病因**
- **生成减少**
  - ✓ 再障/PNH：通常为全血细胞减少
  - ✓ 巨幼细胞性贫血
  - ✓ 血液系统肿瘤：MDS、白血病、淋巴瘤
  - ✓ 骨髓浸润：淋巴瘤、骨髓纤维化、转移癌、TB、戈谢（Gaucher）病
  - ✓ 药物：酒精、噻嗪类、雌激素、化疗药、法莫替丁

✓ 感染：流感、风疹、出血热
- **破坏增多**：通常血涂片可见血小板体积增大

免疫介导	非免疫介导
• ITP：PAIgG 敏感性及特异性均差。治疗用激素，IVIG，脾切除	• DIC：PT/APTT ↑、3P⁺、D-D ↑、Fbg ↓
• 肿瘤相关：CLL、淋巴瘤	• 机械性：人工瓣膜、脾亢
• 药物：奎尼丁、肝素、利福平、磺胺、吲哚美辛、金制剂	• TMA：HUS/TTP、先兆子痫/子痫、血管炎
• CTD：SLE、RA、SS	• 感染：全身性感染、立克次体、CMV、EBV、疟疾、中毒休克
• 其他：HIV、输血后紫癜	• 假性 PLT ↓：与 EDTA 抗凝剂有关，可查血涂片/手工计数血小板

South Med J 2006, 99：1491；N Engl J Med 2007, 357：580

■ 原发性免疫性血小板减少症（ITP）

1. **机制**：血小板成熟障碍

2. **外周血涂片**：血小板体积变大，血小板数目减少

3. **骨髓涂片**：产板巨比例减少，颗粒巨比例增多

4. **除外性诊断**：约 10% 合并 AIHA：Evans 综合征

5. **治疗**
- 一线：糖皮质激素
- 二线：脾切除术、IVIG、TPO、AZA、CTX、达那唑、VCR、利妥昔单抗+/−Dex
- 合并出血：大剂量糖皮质激素冲击、止血、IVIG、输注 PLT
- 复发：TPO、自体造血干细胞移植

Blood2010, 115：168

肝素相关性血小板减少症（HIT）

1. **病因**：抗 PF4/肝素复合物抗体活化血小板
- **警惕**：反复应用肝素治疗，于应用肝素后立即或 2 周内发生 PLT 下降（低分子肝素普通肝素，而磺达肝癸钠较少出现 HIT）

2. 临床表现

- 血小板减少：应用肝素后 3~14d 内下降到（15~80）×10^9/L 或下降>30%~50%

静脉或动脉血栓形成

- 罕见表现：皮肤坏死（注射处）、肢体坏疽（应用华法林后）、全身反应、自发性脾破裂等

3. 分型

	1 型	2 型
发生率（%）	10~20	1~3
发病时间（天）	1~4	5~10（甚至更长）
血小板低值（×10^9/L）	50~100	10~50
抗体介导	否	是
血栓栓塞	无	30%~80%
出血	无	少见
处理	观察	停用肝素，换用其他抗凝剂

4. 诊断

- 住院患者血小板降低时都应考虑到 HIT
- 根据 4T 临床评分系统确定 HIT 的可能性。病情变化时评分可发生变化，因此需反复评价

临床表现	2 分	1 分	0 分
PLT↓	（20~100）×10^9/L 或>50%	（10~19）×10^9/L 或 30%~50%	<10×10^9/L 或<30%
Time	5~10d，或 1d 内（既往接触肝素）	>10d，或时间不详但符合 HIT	1d 内（近期未接触肝素）
Thrombosis	有	可能有	无
OThers	无其他病因	可能有其他病因	明确有其他病因

0~3 分（低度可疑）：继续肝素治疗，不必进一步检查
4~5 分（中度可疑）：根据临床决定是否进一步检查
6~8 分（高度可疑）：查抗 PF4/肝素复合物抗体；立即按 HIT 处理，不能因等待确证试验结果而耽误治疗

5. 治疗（6D 原则）

- 两个必做（two Dos）
  ✓ 停用所有肝素（包括冲洗和封管）
  ✓ 2 型 HIT 给予直接凝血酶抑制剂：阿加曲班从 2μg/（kg·

min）开始持续泵入，维持 APTT 60 ~ 80s；或 Lepirudin,
Bivalirudin；或安卓
- 两个不做（two Don'ts）
  - ✓在血小板恢复前避免使用华法林，诊断 HIT 时已开始华法林
    治疗的应给予 VitK 拮抗
  - ✓避免输注血小板
- 两个检查（two Diagnostics）
  - ✓抗 PF4/肝素复合物抗体
  - ✓超声：除外双下肢 DVT

Crit Care Med 2007, 35: 1165
New Engl J Med 2006, 355: 809

■ 血栓性微血管病

1. 定义
- 以微血管阻塞为特征性表现
- 全身或肾脏内血小板聚集
- 血小板减少
- 机械性（血管内）溶血（血涂片可见 RBC 碎片）
- LDH 升高
- PT、APTT 正常（与 DIC 不同）

2. 血栓性血小板减少性紫癜（TTP）
- **机制**：低水平的 ADAMTS13（裂解 vWF 的金属蛋白酶）或存在抗 ADAMTS13 抗体引起 vWF 聚集物生成，导致血小板聚集
- **五联征**：发热、血小板减少、微血管病性溶血、肾损害、神经系统异常。绝大多数患者都有神经系统症状（癫痫、神志改变、卒中）
- **辅助检查**：LDH 升高（主要由组织缺氧或损伤所致，而不是溶血），血 DC：破碎红细胞和血小板减少
- **治疗**
  - ✓ 首选治疗：血浆置换
  - ✓ 其他治疗：输血浆（FFP），糖皮质激素，脾切除。难治性病例可用利妥昔单抗和 VCR
  - ✓ 禁止输注血小板，除非是危及生命的出血。输注血小板可增加血栓形成，使预后更差

3. 溶血尿毒综合征（HUS）
- 儿童多见；与大肠杆菌 O157：H7 有关
- 大多病例无广泛的全身症状。肾脏受累是除血液系统受累以外的主要表现
- 成人的预后比儿童更差，肾功能进行性恶化，难以恢复
- 儿童对症处理；成人按 TTP 处理。血浆置换同样有效
- 大肠杆菌相关性 HUS 应避免使用抑制胃肠动力的药物，否则会加重病情；抗生素治疗也可能会加重病情

N Engl J Med 2006, 354: 1927
Mayo ClinProc 2001, 76: 1154

■ 弥散性血管内凝血

1. **定义** 消耗性凝血功能异常引起综合征；出血倾向、高凝状态以及多器官功能衰竭
- 警惕：重症感染、恶性高血压、恶性肿瘤、肝功能衰竭、大面积烧伤、异常妊娠及血管异常
- 查 DIC 全套！

2. 诊断 (ISTH 积分)

	0	1	2	3
血小板计数（×10⁹/L）	>100	<100	<50	
纤维蛋白降解产物（FDP 或 D-Dimer）	无增加		中度增加	显著增加
凝血酶原时间延长	<3s	>3s 但<6s	>6s	
纤维蛋白原浓度	>1.0g/L	<1.0g/L		

结果判定如积分≥5 分，符合典型 DIC

3. 治疗
- 原发病治疗+积极支持（补充凝血因子、新鲜冰冻血浆、血小板、红细胞等）
- 抗凝治疗：慎重！
- 死亡率高，预后不佳，关注重要脏器功能！
- 关键：早期发现不典型 DIC！

■ 肝素和华法林

肝素

1. 肝素导致出血的危险因素
- 2 周内有手术、创伤、卒中史
- 溃疡病史，胃肠道出血病史
- PLT$<100\times10^9$/L
- 年龄>70 岁
- 肝功能不全、尿毒症、出血体质、颅内肿瘤

2. 低分子肝素（LMWH）
- 优点：无需监测 PT、HIT 发生率低
- 缺点：价格昂贵，半衰期长，不适合肾衰患者

3. 下列情况使用 LMWH 之前应请血液科会诊
- 肥胖（体重>150kg）
- Cr>2mg/dl 或 Ccr<30ml/min
- 妊娠

华法林

1. 如需长期抗凝，在使用肝素同时即应开始口服华法林；华法林需与肝素重叠至 INR 达标 2 天后停用肝素
2. 给予华法林的剂量可参考下表

Day	INR				
	<1.5	$1.5\sim1.9$	$2.0\sim2.5$	$2.6\sim3.0$	>3.0
d1～3	5mg *	5mg *	2.5～5.0mg	0～2.5mg	0mg
d4～5	10mg	5～10mg	0～5mg	0～5mg	0～5mg
d6	根据目标值和先前 5 天内的剂量调整				

*体重>80kg 用 7.5mg

3. INR 目标值
- 机械瓣膜或反复全身血栓栓塞者：$2.5\sim3.5$
- 其他情况：$2.0\sim3.0$（包括无并发症的 DVT/PE）
4. 充血性心衰、肝病、维生素 K 缺乏和某些药物（洋地黄、莫西沙星等）会影响华法林的代谢和作用
5. 华法林过量时的处理

INR	3.0~5.0	5.0~9.0	>9.0	>20	无论多少
出血	无	无	无	有	严重出血
处理	减量	停药 + VitK$_1$ 1 ~ 4mg 口服	停药 + VitK$_1$ 3 ~ 5mg 口服	停药 + VitK$_1$ 10mg 静推+FFP	停药+VitK$_1$ 10mg 静推+凝血酶原复合物

Chest 2001，119：22S

不同抗凝药物治疗靶点

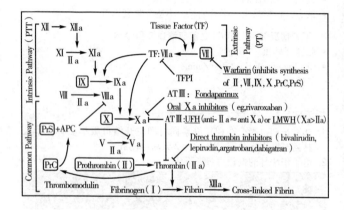

XEJM 2008，359：938

■ 易栓症

1. 常见病因

先天性	获得性
• 蛋白 C、S 缺乏症 • AT Ⅲ 缺乏症 • APC 抵抗（Ⅴ 因子 Leiden 突变） • 凝血酶原 G20210A 突变	• 药物（HIT） • 长期制动 • 抗磷脂综合征（APS） • 恶性肿瘤 • 肾病综合征/吸收不良综合征 • 避孕药/雌激素替代 • 高同型半胱氨酸血症（HCY） • 手术（尤其骨科手术）/外伤 • 阵发性睡眠性血红蛋白尿（PNH） • 骨髓增殖性疾病（ET/PV/MF）

2. 部位

仅静脉受累	动静脉均受累
• Ⅴ 因子 Leiden 突变 • 蛋白 C、蛋白 S、AT Ⅲ 缺乏 • 凝血酶原突变 • 肿瘤（Trousseau's 综合征） • 口服避孕药（non-smoker） • 雌激素治疗（non-smoker） • 妊娠 • 肾病综合征/低白蛋白血症	• APS • HCY • HITT • PNH • MPD • 口服避孕药（smoker） • 雌激素治疗（smoker）

3. 以下情况需筛查易栓指标（FURY）
• F：family history（家族中至少 2 例类似患者）
• U：unusual location of thrombosis（腹腔/中枢神经系统）
• R：recurrent episodes of thrombosis（反复血栓≥2 次）
• Y：year（年龄<45 岁）

4. 筛查内容
• PT、APTT、TT、FBG
• PC、PS、AT Ⅲ
• 因子Ⅷ活性
• 同型半胱氨酸
• LA、ACL、抗 β_2GP1
• 活化蛋白 C（APC）抵抗

- 排除恶性肿瘤

5. 筛查时机

- 避免在血栓急性期查易栓指标
  - ✓ 检测结果不会影响初始治疗（除非有 APTT 延长，考虑存在 LA）
  - ✓ 急性期可能因炎症或消耗引起凝血因子暂时增高或减低（PC/PS/AT Ⅲ/Ⅷ等）
- 华法林抗凝 6 个月后，需停用华法林 2~3w 再检查

6. 分析易栓指标时要注意

- VitK 拮抗剂或 VitK 缺乏可影响 PC/PS 测定
- 肝素、VitK 拮抗剂或凝血酶直接抑制剂可影响 AT Ⅲ 测定
- 仅凭一次结果诊断 PC/PS/AT Ⅲ 缺乏或 APS 需谨慎
- 检查应避开血栓急性期

7. 需延长抗凝的患者（抗凝>6 个月）

- 一种以上危险因素
- AT Ⅲ/PC/PS 缺乏症
- APS
- 获得性危险因素持续存在
- 反复发作血栓
- D-Dimer 持续升高
- 血栓家族史
- 少见部位血栓

8. 对有易栓症的女性患者

- 避免服用避孕药或雌激素替代治疗
- 妊娠期给予预防性抗凝

N. Engl J Med 2002, 346: 752-763

BMJ 2007, 334: 1318

中华内科杂志 2004, 43: 81

■ 抗磷脂综合征

1. **分为原发、继发**（自身免疫病，最常见为 SLE、RA；药物；感染：病毒为主；CAPS 中多见；肿瘤）：

2. **血栓形成、习惯性流产、血小板减少和神经精神症状**

3. **诊断**　符合 1 条以上临床标准及 1 条以上实验室标准方能诊断。
- 临床标准
  - ✓一次或多次血栓形成：动脉、静脉或小血管
  - ✓妊娠并发症：不明原因 10 周或 10 周以上非畸形死胎、孕 34 周以内由于子痫、先兆子痫或胎盘功能不全造成的非畸形早产，或连续 3 次不明原因 10 周以内的流产
- 实验室标准（要求两次以上阳性，相隔 12 周以上）
  - ✓抗心磷脂抗体（ACL）
  - ✓狼疮抗凝物（LA）
  - ✓抗 $\beta_2 GP1$

4. **抗凝治疗**
- 抗凝治疗是原发性 APS 治疗的基石。除暴发性 APS 外，免疫抑制治疗的价值尚无定论
- 有血栓病史的 APS
  - ✓华法林抗凝 INR 2~3
  - ✓停止抗凝后血栓复发率较高（每年 50%~67%），因此只要出血风险小于血栓风险，就应继续抗凝
  - ✓妊娠期可改用 LMWH 或普通肝素抗凝，同时加用阿司匹林（81~100mg/d）；产后继用华法林抗凝
  - ✓若在华法林抗凝期间再次出现血栓事件，可考虑提高 INR 至 3~4，或改用持续 LMWH 或普通肝素抗凝，同时加用小剂量阿司匹林
  - ✓非颅内动脉血栓形成：小剂量阿司匹林+华法林（INR2~3，可考虑 3~4）
  - ✓脑卒中：小剂量阿司匹林或氯吡格雷
- 妊娠并发症的治疗
  - ✓受孕前口服小剂量阿司匹林
  - ✓怀孕后给予预防量 LMWH（如伊诺肝素 40mg qd）
  - ✓妊娠最后 1 个月可改为普通肝素（减少出血并发症）
  - ✓产后继续抗凝（肝素、LMWH 或华法林）至少 6 周

5. 暴发性 APS（CAPS）

- 发病率<1%，病死率高达 50%
- 1 周内出现至少 3 个器官或组织的血栓形成
- 抗凝+血浆置换+免疫抑制（IVIG、CTX、糖皮质激素）

Blood 2007, 109：422;
JAMA 2006, 295：1050

■ 白血病

急性白血病

1. 定义
- 造血干细胞分化成熟障碍导致单克隆性增多
- 分为急性髓细胞白血病（AML）和急性淋巴细胞白血病（ALL）

2. 临床表现
- 一般表现：贫血、发热、出血
- AML：白细胞淤滞综合征（WBC > 100×10^9/L）、DIC（AML-M3）、皮肤或牙龈浸润（AML-M4，M5）、绿色瘤
- ALL：骨痛、淋巴结大、肝脾大（也见于AML-M5）、CNS受累（颅神经病变、恶心、呕吐、头痛）、前纵隔占位（尤其是T细胞型 ALL），溶瘤综合征

3. 辅助检查
- 血常规：贫血，PLT减少，WBC↑或↓
- 外周血涂片：原始细胞（敏感性>95%）
- 骨髓：形态学，免疫组化，流式细胞检查，分子生物学
- 生化：UA和LDH↑，K↑，Ca和P↓
- 凝血指标：排除弥散性血管内凝血（AML-M3）
- 腰穿：所有 ALL 患者和有 CNS 症状的 AML 患者
- 影像学检查：疑似髓外病变或感染

4. 分型：MIC 分型：形态学+免疫表型+染色体和分子生物学检查

分型	形态学（FAB 分型）				免疫分型	遗传学特征
	亚型	POX	NSE	定义		
AML	M1	>3%+	–	原粒细胞≥90%非红有核细胞（NEC）	CD34⁺、HLA-DR⁺、CD33⁺、CD13⁺	
	M2	+	–	原粒细胞>30%但<90%NEC	CD34⁺、CD33⁺、CD13⁺、HLA-DR⁺、CD15⁺	T（8：21）AML/ETO
	M3	+	–	异常颗粒的早幼粒细胞 >30%NEC	CD33⁺、CD13⁺、CD15⁺、HLA-DR⁻、CD34⁻	T（15：17）PML/RARα

分型	形态学 (FAB 分型)				免疫分型	遗传学特征
	亚型	POX	NSE	定义		
	M4	+	+ NaF 抑制	原粒细胞> 30%，单核细 胞>20% NEC； M4Eo：除上述 外，嗜酸细胞> 5%NEC	CD34⁺、CD33⁺、 CD13⁺、CD14⁺、 CD15⁺、HLA- DR⁺、CD11b⁺	M4Eo： inv (16) CBFβ/MYH11
	M5	+	+ NaF 抑制	M5a：原单核细 胞>80%NEC M5b：原单核细 胞<80%NEC	CD34⁺、CD33⁺、 CD13⁺、CD14⁺、 CD15⁺、HLA- DR⁺、CD11b+	
	M6	+	−	原粒细胞>30% NEC，红系比 例>50%	血型糖蛋白⁺、 CD34⁺，HLA- DR⁻、CD33⁻ CD13⁻、CD15⁻	
	M7	+	−	原始巨核细胞 >30%	CD34⁺、CD33⁺、 HLA-DR⁺、 CD41⁺、CD61⁺	
ALL	L1	−	−	原始及幼淋巴 细胞以小细胞 为主	Precursor B-cell leukemia(70%)： CD19、TdT	bcr/abl (P190)
	L2	−	−	原始及幼淋巴 细胞以大细胞 为主	Precursor T-cell leukemia(25%)： CD7、CD5、 CD2	
	L3	−	−	原始及幼淋巴 细胞以大细胞 为主，内有 空泡	CD19、CD20、 CD22、SmIg	

（注：在 WHO 分型中，原始细胞比例>20%为急性白血病的诊断标准）

血液病诊断及疗效标准第 3 版 2007：103

急性髓细胞白血病 (AML)

1. 治疗

- 诱导缓解：DA (3+7) 方案 (DNR×3d，Ara-C×7d)

✓ CR 后根据危险分层进行巩固治疗，有条件者考虑造血干细胞移植

✓ 若不能 CR，考虑补救性化疗或异基因骨髓移植

- AML-M3：全反式维 A 酸（ATRA）、亚砷酸（ATO），单用或合用。注意：

  ✓ 初诊时或治疗中 WBC 至>10×10⁹/L，换用或合用 ATO、并加用化疗（HU 或 DNR）；或停用 ATRA/ATO，标准 DA 化疗。

  ✓ 出现维 A 酸综合征，给予地塞米松 10mg iv q12h 至症状控制。如 WBC 明显升高，同时按上文处理

  ✓ 合并凝血障碍或 DIC，补充血小板、凝血因子（通常用 FFP）

- 支持治疗：水化，别嘌呤醇，纠正电解质，输血，抗生素

2. 预后

- 60%~80%CR，30%~50%治愈（年龄>60 岁治愈率仅 15%）
- 疗效评价：①完全缓解（CR）：临床无症状，外周血无白血病细胞，血象大致正常，骨髓原粒细胞 ≤5%；②部分缓解（PR）：骨髓原粒细胞 5%~20%，或临床、血象 2 项中有 1 项未达 CR；③未缓解（NR）：指骨髓象、血象及临床 3 项均未达标；④持续完全缓解（CCR）：CR 之日起达 3~5 年以上；⑤临床治愈：停止化疗后无病生存>5 年

Blood 2007, 109: 431

Lancet 1998, 351: 700

张之南. 血液病诊断及疗效标准, 2007

急性淋巴细胞白血病（ALL）

1. 治疗

- 诱导缓解——巩固/强化——维持治疗
- 预防 CNS 白血病

  ✓ MTX/AraC+Dex 鞘注±放疗

  ✓ 全身应用 MTX

- 高危患者（Ph 染色体阳性、WBC 高）考虑造血干细胞移植
- 移植时机与选择

  ✓ 年龄<50 岁，有 HLA 相合供者：CR 后尽早 Allo-HSCT；高危患者推荐 URD 移植

  ✓ 年龄<50 岁，无 HLA 相合供者：CR 后可考虑行位点不合的 Allo-HSCT

  ✓ 年龄≥50 岁，有 HLA 相合供者：CR 后尽早行 RIC 的 Allo-HSCT，术后安排 DLI

  ✓ Mature B-cell leukemia 以强化疗为主，一年以上复发较少，

HSCT 可以作为二线选择

2. 预后
- 儿童 90%CR；成人 60%~80%CR，30%~50%治愈

New Engl J Med 2004, 351: 533
New Engl J Med 2006, 354: 166

慢性白血病
慢性髓细胞白血病（CML）

1. 定义：造血干细胞恶性克隆性增生，但分化程度高于 AML，有 Ph 染色体以及 bcr/abl 融合基因

2. 临床表现
- 慢性期：常无症状，或乏力、消瘦、盗汗、腹胀
- 加速期：发热，贫血，出血，骨痛，进行性脾大和体重下降
- 急变期：进展为急性白血病（骨穿明确，按 AL 治疗）

3. 辅助检查
- 血常规：白细胞↑↑↑（通常>100×10^9/L），血小板↑，幼稚细胞<5%（慢性期）
- 粒细胞碱性磷酸酶积分↓
- 骨髓：慢性期可见增生活跃，粒红比↑，原始细胞<5%；加速期原始细胞↑，伴骨髓纤维化；急变期为急性白血病改变（25%ALL，75%AML 或未分化）

4. 治疗
- 干扰素 α：300 万单位，每日或隔日一次，皮下注射
- 伊马替尼（Imatinib）：第 1 代 BCR/ABL 酪氨酸激酶抑制剂，靶向药物
- 异基因骨髓移植
- 高白细胞血症的治疗（外周血 WBC>100×10^9/L）
  - ✓ 足量饮水和/或补液，碳酸氢钠。
  - ✓ 羟基脲（HU）1.5~2g q6h，共 6 次
  - ✓ 别嘌呤醇 0.2 tid，防止高尿酸血症
  - ✓ 白细胞分离术（leukapheresis），连续 2~3 天

5. 预后：中位生存期 4~6 年，急变期<1 年

Mayo ClinProc 2006, 81: 973
New Engl J Med 2006, 355: 2408

慢性淋巴细胞白血病（CLL）

1. 定义：成熟 CD5$^+$ 的小 B 淋巴细胞单克隆增生

2. 临床表现
- 大多无症状，查体偶然发现外周血淋巴细胞↑
- 10%～20%有 B 症状（发热，盗汗，体重↓）
- 淋巴结大（80%）和肝脾大（50%）
- 自身免疫性溶血（AIHA）和血小板↓（ITP）
- 球蛋白↓±粒细胞↓，易感染
- M 蛋白（5%）
- 5%进展为淋巴瘤（多为弥漫大 B 细胞淋巴瘤）

3. 辅助检查
- 血常规：淋巴细胞↑（常>5×10^9/L）
- 骨髓：细胞数↑，成熟小淋巴细胞浸润（30%）
- 淋巴结：成熟小淋巴细胞浸润

4. CLL 分期（Rai 分期）

分期	临床表现	生存期
0	仅淋巴细胞增多	>10 年
1	0+淋巴结肿大	>8 年
2	1+脾大	6～7 年
3	贫血（非自溶贫）	1～2 年
4	血小板减少（非ITP）	1～2 年

5. 治疗
- Rai 分期 0～2 期：观察
- 治疗适应证
  - ✓ Rai 分期 3 期以上
  - ✓ 出现 CLL 相关症状
  - ✓ 糖皮质激素无效的溶贫/ITP
  - ✓ 反复感染
  - ✓ 患者治疗意愿强烈
- 氟达拉滨或苯丁酸氮芥±泼尼松±CD20 单抗
- 支持治疗

New Engl J Med 2005, 352: 804
New Engl J Med 2005, 353: 1793

■ 淋巴瘤

1. **定义**：淋巴组织内单克隆淋巴细胞的恶性增生，根据有无 RS
   细胞分为霍奇金淋巴瘤（HL）和非霍奇金淋巴瘤（NHL）

2. **临床表现**
- 淋巴结大

   HL：无痛性浅表淋巴结肿大（颈部和锁骨上占 60%～80%），
   纵隔淋巴结大。受累淋巴结呈连续性分布，活检阳性率高

   NHL：无痛性浅表或深部淋巴结肿大，结外病变多。受累淋巴
   结呈跳跃性分布，单次活检可阴性
- B 症状：发热，盗汗，体重下降

3. **诊断**
- 病史：B 症状，发热、消瘦、盗汗、搔痒、肿物
- 查体：注意皮肤、淋巴结、扁桃体、咽淋巴环、肝脾、胃肠
  道、睾丸（1% 的 NHL）、神经系统
- 病理：浅表淋巴结切除活检（细针穿刺很少有诊断价值）、骨
  髓活检、腰穿、深部淋巴结活检、脾切除
- 辅助检查：血常规、肝肾功、ESR、LDH、尿酸、Ca；NHL 还
  需查蛋白电泳、Ig 和免疫电泳
- 影像学检查：全消化道造影、CT、MRI、骨扫描、PET-CT

4. **分期**

Ann Arbor 分期	
I 期	单个淋巴结区域
II 期	≥2 淋巴结区域，在膈肌同侧
III 期	膈肌两侧病变
IV 期	弥漫性累及一个或多个淋巴结外器官

无 B 症状为 A 亚型；有 B 症状为 B 亚型；E：由一个淋巴结部位局部
扩散引起的单一结外部位受累，X：巨块型

5. **治疗**
- HL：ABVD±放疗
- NHL：CHOP 方案±放疗±自体干细胞移植；B 细胞 NHL 合用利
  妥昔单抗
- Burkitt 淋巴瘤：警惕溶瘤综合征

6. 疗效标准

CR：可见肿瘤完全消失>1 月

PR：病灶两最大径乘积减少>50%，>1 月

SD：病灶两径乘积缩小<50%或增大<25%，>1 月

PD：病灶两径乘积增大>25%

NHL 的国际预后指数（IPI）		
年龄>60，Ⅲ/Ⅳ期，≥2 个结外部位，ECOG≥2，LDH>250		
上述因素	CR 率	5 年无病生存率
0~1 个	87%	70%
2 个	67%	50%
3 个	55%	43%
4~5 个	44%	26%

Blood 2007，109：1857

血液病诊断及疗效标准第 3 版 2007：217

■ 粒细胞缺乏性（粒缺）发热（FN）

1. 定义
- 中性粒细胞缺乏：外周血中性粒细胞<0.5×10^9/L
- 发热：单次体温≥38.3℃；或≥38.0℃ 1h 以上

2. 病原学
- 主要为胃肠道细菌移位
- 革兰阴性菌（主要是铜绿假单胞菌）是常见致病菌
- 近年来革兰阳性菌逐渐增多
- 长时间粒缺及应用广谱抗生素后，真菌感染可能性增加

3. 诊断思路
- 重点检查：皮肤、咽喉部、肺部、肛周、静脉导管部位；避免直肠给药或测肛温
- 血培养×3次，尿培养，痰革兰染色及培养，难辨梭状芽胞杆菌毒素（用抗生素者要查），胸片
- 根据局灶症状选择：大便培养、脑脊液、影像学检查

4. 危险分层
- 具有以下因素为低危患者

病史	查体	辅助检查
• 年龄<60 岁	• T<39℃	• 粒细胞>0.1×10^9/L
• 无伴随症状和合并症	• 无呼吸急促	• 预计粒缺时间<10d
• 肿瘤缓解期	• 无低血压	• 胸片正常
• 实体瘤	• 无意识改变	
• 无真菌感染史	• 无脱水	
• 近期无抗真菌治疗史		

5. 初始治疗
- 任何经验性抗生素方案均应覆盖假单胞菌
- G-CSF：提高中性粒细胞水平
- 静脉用抗生素（单药和双药方案同样有效）
  - ✓ 单药：头孢吡肟、亚胺培南、美洛培南
  - ✓ 双药：抗假单胞 β 内酰胺类+氨基糖苷类药物
- 以下情况建议加用万古霉素
  - ✓ 血流动力学不稳定（见危重疾病：感染性休克）
  - ✓ 可疑的导管相关性感染（见危重疾病：中心静脉导管）
  - ✓ 既往 MRSA 定植
  - ✓ 严重黏膜炎

√ 血培养为革兰阳性球菌

6. 对初始抗生素方案的调整

- 3~5d 内体温正常的低危患者：改为序贯口服抗生素
- 根据培养结果调整抗生素方案，但仍需保持广谱抗菌性
- 发热持续 3~5d 且疾病有进展时，需更换抗生素
- 发热>5~7d，预计粒缺短期内无法缓解，开始抗真菌治疗

7. 疗程

- 已知病原的患者：至少完成 1 个标准疗程（例如 MRSA 需治疗 14d）
- 未知病原的患者

体温	中性粒细胞	处理
无发热	>0.5×10⁹/L	粒细胞稳定 48h 后停用抗生素
无发热	<0.5×10⁹/L	体温正常 14d 后停用抗生素并重新评价
发热	>0.5×10⁹/L	粒细胞稳定 4~5d 后停用抗生素并重新评价
发热	<0.5×10⁹/L	抗生素治疗 14d 后重新评价，若病情稳定且无明确感染可停用抗生素

8. 骨髓抑制分级（WHO 分级）

分级	0	1	2	3	4
血红蛋白（g/L）	≥110	109~95	94~80	79~65	<65
白细胞（10⁹/L）	≥4.0	3.9~3.0	2.9~2.0	1.9~1.0	<1.0
粒细胞（10⁹/L）	≥2.0	1.9~1.5	1.4~1.0	0.9~0.5	<0.5
血小板（10⁹/L）	≥100	99~75	74~50	49~25	<25

Cancer 2004, 100: 228
Cancer 2005, 103: 1103
N Engl J Med 2007, 356: 348

■ 输血

成分输血

1. 浓缩红细胞悬液
- 1 个单位红细胞悬液可提高 Hct 3 个百分点，或 Hb10g/L
- 加用白细胞滤器输注会减少其抗原性，适用于有输血反应或需多次输血者（骨髓移植、白血病、化疗）
- 洗涤红细胞中几乎不含白细胞，主要用于有输血反应者
- 放射线照射血制品可去除其中的淋巴细胞，减少骨髓移植者出现移植物抗宿主病（GVHD）

2. 单采血小板
- 1 个单位血小板理论上可提高血小板（$10 \sim 20$）$\times 10^9$/L
- 疗效影响因素：抗血小板抗体，血小板消耗（DIC），巨脾
- 适应证
  - ✓ 无出血表现，但血小板 <（$10 \sim 20$）$\times 10^9$/L
  - ✓ 出血、术前或操作前血小板 <50×10^9/L
  - ✓ 尿毒症出血，血小板 <75×10^9/L
  - ✓ 颅内或眼内出血，血小板 <100×10^9/L
- 输注 1h 后的查血小板计数，评价疗效

3. 新鲜冰冻血浆（FFP）
- 肝病末期 PT 显著延长者，若无活动性出血，单独 PT 延长可以观察；反复出血者可用 FFP。FFP 的半衰期为 $4 \sim 6$h
- 若 PT 大于 18s，可能出血或者拟手术时，可输注 FFP

4. 冷沉淀物
- 含有Ⅷ因子、vWF 及纤维蛋白原
- 用于纠正纤维蛋白原量的异常（如 DIC）或质的异常（获得性肝脏相关性纤维蛋白原功能障碍）
- 优点：可以充分补充凝血因子，而输液量少于 FFP

输血并发症

1. 急性溶血
- 受者体内存在抗红细胞抗体，导致输入红细胞溶解，常见于 ABO 血型不合
- 输血早期发热、低血压、寒战、腰痛、呼吸困难等
- 立即停止输血，有时输入 30ml 即可致命
- 稳定血流动力学，必要时肾脏支持

- 水化、利尿、碱化尿液

2. 迟发性溶血
- 由非补体结合的 IgG 介导的免疫相关性血管外溶血
- 理论上交叉配血筛查可发现易感患者
- 输血 2 天到 2 周后出现发热、黄疸、贫血

3. 过敏反应
- 不同于急性溶血反应，不是由 IgE 介导，而是由过敏毒素的免疫复合物激活补体所致
- 症状类似其他过敏，见于输血早期，可出现喉头水肿
- 处理
  - ✓ 立即停止输血
  - ✓ 用肾上腺素和糖皮质激素，抗过敏药
  - ✓ 若再次输注血制品，需洗涤后输注，避免输注 FFP

4. 细菌污染
- 输血 4h 内出现高热、寒战、菌血症、休克
- 血小板在室温下保存，比其他血制品更容易发生细菌污染

5. 急性肺损伤
- 多见于大量输血
- 供体的抗体与受体白细胞反应所致
- 通常出现在输血后 6h 内
- 治疗：见重症医学：急性呼吸窘迫综合征

6. 非溶血发热反应
- 定义：输血中或输血后 2h 内发热，体温升高大于 1℃
- 血小板输注 5 次可能会有 1 次发热，临床意义不大
- 由抗供体白细胞抗原的抗体所致
- 是否需要停止输注，视情况而定

JAMA 2003, 289: 959
Crit Care Med 2004, 32: 39
Crit Care Med 2003, 31: S678

■ 嗜酸细胞增多症

1. **定义**：外周血嗜酸细胞数目>0.5×10⁹/L

2. **继发性嗜酸细胞↑常见病因**（NAACP）
- **Neoplasm**（肿瘤）：淋巴瘤（15% HD，5% NHL）、白血病、宫颈癌、肺癌、鼻咽癌
- **Addison**病：肾上腺皮质功能不全
- **Allergy**（变态反应）
  - ✓ 过敏：过敏性鼻炎、哮喘、皮肤病
  - ✓ 药物：GM-CSF、IL-2、NSAIDs、头孢菌素、阿司匹林、别嘌呤醇、苯妥英、雷尼替丁等
  - ✓ 胆固醇栓塞
  - ✓ 变应性支气管肺曲霉菌病（ABPA）
- **CTD**（结缔组织病）：Churg-Strauss 综合征
- **Parasite**（寄生虫）：类圆线虫、钩虫、吸虫、蛔虫

3. **特发性高嗜酸细胞综合征**（HES）
- **定义**：血 EOS>1.5×10⁹/L，持续≥6m，未发现明确基础病，存在 EOS 升高相关器官损害
- 男/女=9/1，常发生于 40~50 岁
- **症状**：乏力、咳嗽、气短、肌痛、血管性水肿、皮疹、发热
- **临床谱**包括无症状、亚急性发作、暴发性发作
- **受累器官**：心血管（限制性心肌病-Echo、ECG、心内膜活检）、CNS（血栓形成、脑病、周围神经病-EMG 腓肠神经活检）、皮肤（血管性水肿、荨麻疹、非特异性结节或丘疹）、肺（嗜酸细胞肺炎-PFT、HRCT、ABG）、消化道（EG-胃肠镜、黏膜活检）
- 查外周血 FIPL1/PDGFRA 融合基因（FISH/RT-PCR）：约 40%~50%阳性；染色体核型分析［del（4）］；外周血 T 细胞亚群（CD₃⁻CD₄⁺CD₈⁻+/−）；外周血 T 细胞 TCR 重排
- **治疗**
  - ✓ FIPL1/PDGFRA 融合基因阳性（骨髓增生性 HES）：伊马替尼
  - ✓ 非骨髓增生性 HES：糖皮质激素和干扰素治疗
  - ✓ 心脏受累者：可用伊马替尼治疗，且最初 2w 同时合用糖皮质激素
  - ✓ 抗 IL-5 单克隆抗体、造血干细胞移植
- **预后**：取决于受累器官

Blood 2004, 103: 2879
Cancer 2007, 110: 955

■ 骨髓增生异常综合征

1. 实验室检查
- 血象 1~3 系异常及相应临床表现
- 血 DC：幼稚细胞
- BM：病态造血，增生大多为活跃
- 染色体：核型畸变，常见有+8，20q－，－5/5q－，－7/7q－
- 癌基因：部分患者 Ras 基因重排

2. 分型
- 可引起病态造血的疾病：MDS、红白血病、M2b 型、MF、CML、ITP、巨幼贫等
- FAB 分型
  - ✓ 难治性贫血（RA）：红系增生并有病态造血现象，原始细胞 <5%
  - ✓ 环形铁粒幼细胞性难治性贫血（RARS）：骨髓中环形铁粒幼细胞数>有核红细胞总数的 15%，余同 RA
  - ✓ 难治性贫血伴有原始细胞增多（RAEB）：2 系或 3 系有病态造血现象。原始粒细胞（Ⅰ+Ⅱ型）为 5%~20%
  - ✓ 慢性粒、单核细胞白血病（CMMoL）：单核细胞绝对值>1×10^9/L。骨髓同 RAEB，原始细胞 5%~20%
  - ✓ 转变中的 RAEB（RAEB-T）：骨髓中原始粒细胞大于 20%（此型现已归入急性白血病）

3. 治疗
- 支持、对症治疗
  - ✓ RA 及 RAS 型
    刺激造血剂：雄激素、$VitB_6$、EPO、G-CSF（仅粒缺合并发热）、TPO
    免疫调节剂：Pred、CsA（有效减量维持 2 年。监测血药浓度：150~250μg/L、肝肾功）
  - ✓ RAEB
    同前+化疗方案：去甲基化药物（地西他宾）；小剂量 Ara-c、高三尖杉酯碱（HHRT）、DA、HA、HE 方案
    异基因造血干细胞移植：Age
  - ✓ 进展：细胞减少加重。外周血原始粒细胞>5%，BM 中原始粒细胞>20%；及任何在 FAB 分型范畴内时进展

Blood 2004，103：2879
血液病诊断及疗效标准第 3 版 2007：155

■ 特发性骨髓纤维化

1. 诊断（2008 年 WHO 标准）
- 主要标准
  - ✓ 巨核细胞增生及异型性表现。伴随网硬蛋白和/或胶原纤维化或者如无明显网硬蛋白纤维化，巨核细胞改变必须伴随特征性的粒系增生、红系常减低的骨髓明显增生（如在纤维化前的细胞期）
  - ✓ 不符合 WHO 定义的 CML、PV、MDS 或其他髓系肿瘤
  - ✓ 存在 JAK2V617F 或其他克隆性标记（如 MPLW515K/L）或不存在克隆性标记，也无反应性骨髓纤维化的依据
- 次要标准
  - ✓ （外周血）幼红、幼粒细胞
  - ✓ 血清 LDH 增高
  - ✓ 贫血
  - ✓ 脾肿大
- PMF 诊断必须符合所有的 3 个主要标准和 2 个次要标准

2. 预后积分系统
- 年龄>65 岁，全身症状，Hb<100g/L，WBC≥25×10^9/L，外周血原始细胞>1%，以上五条各积 1 分
- 低危组：0 分；中危~1 组：1 分；中危~2 组：2 分；高危组：≥3 分

3. 治疗
- 对症治疗
- 中危-2 组，高位组：allo-SCT
- 脾脏切除、脾区放疗不作为首选
  - ✓ 切脾指征：
    巨脾产生严重机械压迫或疼痛
    严重溶血
    高代谢表现：包括体重下降，盗汗、发热，肌肉、骨、关节痛
    脾亢所致严重细胞减少和/或血小板减少
  - ✓ 脾切除禁忌证：
    活动 DIC 伴纤溶，低纤维蛋白原血症，纤维蛋白降解产物增加，骨髓造血严重低下。此外，切脾术后 PLT 可能继发增加可致肝脏迅速肿大伴有疼痛，亦必须考虑

■ 高球蛋白血症

1. 明确单或多克隆增多
- 血清蛋白电泳和免疫固定电泳
- Ig 定量（包括 IgA、IgG、IgM、IgD 和 IgE）以及轻链定量
- 尿蛋白电泳和免疫电泳
- 血清游离轻链比（κ/λ 比）（正常值：0.28~1.65）

2. 单克隆增多（恶性疾病多见）
- 常见病因
  - ✓ 多发性骨髓瘤：多合并骨质破坏和贫血
  - ✓ 巨球蛋白血症：单克隆 IgM 增多，淋巴样浆细胞增生，无骨质破坏
  - ✓ 重链病
  - ✓ 原发性轻链型淀粉样变
  - ✓ 部分 CLL 或淋巴瘤
  - ✓ 意义不明的单克隆丙种球蛋白血症（MGUS）：部分患者可发展为 MM/WM 或淀粉样变
- 诊断
  - ✓ 骨 X 线检查，核素骨扫描
  - ✓ 骨髓涂片和骨髓活检
  - ✓ 组织活检+刚果红染色

3. 多克隆增多 ［浆细胞反应性增生（骨髓中<10%）］
- 病因
  - ✓ 慢性感染，如结核、骨髓炎、心内膜炎、病毒（CMV）
  - ✓ CTD：SLE、RA、SS、PBC、结节病等
  - ✓ 慢性肝病：自身免疫性肝病、肝硬化、肝癌
  - ✓ 肿瘤：肠癌、胆管癌、乳腺癌等
  - ✓ 脂肪代谢异常：Gau cher 病、家族性高胆固醇血症等
- 诊断
  - ✓ 寻找慢性感染：低热、盗汗、PPD、胸片、血培养等
  - ✓ 有无关节痛、皮疹、口眼干、口腔溃疡等症状，筛查自身抗体（ANA、抗 ENA、AMA 等）
  - ✓ 肝功能、肝脏超声（有无门脉高压）、AFP
  - ✓ 根据相关症状针对性地除外肿瘤

N Engl J Med 2006，355：2765
Am Fam Physician 2005，71：105

■ 淀粉样变

1. 警惕淀粉样变！
- 原因不明的肾病综合征（尤其伴有肝脾大时）
- 原因不明的心肌病
- 原因不明的周围神经病（下肢重，感觉异常重，常有自主神经病变）
- 原因不明的肝脾大

2. 诊断
- 组织活检（腹壁脂肪、骨髓、牙龈和受累脏器如肝、心、肾和腓肠神经等周围神经）证实有淀粉样物质沉积，刚果红染色阳性（骨髓+腹部皮下脂肪阳性率87%）
- 有无 M 蛋白证据（血尿免疫固定电泳、血清游离轻链比）
- 微切+质谱法证实淀粉样物质为 κ 或 λ 轻链
- 明确诊断后，根据质谱检测和有无 M 蛋白，明确是否为轻链型（AL）

前体蛋白	简写	相关疾病
轻链型	AL	轻链淀粉样变、骨髓瘤、巨球蛋白血症
淀粉样 A 蛋白	AA	感染、肾癌、家族性地中海热（FHF）
甲状腺素转运蛋白	ATTR	老年性系统性或家族性淀粉样
纤维蛋白原 A α	AFib	遗传性肾脏淀粉样变
载脂蛋白 A	AAPO1	心肌病、神经疾病变
β_2微球蛋白	$A\beta_2M$	透析型淀粉样变

3. 实验室检查
- 血蛋白电泳、免疫电泳、Ig 和轻链定量、24h 尿轻链定量、血 β_2MG
- 血清游离轻链
- 骨髓涂片和活检
- 心脏：ECG、Echo、CK/CK-MB/CTnI、BNP
- 肾脏：尿常规、尿沉渣、24h 尿蛋白定量、BUS、CCr
- 肝脏：肝功能（ALP）、PT+A、B 超
- 肺部：CXR、HRCT、血气和肺功能
- 周围神经：肌电图和神经传导速度

4. 治疗
- 支持治疗
- AL：MD 方案（马法兰+泼尼松），硼替佐米为主方案、大剂量

地塞米松，沙利度胺和外周血自体干细胞移植
- 其他类型：治疗基础疾病
- 自体干细胞移植：适用于脏器功能较好的患者（特别是心功能）；器官（心脏、肝脏、肾脏）移植

5. 预后
- 取决于器官受累（尤其是心脏）的程度
- 12~18 个月，出现心衰则降至 6 个月

Arch Intern Med 2006, 166: 1805

Am J ClinPathol 2004, 121: 787

■ 多发性骨髓瘤

1. 诊断标准 (2008 年 WHO 标准)

- 需同时满足以下三条标准
  - ✓ 骨髓中浆细胞增多>10%
  - ✓ 血清和/或尿中存在 M 蛋白 (除真性非分泌型 MM 以外)
  - ✓ 存在可归因为浆细胞增生所致的终末器官损害, 尤其是 CRAB: HyperCalcemia, Renal insufficiency, Anemia 和 Bone lesions

2. 临床分期: (ISS 标准)

- Ⅰ期: 血浆 β_2-MG<3.5μg/dl 和血浆 ALB≥3.5g/dl
- Ⅱ期: 非Ⅰ期和Ⅲ期
- Ⅲ期: 血浆 β_2-MG≥5.5μg/dl

3. 治疗方案

- 全身化疗
- 外周血干细胞移植: 凡年龄在 65 岁以下, 化疗和/或放疗有效者, 均应争取进行强化疗和/或放疗配合自身外周血干细胞移植, 争取延长生存期及长期生存。有条件者可做两次移植
- 并发症治疗
  - ✓ 高钙血症: 补液、水化、泼尼松 60mg/d 和/或降钙素 50IU/d, im, 双膦酸盐, 用至血钙水平降至正常
  - ✓ 高尿酸血症: 别嘌呤醇 100~200mg, tid, 用至血尿酸至正常。同时口服碳酸氢钠 0.5g, tid, 碱化尿液
  - ✓ 高黏滞血症: 血浆交换。每次以 5% 白蛋白液 2000~3000ml 交换
  - ✓ 继发感染及肾功能不全按有关原则处理
  - ✓ 骨质破坏: 给予双膦酸盐类药止痛及促进骨质修复。静脉制剂 (如博宁、阿克达) 可 3~4 周 1 次, 口服制剂 (如骨磷) 可每日口服; 请骨科制作支具
- 手术治疗: 颈、胸、腰椎溶骨性病变可能导致截瘫时, 请骨科进行 "病椎切除及人工椎体置换固定术"
- 放射治疗: 局部放疗用于缓解严重局部骨痛患者。半身放疗 (上半身或下半身放疗, 视病情需要而定) 用于耐药病例, 代替周身化疗

■ 特殊类型浆细胞病

1. Waldenström 巨球蛋白血症
- 诊断：成熟浆细胞的恶性增生性疾病，2008 年 WHO 分类系统定义为"淋巴浆细胞样淋巴瘤"，需同时满足以下两条：
  - ✓ 单克隆 IgM 增多
  - ✓ 骨髓中有浆细胞样淋巴细胞浸润
- 并除外其他淋巴增殖性疾病，如 CLL，套细胞淋巴瘤

2. MGUS：Monoclonal gammopathy of undetermined significance
- 诊断：满足以下三条
  - ✓ 血清 M 蛋白<30g/L
  - ✓ 克隆性骨髓浆细胞<10%
  - ✓ 无终末器官损害：如 CRAB

■ POEMS 综合征

1. 定义
- 多发性周围神经病变——P
- 器官肿大（脾大、肝大或淋巴结肿大）、硬化性骨病——O
- 内分泌病（肾上腺、甲状腺、垂体、性腺、甲状旁腺、糖尿病）、水肿（水肿、腹水或胸腔积液）——E
- 单克隆免疫球蛋白或单克隆浆细胞增生——M
- 皮肤改变（色素沉着、毛细血管扩张、皮肤变硬、多毛、白指甲）——S

2. 检查
- 神经科会诊+EMG+腰穿
- 免疫电泳、蛋白电泳、Ig 和轻链定量、24h 尿轻链定量、骨髓涂片和骨髓活检
- 内分泌：垂体-下丘脑-各内分泌腺
- 脏器、淋巴结评估
- 眼底检查（有无视乳头水肿）
- Echo（包括估测肺动脉收缩压）

3. 诊断标准
- 主要标准：P+M
- 次要标准：Castleman 病、O、E、S、视乳头水肿、骨硬化等
- 确诊需要两个主要标准加上至少一个次要标准

4. 治疗
- 首选自体造血干细胞移植
- 放疗：孤立性硬化性骨病
- 化疗：MDex，LDex

■ 噬血细胞综合征（HPS）

基础病因筛查：感染性疾病（特别警惕病毒感染如 EBV、CMV）、肿瘤（特别是淋巴瘤）、自身免疫病等

1. 诊断标准
- 发热超过 1 周，热峰>38.5℃
- 脾大
- 两系或三系血细胞减少（血红蛋白<90 g/L，血小板< $100×10^9$/L，中性粒细胞绝对值<$1.0×10^9$/L）
- 血甘油三酯升高（≥3mmol/L）或纤维蛋白原下降（<1.5g/L）
- 血清铁蛋白升高（≥500μg/L）
- 血浆可溶性 CD25（可溶性 IL-2 受体）升高（≥2400U/ml）
- NK 细胞活性下降或缺乏
- 骨髓、脾脏、脑脊液或淋巴结发现噬血细胞现象
  以上 8 条诊断标准满足 5 条或 5 条以上时可以诊断 HPS
  注：中枢神经系统症状伴有脑脊液细胞数和/或蛋白升高、肝功异常、LDH>1000U/L 亦可作为 HPS 诊断的辅助依据

2. 治疗
- 初始治疗：Dex+VP-16±CsA，8 周；必要时鞘内注射 MTX
- 维持治疗：对于儿童家族性 HLH 或病情持续的非家族性 HLH，应考虑维持治疗及异体骨髓移植；病情缓解的获得性 HLH 可考虑停止治疗

■ Langerhans 细胞组织细胞增生症

1. 分型
- 单系统病变：单灶、多灶
- 多系统病变：低危、高危 [重要器官受累（肝/骨髓/肺）]

2. 入院评价
- 组织学评价：CD1a（+）、S-100（+）、CD68 不同程度（+）；电镜可见 Birbeck 颗粒
- 受累器官评价
  - ✓ PET-CT
  - ✓ 骨髓：血常规和涂片、骨髓涂片和活检
  - ✓ 骨骼：骨骼 X-ray（头颅、脊柱、骨盆和四肢）、骨扫描；必要时行骨 CT 或 MRI
  - ✓ 肺部：动脉血气、肺功能（包括弥散功能）、胸部 HRCT
  - ✓ GIT：肝功能、腹部 BUS，必要时内镜检查和活检
  - ✓ 内分泌：记 24h 出入量，如果有尿崩表现应行禁水加压试验，并监测电解质；垂体 MRI；甲功 2、ACTH、GH、血游离皮质醇、24h 尿皮质醇定量、性激素
  - ✓ 口腔科会诊，必要时行上下颌骨 X-ray

3. 治疗
- 单系统单灶病变
  - ✓ 随诊观察
  - ✓ 手术切除或局部放疗
- 脊柱单灶骨病伴软组织肿块（有可能造成脊髓损伤的）；有中枢神经系统受累高危的单系统单灶病变（额面部病灶包括头骨、面骨和口眼耳等）；多系统病变；都应给予全身化疗
- 孤立性肺部 LCH
  - ✓ 戒烟、随诊 6 月
  - ✓ 进展（FVC/FEV1/DLCO 下降大于 15%，或呼吸道症状加重）予泼尼松治疗
- 支持治疗
  - ✓ 内分泌激素替代，垂体放疗效果不确定，不提倡
  - ✓ 骨科协助处理骨骼病变
  - ✓ 口腔治疗

■ 骨髓涂片速读

1. **报告关注顺序**：判断有核细胞增生程度及形态；分类记数 100~200 个有核细胞，计算各类细胞的百分率，描述红系细胞形态，巨核细胞形态及分类；计算粒、红比值；观察有无其他特殊细胞及寄生虫。

2. **判断有核细胞增生程度**（成熟红细胞与有核细胞之比）

增生程度	成熟红细胞： 有核红细胞	有核细胞均数 （高倍镜视野）	常见病例
极度活跃	1:1	>100	白血病
明显活跃	10:1	50~100	白血病、增生性贫血
活跃	20:1	20~50	正常骨髓象、部分贫血
减低	50:1	5~10	造血功能低下
极度减低	200:1	<5	再生障碍性贫血

3. **成人粒红细胞比例为 (1.5~5):1**
- 升高：粒细胞白血病、纯红再障、类白血病反应等
- 降低：急、慢性失血、溶血性贫血、巨幼细胞性贫血、粒细胞缺乏症、白细胞减少症、脾功能亢进、真性红细胞增多症、MDS 等

4. **巨核细胞计数**：通常为 7~35 个。分类：原始型 0~0.02，幼稚型 0~0.10，颗粒型 0.10~0.30，产板型 0.50~0.80，裸核型 0~0.30
- 急性 ITP：幼稚型巨核增多为主
- 慢性 ITP：产板巨减少，颗粒巨增多

5. **骨髓细胞形态学变化**
- 胞质变化
  ✓ 质内颗粒异常：感染、类白血病、重金属中毒、白血病化疗期间、MDS、脾亢、各种类型贫血。
  ✓ 质内有空泡出现：中毒、感染、灼伤、ITP、MDS、ALL-L3 和 AML-M3 和 M5、淋巴瘤
- 胞核的变化
  ✓ 核形异常：感染、中毒、溶血性贫血、巨幼细胞性贫血、MDS、白血病和白血病化疗期间、淋巴瘤、恶性组织细胞瘤、MM
  ✓ 核成熟度异常：病毒感染、巨幼红细胞性贫血、MDS、慢性感染、先天性 Pelger-Hiiet 畸形、脾亢、白血病、MM

■ 造血干细胞移植

1. 适应证

- 血液系统恶性肿瘤：慢性粒细胞白血病、急性髓细胞白血病、急性淋巴细胞白血病、非霍奇金淋巴瘤、霍奇金淋巴瘤、多发性骨髓瘤、骨髓增生异常综合征等
- 血液系统非恶性肿瘤：再生障碍性贫血、范可尼贫血、地中海贫血、镰状细胞贫血、骨髓纤维化、重型阵发性睡眠性血红蛋白尿症、无巨核细胞性血小板减少症等
- 其他实体瘤；免疫系统疾病：重症联合免疫缺陷症、严重自身免疫性疾病

2. 来源

	自体移植	异基因移植
干细胞来源	患者本人	正常供者
优点	不受供者限制 年龄的限制较宽 移植并发症少 不发生 GVHD 移植后生活质量好	复发率低 长期无白血病生存率高 治愈某些疾患的唯一方法 适应证广泛 不需冷冻和净化技术 供者来源有限
缺点	容易复发 缺乏 GVL 作用 需要净化处理	易发生 GVHD，移植并发症多 缺乏 GVL 作用 患者<55 岁，供者一般<60 岁 需要长期使用免疫抑制剂 长期存活者生活质量差

3. 预处理

- 目的：①清除体内的异常克隆细胞；②抑制机体免疫力；③为移植的细胞准备空间

4. 造血干细胞的动员、采集与回输

- ✓ 自体外周血造血干细胞的采集：细胞毒药物、造血刺激因子，一般采集 1~2 次
- ✓ 异基因外周血造血干细胞的采集与回输：单用 G-CSF 动员，动员后的第 5~7 天进行采集，一般采集 2~3 次。采集的造血干细胞应尽快回输或-80℃或液氮中保存
- ✓ 造血干细胞采集数量：外周血约 $5×10^6$/kg CD34$^+$细胞

5. 并发症

- 移植物抗宿主病（GVHD）是异基因造血干细胞移植术后的主要并发症，积极的预防具有重要意义。包括：选择合适的供者（最基本的预防措施，HLA 相配的亲属、男性、年轻供者），全环境保护，同时应用免疫抑制剂
- 移植术后早期并发症（<100 天）
  - ✓ 预处理相关毒性及其预防：心脏、肝脏、肾脏、皮肤黏膜、神经系统等多个器官组织
  - ✓ 感染：异基因造血干细胞移植后死亡的主要原因。尽快尽早经验性使用广谱抗生素；抗生素无效时应考虑真菌、结核和病毒感染
  - ✓ 急性移植物抗宿主病（aGVHD）
  - ✓ 特发性肺炎综合征（Idiopathic pneumonia syndrome，IPS）
  - ✓ 植入失败
- 移植术后晚期并发症（≥100 天）
  - ✓ 慢性移植物抗宿主病（cGVHD）
  - ✓ 慢性阻塞性肺部疾患（发病多与 cGVHD 有关）继发性恶性肿瘤
  - ✓ 白内障
  - ✓ 白血病复发（复发率为 20%~30%，绝大多数均为受者型复发）

    急性白血病：化疗缓解后或直接二次移植；不能耐受二次移植者：支持和对症

    慢性粒细胞白血病：输注供者淋巴细胞；第二次移植

■ 肿瘤急症

1. 脊髓压迫
- 表现为局部疼痛（96%）、截瘫、自主神经功能异常（便秘、尿潴留、尿失禁）和感觉障碍
- 胸椎受累（70%）最常见，其次为腰椎（20%）和颈椎（10%）
- 最常见于前列腺癌、乳腺癌和肺癌
- MRI 有助于诊断
- 早期治疗是关键：地塞米松（10mg iv st→4mg iv q6h）、放疗、手术减压

2. CNS 转移癌
- 表现为头痛、癫痫、意识障碍、局灶感觉/运动障碍、高颅压
- 多见于乳腺癌、肺癌
- 头颅 CT 假阴性率较高，MRI 有助于诊断
- 治疗：地塞米松或放疗，单发病变也可考虑手术治疗
- 脑水肿、占位效应明显、中线移位者需甘露醇脱水治疗

3. 癌性脑膜炎
- 表现为头痛、恶心、呕吐、癫痫、局灶感觉/运动障碍、周围神经病、意识障碍
- 多见于乳腺癌、淋巴瘤和白血病
- 脑脊液细胞学协助诊断
- 治疗：鞘注或放疗

4. 上腔静脉综合征
- 表现为面部和/或上肢水肿，呼吸困难
- 多见于肺癌、淋巴瘤和纵隔肿瘤
- CT 有助于诊断
- 根据肿瘤类型行化疗或放疗
- 手术风险较高

5. 高钙血症：参见酸碱平衡 & 肾脏病：高钙血症

6. 溶瘤综合征
- 表现为高血钾、高血磷、高尿酸、低血钙和肾衰
- 多见于瘤负荷大并对化疗敏感的肿瘤：侵袭性淋巴瘤、白血病（ALL、AML、CML 急变），实体瘤罕见
- 预防：充分水化、碱化尿液、别嘌呤醇
- 治疗：预防+纠正水电平衡
- 避免应用静脉造影剂和 NSAIDs

7. 高黏滞综合征

- 表现为非特异性 CNS 症状：头痛、头晕、失眠、视物模糊（眼底检查意义大！）
- 多见于多发性骨髓瘤、巨球蛋白血症、真性红细胞增多症
- 属于临床诊断，腰穿+头颅 CT 可除外其他病变
- 治疗：补液、放血疗法（真性红细胞增多症）、化疗
- 病情紧急者可采用血浆置换

8. 白细胞淤滞综合征

- 多见于急性白血病 WBC↑↑↑时，尤其是诱导化疗期
- 表现为嗜睡、意识障碍、低氧血症和肾功能不全
- 属于临床诊断，腰穿+头颅 CT 可除外其他病变
- 治疗：羟基脲、白细胞置换、水化、化疗；尽量避免输血

9. DIC

- 多见于 AML（尤其 M3 型）及腺癌
- 部分腺癌可导致慢性 DIC
- 查血小板计数和 DIC 全套
- 治疗：输注单采血小板、VitK、冷沉淀和凝血酶原复合物；治疗基础疾病

■ 肿瘤镇痛

1. 镇痛药物选择
- VAS 评分 1~4 分（轻度疼痛）：一阶梯镇痛药物（NSAIDs）
- VAS 评分 5~6 分（中度疼痛）：二阶梯镇痛药物（弱阿片类药物）
  - ✓ 曲马多 100mg q8h 肌注或口服，每日总量 ≤400mg
- VAS 评分 7~10（重度疼痛）：（强阿片类药物）
  - ✓ 短效：吗啡 po/ih（爆发痛 ih）
  - ✓ 长效：吗啡控释片、羟考酮缓释片 po（qd~q12h）、芬太尼贴剂外用（q72h）

VAS 评分尺
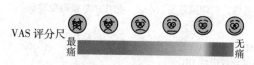
最痛   无痛

2. 控释强阿片类药物如美施康定用药原则（TIME）
- **T**itrate：从 10~30mg q12h 开始，每 24h 调整剂量 1 次；直至疼痛完全缓解
- **I**ncrease：若疼痛无缓解，则按照 30%~50% 的幅度增加剂量，直至疼痛完全缓解
- **M**anagement：应用速释吗啡处理暴发痛，剂量是美施康定的 1/4~1/3；若应用美施康定后镇痛不满意，应考虑增加下一次美施康定的用量
- **E**valuate：随时评价患者对疼痛及止痛治疗的反应

按照上述原则进行镇痛治疗，90% 的患者可达到 12h 持续镇痛，10% 需要每 8h 给药或更大的剂量才能达到

3. 阿片类药物副作用
- 便秘：多饮水，多食含纤维素的食物，适当活动，予缓泻剂或灌肠，必要时减少剂量或换用其他镇痛药
- 恶心/呕吐：甲氧氯普胺、氯丙嗪或氟哌啶醇，必要时减少剂量或换用其他镇痛药，或改变给药途径
- 依赖：肿瘤患者很少发生，给予美沙酮治疗
- 尿潴留：定时排尿（4h/次）、流水诱导、会阴部热水冲洗、膀胱区按摩，必要时导尿
- 药物过量
  - ✓ 长期用药者很少发生
  - ✓ 出现针尖样瞳孔、低体温、昏迷、呼吸抑制、心动过缓
  - ✓ 心电监护、控制气道、必要时口服活性炭/灌肠

✓给予纳洛酮拮抗, 0.1~1mg 静推, 每 2~3 分钟重复 1 次, 总量 ≤4mg

4. 阿片类药物剂量换算

- 芬太尼贴剂: 8~12h 方起效, 仅用于慢性持续性疼痛
- 2:1 原则: 吗啡 100mg/24h=芬太尼贴剂 50μg/h
- 患者自控镇痛 (PCA): PCA120mg/24h=美施康定 360mg/24h

阿片类药物	口服剂量 (mg)	静脉剂量 (mg)
美施康定	30	10
奥施康定	20	–
可待因	180~200	130
芬太尼	–	0.1
芬太尼贴剂	2:1 原则	–

■ 肿瘤病人医患沟通

1. 病情告知

- 积极主动去沟通，不被动地等待；多数情况下，让主要家属比让患者了解病情更重要
- 分清主要家属和次要家属：面对危重病情及个人经济情况的不同，不同家属会有不同想法；同时不同家属性格不同；特别是应付有些较难对付的家属较多的情况下，抓住主要家属来谈病情，再与他一起向其他家属解释。掌握要家属做最坏打算的原则
- 面对棘手的局面，请上级医师，甚至会诊医师一起交待病情
- 保持一致口径，避免用词含糊，说话果断。适当地运用专业术语，提高敬畏和信任
- 医疗工作有其原则和底线

2. 谈话签字

- 尊重患者及家属的选择，对于危重症，尽早签署抢救同意书，下病重、病危通知书，并向值班医师充分交接
- 入院后尽早对于治疗方案向患者及家属充分解释，包括预后及可能的并发症。重要治疗方案及高风险检查及时签署知情同意书

3. 治疗选择：充分交代治疗风险及并发症，请上级医师制定治疗方案。对于肿瘤终末期患者，目标以由治疗为主转为对症处理和护理照顾为主

4. 临终关怀

- 疾病治疗：控制疼痛、对症治疗、支持治疗、生活护理
- 心理治疗：心理支持，共同面对死亡
- 提高生活质量：正确认识和尊重病人最后生活的价值，提高其生活质量

■ 不明原发部位的肿瘤

1. 定义
- 活检证实为恶性肿瘤
- 病史、查体和常规检查未发现原发灶
- 病理不能确定为活检部位的原发肿瘤

2. 临床表现
- 占全部恶性肿瘤的 3%
- 病理类型分为三类：腺癌（60%），鳞癌（10%~20%），低分化肿瘤（20%~30%）
- 肿瘤非特异性全身表现：疲劳、体重下降、疼痛、淋巴结大
- 局灶症状取决于肿瘤转移部位

3. 处理
- 详尽的病史和查体往往能提供有关原发部位的线索
- 血清肿瘤标志物对于判断原发部位意义不大
- 免疫组化和分子生物学技术有重要价值

肿瘤	免疫组化或分子生物学标记
淋巴来源肿瘤	LCA、CD45、Leu-M1、t（8；14）、bcl-2、球蛋白、T 细胞受体基因重排
上皮来源肿瘤	上皮细胞抗原、细胞角蛋白、CEA
生殖细胞肿瘤	PLAP、等臂染色体 12p；12q（-）
消化道肿瘤	c-KIT、desmin、vimentin
神经内分泌肿瘤	S-100 蛋白、NSE、嗜铬粒多肽
肺腺癌/鳞癌	TTF-1、CK7
胃/结肠/胰腺癌	CDX1、CK7/20、AFP
甲状腺癌	甲状腺球蛋白、降钙素、TTF-1
乳腺癌	ER/PR、GCDFP、雌/孕激素受体
肝癌	AFP
卵巢癌	CA-125
前列腺癌	PSAP
横纹肌肉瘤	肌球蛋白

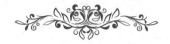

感染性疾病

■ 抗生素

1. 能透过血脑屏障（BBB）的抗感染药物

- 能透过正常 BBB 药物：头孢曲松、磺胺嘧啶、甲硝唑、异烟肼、利福平、利福喷丁、吡嗪酰胺、氟康唑、伏立康唑、利巴韦林、阿昔洛韦、更昔洛韦
- 能透过炎症 BBB 药物：青霉素钠、氨苄西林、头孢呋辛、头孢噻肟、头孢他啶、头孢哌酮、头孢吡肟、美罗培南、万古霉素、去甲万古霉素

2. 抗 ESBL（+）细菌的抗生素

- 亚胺培南、美洛培南
- 厄他培南
- 哌拉西林/他唑巴坦、头孢哌酮/舒巴坦

3. 抗铜绿假单胞菌的抗生素

- 头孢他啶
- 头孢吡肟
- 头孢哌酮/舒巴坦
- 哌拉西林/他唑巴坦
- 亚胺培南、美罗培南
- 环丙沙星、左氧氟沙星
- 阿米卡星

4. 抗真菌药的抗菌谱

| | 念珠菌 | | | | | 曲霉菌 | | 接合菌 | 隐球菌 |
	白念	光滑	近平滑	热带	克柔	烟曲霉	黄曲霉	毛霉	新型
氟康唑	+	-	+	+	-	-	-	-	+
伊曲康唑	+	-	+	+	±	+	+	-	±
卡泊芬净	+	+	+	+	+	+	+	-	-
伏立康唑	+	±	+	+	+	+	+	-	+
两性霉素 B	+	+	+	+	+	+	+	+	+

5. 抗微生物药在妊娠期应用时的危险性分类

FDA 分类	抗微生物药			
A. 在孕妇中研究证实无危险性				
B. 动物中研究无危险性，但人类研究资料不充分，或对动物有毒性，但人类研究无危险性	青霉素类 头孢菌素类 青霉素类＋酶抑制剂	氨曲南 美罗培南 厄他培南 甲硝唑 呋喃妥因	两性霉素 B 特比萘芬 利福布丁 乙胺丁醇	红霉素 阿奇霉素 克林霉素 磷霉素
C. 动物研究显示毒性，人体研究资料不充分，但用药时可能患者的受益大于危险性	亚胺培南/西司他丁 氯霉素 克拉霉素 万古霉素	氟康唑 伊曲康唑 酮康唑 氟胞嘧啶	磺胺/甲氧苄啶 氟喹诺酮类 利奈唑胺	乙胺嘧啶 利福平 异烟肼 吡嗪酰胺
D. 已证实对人类有危险性，但仍可能受益多	氨基糖苷类	四环素类		
X. 致畸危险>受益	乙硫异烟胺	奎宁	利巴韦林	

A 类：妊娠期患者可安全使用
B 类：有明确指征时慎用
C 类：确有应用指征时，充分权衡利弊决定是否选用
D 类：避免应用，但在确有应用指征且患者受益大于风险时严密观察下慎用
X 类：禁用

抗菌药物临床应用指导原则，2004

■ 不明原因发热

1. **定义**：反复发热>38.3℃，持续至少 3 周，经 1 周详细检查未明确病因

2. **诊断与鉴别诊断**
- 院外患者 FUO
  - ✓ 感染：成人 FUO 的首要病因，尤其是 TB、IE 和隐源性脓肿
  - ✓ 结缔组织病：常见有成人 Still 病、SLE、RA、PM/DM 和血管炎
  - ✓ 肿瘤：淋巴瘤和白血病常见，实体肿瘤有肾癌、肝癌、结肠癌和心房黏液瘤
- 住院患者 FUO：院内感染、导管相关感染、药物热、术后热、肺栓塞
- 免疫缺陷患者的 FUO
  - ✓ HIV 相关：机会性感染（MAC、TB、PCP、隐球菌、组织胞浆菌、CMV），淋巴瘤，Kaposi's 肉瘤，抗病毒药物
  - ✓ 粒细胞减少/缺乏：与 HIV 类似，此外曲霉菌、念珠菌、单纯疱疹病毒亦很常见
  - ✓ 器官植移：排异，CMV 病，真菌感染，供者来源的感染，术后伤口感染

感染性疾病

分类	经典 FUO 的病因
感染 ~30%	TB、脓肿（腹腔、盆腔、口腔、椎旁）、IE、骨髓炎、鼻窦炎、CMV、EBV、HIV、莱姆病、难辨梭状芽胞杆菌、疟疾、阿米巴、真菌、伤寒、布病
CTD ~30%	GCA/PMR、成人 still 病、系统性血管炎（PAN、WG 等）、RA、SLE、银屑病关节炎、反应性关节炎、冷球蛋白血症
肿瘤 ~20%	血液系统：淋巴瘤、急性白血病 实体肿瘤：肾癌、肝癌、胰腺癌、直肠癌、心房黏液瘤、肉瘤、转移癌
其他 ~20%	药物热、伪热、DVT/PE、血肿、甲状腺炎、甲状腺危象、肾上腺皮质功能不全、嗜铬细胞瘤、结节病、酒精性肝炎、酒精戒断、家族性地中海发热

3. **诊断手段**
- 详细的病史（包括旅游史、食物/水源/动物接触史、输血史、患者接触史、服药史）及体格检查（注意淋巴结、肝脾、心脏杂音及关节炎表现，勿漏口腔、鼻窦、肛周及生殖器）
- 实验室检查：血常规及分类、肝肾全、ESR、CRP、ANA、尿

常规、尿培养、PPD、T-SPOT. TB、CMV/EBV/HIV 抗体及病毒载量

- 血培养×3 套
- 针对性的影像学检查
- 根据上述检查异常结果选择进一步针对性检查
- 骨穿/淋巴结活检/肝穿/脾切除/颞动脉活检

4. 处理

- 除非高度怀疑感染或病情恶化迅速，否则避免盲目应用抗生素
- 除非高度怀疑某一特定自身免疫病，并排除感染，否则避免盲目使用激素
- 停用不必要的药物

■ 特殊人群感染

1. **中性粒细胞缺乏**：见血液疾病：粒细胞缺乏伴发热

2. **器官移植**：病原体取决于移植后时间
- 移植后 1 个月内：90% 为典型院内感染，与其他患者无异
- 移植后 1~6 个月：机会性感染的高峰期
  - ✔ 病毒：CMV、EBV、带状疱疹、腺病毒、流感病毒
  - ✔ 细菌：TB、奴卡菌、李斯特菌
  - ✔ 真菌：念珠菌、曲霉菌、PCP、隐球菌
  - ✔ 寄生虫：类圆线虫、利什曼原虫、弓形虫
- 移植后 6 个月后：感染危险取决于病程和健康状态
  - ✔ 恢复顺利者 80% 的感染同一般社区获得性感染
  - ✔ 严重排异者机会性感染同移植后 1~6 个月

3. **无脾**
- 定义：脾切除术后或功能性无脾（SLE、RA、GVHD、淀粉样变性、溃疡性结肠炎、乳糜泻和慢性酒精中毒）
- 外周血见 Howell-Jolly 小体提示无脾状态
- 无脾患者易感染以下病原体
  - ✔ 有荚膜细菌：肺炎链球菌、脑膜炎球菌、流感嗜血杆菌
  - ✔ 细胞内寄生虫：巴贝西虫、疟原虫

4. **糖皮质激素治疗**
- 对普通病原体易感性增加
- 细胞内病原体：分枝杆菌、李斯特菌、沙门氏菌、军团菌以及各类病毒
- 机会性感染：念珠菌、曲霉菌、隐球菌、奴卡菌、弓形虫、肺孢子菌

5. **糖尿病**
- 某些特殊感染几乎仅见于 DM，如鼻脑毛霉菌病（糖尿病酮症+面神经痛/眼部不适+口腔或鼻黏膜焦痂）
- DM 患者感染多重于非 DM 患者，且易形成脓肿
- 易发生 TB、泌尿系感染和下肢软组织感染

6. **AIDS**：见 HIV/AIDS 章节

■ 败血症

1. 定义

- SIRS：符合≥2 项：①T<36℃ 或>38℃；②HR>90/min；③RR>20/min 或 PaCO$_2$<32mmHg；④WBC<4×10^9/L 或>12×10^9/L 或杆状核>10%
- 败血症（sepsis）：感染导致的 SIRS
- 菌血症：细菌入血，伴/不伴机体炎症反应
- 严重败血症（severe sepsis）：感染+SIRS+脏器衰竭
- 感染性休克（septic shock）：严重败血症+持续低血压及组织低灌注（对液体复苏反应不佳）

2. 临床表现

- 原发感染表现
- SIRS 表现：发热/低体温、呼吸频率增快、心率增快
- 脏器衰竭表现：（ARDS 最为常见）

脏器	轻度	重度
肺	低氧或高碳酸需辅助通气 3~5 天	ARDS（要求 PEEP>10cmH$_2$O 且 FiO$_2$>0.5）
肝	TBil 2~3mg/dl 或其他肝功指标>2 倍上限，PT 延长 2 倍上限	TBil 8~10mg/dl
肾	少尿或 Cr 升高（2~3mg/dl）	需透析
胃肠道	不能耐受肠内营养>5 天	应激性溃疡需输血支持，无结石性胆囊炎
血液	APTT>125%正常上限，PLT<50~80×10^9/L	DIC
心血管	EF 降低伴持续毛细血管渗漏	高动力状态，对升压药无反应
CNS	意识不清	昏迷
PNS	轻度感觉异常	运动+感觉障碍

3. 病因

- 感染可为局部感染亦可血行播散
- 病原体多为细菌，但也可为真菌、病毒、寄生虫
- 最常见为肺部感染、腹腔感染、泌尿系感染及血流感染，其他如骨、脑膜炎、肝胆、皮肤软组织感染。1/3 病例原发感染灶不明
- 院内感染常见来源：导管相关，手术伤口，手术引流，压疮

4. 辅助检查

- 明确感染部位及病原体
  - ✓ 使用抗生素前抽取血培养
  - ✓ 可疑感染源：尿常规/培养，伤口分泌物涂片+培养，呼吸道分泌物涂片+培养，CSF 常规+生化+培养
  - ✓ 影像学：根据怀疑的感染部位（肺-X 线/CT，腹腔-CT，肝胆-BUS，心脏-Echo，颅内-CT/MRI、骨/软组织-X 线/MRI）
- 评价脏器功能：血常规+分类、血气（包括乳酸）、肝肾功全、凝血功能

5. 治疗

- 轻症
  - ✓ 心电监护、静脉通路、液体复苏
  - ✓ 经验性广谱抗生素治疗±感染灶外科清创/引流
  - ✓ 营养支持、胰岛素控制血糖（目标<10mmol/L）
- 严重败血症/感染性休克（应转入 ICU 治疗）见危重疾病/感染性休克

■ 感染性心内膜炎

1. 定义

- 感染性心内膜炎（IE）：心内膜感染（包括但不局限于瓣膜）
- 急性感染性心内膜炎（AIE）：正常瓣膜的强侵袭性感染（如金葡、乙型溶血性链球菌、肺炎链球菌）
- 亚急性感染性心内膜炎（SIE）：异常瓣膜的弱侵袭性感染（如草绿色链球菌）

2. 改良 Duke 标准

主要标准	次要标准

- **持续血培养阳性**
  ✓ 典型病原菌*：2 次阳性
  ✓ 其他病原菌：至少 2 次阳性且间隔>12h；或 3 次全部阳性或 4 次以上培养中绝大多数阳性（首次与末次间断>1h）
  ✓ Q 热立克次体 1 次培养阳性或 IgG>1：800
- **瓣膜损害**
  ✓ UCG 阳性发现（赘生物、脓肿、瓣周瘘）
  ✓ 新出现的瓣膜反流
	- IE 危险因素（见 3. 易患因素）
	- 发热>38℃
	- 血管现象：感染性栓塞（外周动脉或肺动脉-右心 IE）、真菌性动脉瘤、颅内出血、结膜出血、Janeway 病变
	- 免疫反应（肾小球肾炎，Roth 斑，Osler 结节，RF 阳性）
	- 血培养阳性但不满足主要标准
	
	* 典型致病菌：草绿色链球菌，HACEK，金黄色葡萄球菌，社区获得性肠球菌

确诊 IE：2 条主要标准，或 1 条主要标准+3 条次要标准，或 5 条次要标准

疑诊 IE：1 条主要标准+1 条次要标准，或 3 条次要标准

3. 易患因素

异常瓣膜	菌血症
- 高危：既往 IE、风心病、发绀型先心病、主动脉瓣病变（包括二叶瓣畸形）、人工瓣 - 中危：二尖瓣异常（包括二尖瓣脱垂伴/不伴二尖瓣反流或瓣叶肥厚）、肥厚性心肌病	静脉吸毒、静脉置管、血透、糖尿病、口腔卫生、心腔内装置（如起搏器、ICD）

4. 常见致病菌

病原体	天然瓣膜（NVE）		人工瓣膜（PVE）	
	非静脉吸毒	静脉吸毒	术后<2 月	术后>2 月
链球菌	36%	13%	<5%	20%
金葡菌	28%	68%	36%	20%
表葡菌	9%	<5%	17%	20%
肠球菌	11%	5%	8%	13%
G⁻杆菌	<5%	<5%	6%	<5%
其他菌	<5%	<5%	10%	10%
培养（−）	11%	<5%	17%	12%

培养（−）：定义为培养 7 日仍为阴性。鉴别诊断包括：先前应用抗生素、真菌、HACEK、巴尔通体、Q 热立克次体、衣原体、军团菌、布氏杆菌

5. 临床表现

- 持续菌血症：发热（80%~90%），寒战，盗汗，纳差、乏力、体重下降
- 心脏受累：充血性心衰，传导阻滞
- 感染性栓塞：体循环栓塞（外周血管、CNS、肾、脾、肝、骨关节、肠系膜），真菌性动脉瘤，心梗（冠状动脉栓塞），肺栓塞（右心 IE）
- 免疫反应：肾小球肾炎、关节炎、RF 阳性、ESR ↑

6. 典型体征

- 头面五官：Roth 斑（视网膜苍白色椭圆形损害+周边出血），淤斑（结膜、颊黏膜、上腭）
- 心脏：心脏杂音（85%），密切监测杂音变化
- 腹部：脾大伴触痛
- 骨骼肌肉：关节炎，脊椎压痛
- 四肢：Janeway 病变（感染性栓塞→手掌或足底无痛性、出血性斑），Osler 结节（免疫复合物→指/趾皮下痛性结节），甲床线状出血
- 神经系统：神志改变或局部定位体征
- 其他：导管穿刺处红、肿、痛或脓性分泌物，起搏器/ICD 囊袋部位触痛

7. 辅助检查

- 血培养：应用抗生素前，从不同部位抽取，至少 3 套（需氧+厌氧），间隔≥1h

- ECG：定期监测，有无新的传导异常
- UCG：TEE 指征：①临床中/高度可疑；②高危；③TTE 显示不清（如人工瓣膜、瓣周脓肿）；④TTE 阴性但临床高度怀疑；⑤可疑侵袭性感染或病情进展（如持续菌血症或发热、新发传导异常、心腔分流等）。其他患者先行 TTE
- 血常规及分类、ESR、RF、肾功、尿常规及尿培养

8. **治疗**（首先完成血培养！）
- 开始治疗时机
  - ✓ AIE→完成血培养后即刻开始经验性抗生素治疗
  - ✓ SIE→病情稳定者可待培养结果明确后开始针对性治疗（尤其对于前期应用过抗生素的患者）
- 经验性抗生素方案

		经验性抗生素方案
天然瓣膜	AIE	万古霉素+/-庆大霉素
	SIE	头孢曲松+庆大霉素
人工瓣膜	早期（<2 月）	万古霉素+头孢吡肟+庆大霉素
	中期（2 月~1 年）	万古霉素+庆大霉素
	晚期（>1 年）	万古霉素+头孢曲松+庆大霉素

- 根据血培养结果及药敏调整抗生素
- 抗生素疗程：通常为 4~6 周

• 天然瓣膜，症状<3 月	4 周
• 天然瓣膜，症状>3 月	≥6 周
• 非复杂性右心 IE，天然瓣膜	2 周
• 天然瓣膜，肠球菌	4 周

- 抗凝为相对禁忌，可增加出血风险。但对于此前已有抗凝指征的患者，排除脑栓塞后可继续抗凝
- 监测并发症：充血性心衰，传导阻滞，栓塞事件
- 手术指征
  - ✓严重的瓣膜损害：顽固性心源性休克→急诊手术；持续的顽固性心衰→近期手术；无症状性严重 AI 或 MR→择期手术
  - ✓病情难以控制：瓣周脓肿、瓣周瘘、传导阻滞加重、赘生物增大、持续菌血症（适当的抗生素治疗 1 周后仍持续发热或血培养阳性）
  - ✓特殊病原菌：金葡、真菌、多重耐药病原菌

- ✓ 栓塞事件：适当的抗生素治疗下仍反复栓塞，赘生物>10mm 合并栓塞事件，赘生物>15mm。除非颅内出血或严重卒中，脑栓塞不再是手术禁忌
- ✓ 人工瓣膜：尤其对于瓣膜功能不全、瓣周漏、金葡菌或 G⁻杆菌感染

■ 结核病

1. 分类
- 活动性结核
  - Ⅰ 原发性肺结核：结核杆菌初次侵入肺部而发生的原发感染
  - Ⅱ 血行播散性肺结核
  - Ⅲ 继发性肺结核：潜伏性结核基础上发生的肺部感染
  - Ⅳ 结核性胸膜炎
  - Ⅴ 肺外结核：结核菌血行播散所致
- 潜伏性结核：结核感染的一种非传染性静息状态。唯一特点为 PPD 或 T-SPOT. TB（+）

2. 高危人群
- 高危暴露人群：结核高发地区居民，流浪者，无医疗保障者，医务工作者，与活动性结核患者密切接触者
- 高危感染人群：免疫抑制人群（HIV/AIDS，恶性肿瘤，器官移植，长期服用激素或免疫抑制剂），慢性肾衰，糖尿病，长期饮酒，静脉吸毒，营养不良，矽肺，服用特殊药物（如 TNFα 抑制剂，利妥昔单抗等）

3. 临床症状
- 肺结核可疑症状：咳嗽、咳痰 ≥ 2 周、咯血或血痰（具有 1 种或以上症状应怀疑肺结核）
- 其他常见症状：胸闷、胸痛、低热、盗汗、乏力、食欲减退、体重减轻
- 结核变态反应：多关节痛/关节炎、结节红斑、滤泡性结膜炎
- 20% 的活动性肺结核无明显症状

4. 影像学特点
- 原发性结核
  - ✓ 多见于肺上叶底部或下叶上部，胸膜下
  - ✓ 原发综合征："哑铃征"，肺内原发病灶、肺门淋巴结肿大及连接两者间的淋巴管炎
  - ✓ 肿大淋巴结压迫气道可致肺不张
- 继发性结核
  - ✓ 好发于肺上叶尖后段，下叶背段、后基底段
  - ✓ 可局限，亦可多肺段侵犯
  - ✓ 多形态表现，可同时呈现渗出/增殖/纤维/干酪/钙化病变
  - ✓ 易出现空洞
  - ✓ 可有支气管播散灶
  - ✓ 球形病灶多 <3cm，可有卫星病灶和引流支气管征

✓ 可有胸腔积液、胸膜增厚和粘连

✓ 病灶吸收较慢，1 个月以内变化较小

- 血行播散性肺结核

  ✓ 急性：结节大小、密度、分布"三均匀"

  ✓ 亚急性或慢性：结节大小、密度、分布不均，病灶性质新老不一

- 陈旧性结核：纤维索条、钙化、或伴肺容积减少

5. 诊断手段

- PPD/T-SPOT. TB：仅用于确定是否感染过结核菌，不能鉴别活动性结核与潜伏性结核。T-SPOT. TB 不受卡介苗接种的影响。
- 影像学：胸片/CT 异常可提示结核，但不是确诊依据。
- 病原学：抗酸染色及结核培养（痰、BALF、胸水或其他标本）为确诊依据。
- 病理学：肺组织活检/肺外组织活检

6. 肺结核诊断标准

确诊病例	• 涂阳肺结核	痰涂片抗酸杆菌（+）×2
		痰涂片抗酸杆菌（+）×1+影像学（+）
		痰涂片抗酸杆菌（+）×1+痰结核培养（+）×1
	• 仅培阳肺结核	痰涂片（-）+影像学（+）+痰结核培养（+）×1
	• 肺部组织病理学诊断符合结核病变	
临床诊断病例（涂阴肺 TB）	• 影像学（+）+肺结核可疑症状	
	• 影像学（+）+PPD（+++）	
	• 影像学（+）+抗 TB-Ab（+）	
	• 影像学（+）+肺外组织病理证实为结核病变者	
	• 疑似病例经诊断性治疗或随访观察可排除其他肺部疾病者	
疑似病例	• <5 岁，肺结核可疑症状+与涂阳肺结核患者密切接触史或 PPD（+++）	
	• 仅胸部影像学（+）	

注：胸部影像学（+）：与原发性肺结核、血行播散性肺结核、继发性肺结核、结核性胸膜炎任一种活动性肺结核病变影像学表现相符

7. 诊断流程

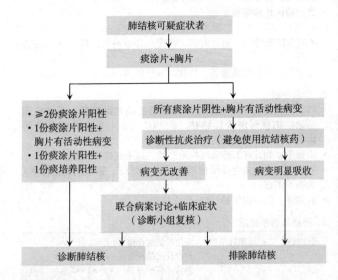

肺结核可疑症状者

↓

痰涂片+胸片

- ≥2份痰涂片阳性
- 1份痰涂片阳性+胸片有活动性病变
- 1份痰涂片阳性+1份痰培养阳性

所有痰涂片阴性+胸片有活动性病变

↓

诊断性抗炎治疗（避免使用抗结核药）

病变无改善 ← → 病变明显吸收

联合病案讨论+临床症状（诊断小组复核）

诊断肺结核 / 排除肺结核

8. 结核性胸膜炎诊断要点

确诊	胸水中找到结核杆菌；或胸膜活检病理学检查为结核病变
临床诊断	典型的胸膜炎症状及体征，同时符合以下至少一项或临床上可排除其他原因引起的胸腔积液

- PPD 硬结≥15mm
- 血清抗 TB-Ab（+）
- 肺外组织病理检查证实为结核病变
- 胸水常规及生化符合结核性渗出液改变

9. 肺外结核

- 常见肺外结核：淋巴结核、结核性脑膜炎/脑炎、结核性腹膜炎、结核性心包炎、肠结核、骨结核、关节结核、泌尿生殖系统结核等，粟粒性结核亦属于肺外结核范畴。
- 易感人群：免疫抑制人群（如 HIV/AIDS）
- 临床表现：结核中毒症状、结核变态反应、相应系统和脏器的临床症状体征
- 约 50%合并肺结核
- 诊断依赖于体液或组织抗酸染色（+）或结核培养（+），组织病理学有助于诊断

10. 流行病学措施

- 开放性肺 TB 患者应予呼吸道隔离，并迅速转结核病医院治疗
- 所有新诊断的 TB 病例均应在 24 小时内向当地 CDC 报告

11. 治疗

- 常用药物及副作用

药物	每日总量（g）<50kg	每日总量（g）≥50kg	用法	副作用
异烟肼（INH, H）	0.3	0.3	qd	肝毒性、外周神经炎
利福平（RFP, R）	0.45	0.6	qd 空腹	肝毒性、胃肠反应、过敏
利福喷丁（RFT）	0.45	0.6	每周二次	同利福平
吡嗪酰胺（PZA, Z）	1.5	1.5	0.5 tid	肝毒性、胃肠反应、尿酸↑
乙胺丁醇（EMB, E）	0.75	1.0	qd	视力障碍、视野缩小
链霉素（SM, S）	0.75	0.75	qd 肌注	听力障碍、眩晕、肾损害
阿米卡星（AMK）	0.4	0.4	qd	同链霉素
莫西沙星	0.4	0.4	qd	肝毒性、胃肠反应

- 基础治疗方案
  - ✓ 初治活动性肺结核：2HRZE/4HR
  - ✓ 复治涂阳肺结核：2HRZES/6HRE 或 3HRZE/6HRE
  - ✓ 结核性胸膜炎：2HRZE/10HRE
- 治疗注意事项
  - ✓ 临床疑诊结核者在抗结核治疗前避免使用喹诺酮，以避免干扰诊断及诱发耐药
  - ✓ 下列情况请感染科会诊：HIV/AIDS 患者结核感染，多耐药结核感染（对异烟肼、利福平耐药）

结核病指南, 2008

■ 脑膜炎

1. 病因学

- 感染性脑膜炎：细菌性、病毒性（脑膜炎/脑膜脑炎）、结核性、真菌性
- 无菌性脑膜炎：过敏、肿瘤、自身免疫病

2. 临床表现

- 常见症状：发热、头痛、颈抵抗、意识改变（95%成人脑膜炎≥2条）
- 其他症状：喷射性呕吐、惊厥、畏光
- 老年人或免疫缺陷者症状不典型
- 脑膜刺激征：颈硬直、Kernig 征、Brudzinski 征、摇头征（1秒钟内水平转头 2~3 次导致头痛加重为阳性）。脑膜刺激征阴性不能排除脑膜炎
- ±神经系统局灶定位体征
- ±视乳头水肿
- 皮肤淤点淤斑见于脑膜炎球菌性脑膜炎

3. 诊断手段

- 血培养（抗生素前）→头 CT→腰穿
- 头 CT 用于评价：有无占位性病变、出血、严重脑水肿/脑疝
- 脑脊液送检：第1管：细菌学；第2管：生化；第3管：常规。±细胞学/抗酸染色/结核培养/真菌培养/墨汁染色/乳胶凝集试验/莱姆病抗体/RPR 等

4. 脑脊液鉴别诊断

	外观	压力	细胞数 /μl	细胞分类	糖 mmol/L	蛋白 g/L
正常	清亮透明	80~180	<5	100%淋巴	2.5~4.5 (血糖的 50%~75%)	0.15~0.45
细菌性脑膜炎	混浊或脓性	↑	100~100 000	>80% 中性粒	↓↓ CSF/血<0.3	↑
病毒性脑膜炎	清亮或混浊	N~↑	10~500	单核/中性粒→淋巴	N~↓	N~↑
结核性脑膜炎	黄色混浊	↑	100~500	淋巴为主	↓↓	↑↑
真菌性脑膜炎	清亮或混浊	↑↑	25~1000	单核、淋巴	↓	↑
神经梅毒	清亮或混浊	N~↑	200~500	淋巴/单核为主	N	N~↑

5. 治疗

- 根据病情及意识状态：心电监护/静脉通路/气道保护/胃管、尿管等
- 对症支持：降颅压（甘露醇/甘油果糖 125 ~ 250ml q6h ~ q12h）/抗惊厥
- 外科手术：脑疝，颅高压药物治疗失败
- 病因治疗（见下文）

6. 急性细菌性脑膜炎（化脑）

- 常见病原体（按发生率顺序）

病原体	流行病学特点	针对性抗生素治疗	疗程
肺炎链球菌	18~50 岁脑膜炎最常见的病原菌	头孢曲松 2g q12h+万古霉素 二线：莫西沙星，或美罗培南	10~14d
脑膜炎球菌	儿童和年轻人，群居者（宿舍、军队）可有暴发性流行	头孢曲松 2g q12h 二线：青霉素 G，或氨苄西林，或莫西沙星	5~7d
流感嗜血杆菌	脑脊液漏、神经外科操作、外伤、鼻窦炎	头孢曲松	7~14d

病原体	流行病学特点	针对性抗生素治疗	疗程
单核李斯特菌	>50 岁, 酗酒者、肿瘤、免疫抑制患者 (食物污染)	氨苄西林 2g q4h±庆大霉素1~2g q8h (头 7~10 天联合用药)。 二线: TMP-SMZ, 或美罗培南	21d
G (-) 菌	医院获得性、颅脑术后、老年、免疫抑制	头孢他啶/头孢吡肟 2g q8h + 庆大霉素	21~28d

- 经验性治疗
  - ✓ 尽早开始经验性抗生素治疗: 临床怀疑急性细菌性脑膜炎→血培养→开始经验性抗生素治疗→头 CT→腰穿 (抗生素使用 6 小时内不影响结果)
  - ✓ 地塞米松: 10mg q6h po/iv×4d。须早于或与首剂抗生素同时使用。仅用于临床怀疑肺炎球菌/流感嗜血杆菌脑膜炎的免疫正常患者。注意: 地塞米松可降低万古霉素的 CSF 浓度

免疫正常	• 头孢曲松 2g q12~24h±万古 15~20mg/kg q12h • >50 岁或酗酒者 (可疑李斯特菌): +氨苄西林/阿莫西林 2g q4h iv • 若青霉素/头孢过敏: TMP/SMX+万古霉素
免疫抑制患者	• 氨苄西林+头孢噻肟+万古霉素+阿昔洛韦
CSF 分流、颅脑术后、脑外伤	万古霉素+头孢噻肟

7. 结核性脑膜炎
- Thwaites 诊断标准

确诊	CSF 中发现结核分枝杆菌	
高度怀疑 (满足≥1 条)	1. CSF 以外发现结核分枝杆菌 2. X 线发现活动性肺结核 3. 其他肺外结核的临床证据	
可疑 (满足≥4 条)	1. 有结核病史 2. CSF 中以淋巴细胞为主 3. 病史超过 5 天 4. CSF 与血浆葡萄糖比<0.5	5. 神志改变 6. CSF 黄色外观 7. 有神经系统定位体征

- 治疗：RIPE×2 月→RI（若无耐药）×10 月（总疗程至少 12 月）

8. 病毒性脑膜炎

- 病原学检查：病毒抗体、PCR
- 治疗
    ✓ 单纯疱疹病毒：阿昔洛韦 10mg/kg tid iv×14d（免疫抑制者 21d）
    ✓ 水痘/带状疱疹病毒：阿昔洛韦 10mg/kg tid iv×21d
    ✓ CMV：更昔洛韦 5mg/kg iv bid+膦甲酸钠 60~120mg/（kg·d）×3w（免疫抑制者 6w）
    ✓ 肠病毒：普可那利
    ✓ 部分患者可自愈
    ✓ 激素疗效不确定，影像学证实脑水肿明显时可短期使用（3~5d）

9. 隐球菌性脑膜炎

- 诱导治疗：两性霉素 B 0.7~1.0mg/（kg·d）iv+氟胞嘧啶 25mg/kg qid po×4w（有 CNS 并发症者 6w）
- 巩固治疗：氟康唑 400mg/d
- 不能耐受两性霉素 B 者可选择两性霉素 B 脂质体 3~4mg/（kg·d）

European Journal of Neurology 2010, 17: 999-1009
Clinical Infectious disease 2010, 50: 291-322

■ 病毒性肝炎

1. 概论

• 病毒学及流行病学

	HAV	HBV	HCV	HDV	HEV
病毒学	RNA 病毒	DNA 病毒	RNA 病毒	缺陷 RNA 病毒 复制依赖 HBV	RNA 病毒
传播途径	粪-口	血液、母婴、性传播	血液、母婴、性传播	同乙肝	粪-口
病程	急	急、慢	急，慢	急或原慢乙肝 急性加重	急
疫苗	有	有	无	无	2012 年上市

• 临床表现
  ✓ 急性肝炎（≤6 个月）表现
    * 全身乏力、食欲减退、恶心和右季肋部疼痛或不适等
    * 可有轻度肝大、部分可有脾大
    * 可伴发热或黄疸
    * 部分患者可无明显症状体征
  ✓ 慢性肝炎（>6 个月）表现
    * 全身乏力、食欲减退、恶心和右季肋部疼痛或不适等
    * 部分可有肝病面容、肝掌、蜘蛛痣及轻度肝、脾大
    * 部分患者可无明显症状和体征
• 疾控：病毒性肝炎为乙类传染病，24 小时内上报

2. 甲肝

• 流行病学
  ✓ 传染源：急性临床患者（潜伏期末至发病后 2 周）和亚临床感染者
  ✓ 传播途径：粪-口途径：日常生活接触、水和食物
  ✓ 易感性：人群普通易感，感染后可获得持久免疫力
• 临床表现
  ✓ 潜伏期：2~7 周，平均 30 天
  ✓ 病程一般 3~4 周，急性肝炎表现，一般不转为慢性
  ✓ 典型者发病 1 周后出现黄疸
• 诊断依据
  ✓ 流行病学史（发病前 2~3 周内有①不洁饮食史；或②与甲肝

患者密切接触史；或③当地出现甲肝暴发/流行；或④有甲
肝流行区旅行史）

✓临床症状体征：见上

✓实验室检查

　　* ALT 明显升高

　　* TBil>2 倍正常上限

　　* 抗 HAV-IgM（+）或抗 HAV-IgG 双份血清呈 4 倍以上升高
　　　（确诊依据）

- **治疗**：自限性疾病，对症支持治疗为主
- **暴露后预防**：暴露后 14 天内尽快应用 Ig 或接种灭活疫苗，健
  康 1~40 岁者建议疫苗，免疫功能低下或有基础肝病建议 Ig。

3. 乙型肝炎

- **传播途径**：主要为血源传播（输血，不安全注射、破损皮肤黏
  膜）、母婴传播、性传播
- **潜伏期**：2~6 月
- **肝外表现**：结节性多动脉炎，乙肝相关性肾炎，关节炎，皮
  炎，风湿性多肌痛
- **辅助检查**

　✓实验室：肝功（ALT、AST、TBil、ALB）、凝血功能、AFP、
　　HBV 血清学（乙肝五项）、HBV-DNA

　✓影像学：腹部超声（肝、胆、脾、门脉系统、腹水）、腹
　　部 CT

　✓病理学：肝组织活检

HBsAg	HBsAb	HBcAb	HBV-DNA	临床意义	HBeAg	HBeAb
+	–	IgM+	+	急性 HBV 感染	+	+
+	–	IgM–	+	慢性乙肝或慢性 HBV 携带	活跃复制	低水平复制 HBV-DNA 与宿主整合
+	–	IgM–	–	非活动性 HBsAg 携带		
–	+	IgM–	–	既往感染或免疫接种		

- **诊断标准**

　✓急性乙肝

　　①近期出现无其他原因可解释的乏力和消化道症状，可伴
　　　黄疸

　　②血清 ALT、AST 升高，可有胆红素升高

　　③HBsAg（+）

　　④有证据表明 6 个月前 HBsAg（–）

⑤HBcAb-IgM (+) >1∶1000

⑥肝组织学符合急性病毒性肝炎改变

⑦恢复期 HBsAg 阴转，HBsAb 阳转

疑似：①+③或②+③

确诊：疑似病例+④/⑤/⑥/⑦中任一条

✓ **慢性乙肝**

　　＊ HBeAg 阳性慢性乙型肝炎：① HBsAg (+) >6 个月；②HBeAg (+)，HBeAb (-)；③HBV-DNA (+)；④ALT 持续或反复升高，或⑤肝组织学检查符合慢性肝炎特点

　　＊ HBeAg 阴性慢性乙型肝炎：① HBsAg (+) >6 个月；②HBeAg (-)，HBeAb (+/-)；③ HBV-DNA (+)；④ALT 持续或反复升高，或⑤肝组织学检查符合慢性肝炎特点

✓ **慢性 HBV 携带者**：（与慢乙肝鉴别点：肝功能持续正常，肝组织学正常）

　　①血清 HBsAg (+) >6 月

　　②HBeAg (+)，HBV-DNA (+)

　　③1 年内连续随诊 ALT、AST 正常≥3 次，且无慢性肝炎体征

　　④肝组织学 (-)

✓ **非活动性 HBsAg 携带者**

　　①血清 HBsAg (+) >6 月

　　②HBeAg (-)，HBeAb (+/-)，HBV-DNA (-)

　　③1 年内连续随诊 ALT、AST 正常≥3 次

　　④肝组织学：无明显炎症或炎症轻微

✓ **隐匿性慢性乙型肝炎**（可见于 HIV 合并 HBV 感染）

　　①血清 HBsAg (-)

　　②血清或肝组织 HBV-DNA (+)

　　③有慢性乙肝的临床表现

　　④需排除其他病毒及非病毒因素引起的肝损伤

● **抗病毒治疗**

✓ 一般适应证

　　＊ HBeAg (+) 者→HBV-DNA≥10^5 copies/ml（2000IU/ml）

　　　HBeAg (-) 者→HBV-DNA≥10^4 copies/ml（200IU/ml）

　　＊ ALT≥2×ULN（若干扰素治疗，要求 ALT≤10×ULN，TBil<2×ULN）

　　＊ ALT<2×ULN，但肝组织学显示 Knodell HAI≥4，或炎症坏死≥G2，或纤维化≥S2

✓ 用药

　　＊ 核苷类似物：拉米夫定，阿德福韦，恩替卡韦，替比夫定

　　＊ IFN-α

✓ 需服用免疫抑制剂或化疗的乙肝患者：用药前 1 周开始服用拉米夫定，维持治疗直至用药结束后至少 12 周
✓ 筛查肝癌：高危患者（>40 岁、男性、慢乙肝或肝硬化、ALT 持续升高）每 3~6 个月复查 AFP 和超声

- **意外暴露后预防**
  ✓ 血清学检测：立即检测乙肝五项、HBV-DNA、肝功（ALT、AST），并于 3 及 6 个月内复查
  ✓ 主动和被动免疫：（若已接种过乙肝疫苗，且已知 HBsAb ≥ 10mIU/ml，可不特殊处理）
    * 立即注射 HBIG 200~400IU；
    * 同时在不同部位接种一针乙肝疫苗，1、6 个月后分别接种第 2、3 针

4. 丙肝

- **流行病学**
  ✓ 传播途径：主要为血液传播（血液制品输注史、器官移植、血液透析史、不洁注射史、静脉吸毒、消毒不严格的有创检查/治疗史、职业供血者），其他包括性传播、母婴传播。
  ✓ 目前无丙肝疫苗，暴露后无有效预防措施。
- **肝外表现**：冷球蛋白血症、HCV 相关淋巴瘤、卟啉病、HCV 肾炎、特发性肺纤维化、糖尿病、干燥综合征、自身免疫性甲状腺炎
- **诊断依据**
  ✓ 流行病学史
  ✓ 血清学：HCV-Ab（+）为临床诊断依据
  ✓ 病毒学：HCV-RNA（+）为确诊依据
  ✓ 临床表现：急性或慢性肝病表现，部分患者无明显临床症状体征
  ✓ 影像学（B 超、CT/MRI）：鉴别急性、慢性或肝硬化
  ✓ 病理学：可鉴别急性、慢性或肝硬化
- **鉴别诊断**
  ✓ 其他病毒性肝炎：相应的血清学/病毒学检查阳性，而 HCV-Ab（-）、特别是 HCV-RNA（-）
  ✓ HCV 感染已被清除：HCV 感染后自行恢复或经治疗后病毒已清除者，HCV-Ab 可长时间阳性，但反复检测 HCV-RNA（-）
  ✓ 自身免疫性疾病伴 HCV-Ab（+）：一些自身免疫性疾病患者也可出现 HCV-Ab（+），但常伴多种自身抗体（+），而 HCV-RNA 始终（-）

- **慢性丙型肝炎治疗**
  - ✓ 适应证：HCV-RNA（+），无禁忌证的慢性丙型肝炎患者均应进行抗病毒治疗
  - ✓ 绝对禁忌证：①肝功能 Child-Pugh C 级；②妊娠；③未控制的抑郁性精神疾病；④合并严重内科疾病，如严重高血压、心衰、冠心病等；⑤未控制的自身免疫性疾病；⑥对抗病毒药物过敏；⑦血象不能耐受抗病毒治疗
  - ✓ 相对禁忌证：①肝功能 Child-Pugh B 级；②甲状腺疾病；③器官移植；④现已控制的精神疾病
  - ✓ 治疗前基线评估：HCV-RNA、HCV 基因型、肝功能、血常规、尿常规、肾功能、自身免疫性指标、甲状腺功能、血糖、血压、精神状态
  - ✓ 初治方案
    - * 基因 2/3 型：* Peg-IFNα-2a +利巴韦林 800mg/d，疗程 24 周
    - * 基因 1 型、4~6 型：Peg-IFNα-2a +利巴韦林 1000mg/d（体重<75/kg）1200mg/d（体重>75kg），疗程 48 周
  - ✓ 抗病毒治疗常见不良反应：流感样症状、一过性骨髓抑制、贫血、自身抗体生成、精神异常、体重减轻、脱发
  - * Peg-IFN：聚乙二醇化干扰素

5. 丁型病毒性肝炎
- 传染源：携带者、慢性患者
- 自然病程：更严重的肝炎，更快进展到肝硬化；随 HBV 清除
- 诊断：抗 HDV 抗体阳性

6. 戊型病毒性肝炎
- 传染源：急性患者
- 自然病程：急性肝炎，无慢性期
- 诊断：抗 HEV IgG 只维持一年，故抗 HEV IgM、IgG 都表示近期感染
- 治疗：支持治疗

■ HIV/AIDS

1. 定义：AIDS：HIV 感染 + CD4<200/mm^3 或 AIDS 特异性临床疾病

2. 流行病学

- HIV：反转录 RNA 病毒，分 HIV-1（主要感染亚型）、HIV-2 两种亚型
- 感染途径
  - ✓ 性传播、血液传播（静脉吸毒、输血）、垂直传播（妊娠、分娩、哺乳）
  - ✓ 大部分体液（尿便、鼻腔分泌物、痰、呕吐物、唾液、汗）不传播 HIV

3. 临床表现

- 急性感染期
  - ✓ 暴露后 2~4 周出现，持续时间不定，一般为 1~2 周
  - ✓ 流感样/传单样症状：发热、咽炎、皮疹（躯干斑丘疹）、头痛、痛性淋巴结肿大、±口腔/生殖器疼痛
  - ✓ 神经系统症状：周围神经病、格兰-巴利综合征
  - ✓ 可无明显症状
- 临床潜伏期
  - ✓ HIV 感染的自然病程，持续 3~20 余年，平均 8 年
  - ✓ 无明显临床症状
- AIDS 期
  - ✓ 常见初始疾病：PCP、恶病质、食管念珠菌病、反复呼吸道感染
  - ✓ 机会性感染：见下文
  - ✓ 特异性肿瘤：Kaposi 肉瘤、Burkitt 淋巴瘤、原发性 CNS 淋巴瘤、宫颈癌
  - ✓ 其他全身表现：持续发热、盗汗、淋巴结肿大、乏力、体重下降、腹泻

4. 诊断性检查

- ELISA 法 HIV 抗体检查：急性感染 1~12 周后阳性，敏感性>99%，为筛查性检查
- Western blot 法：出现≥2 条特异性区带为阳性，特异性>99%，为 ELISA 法阳性后的确证实验
- HIV-RNA（病毒载量）
- CD4 计数：不用于诊断 HIV 感染，但可用于判断分期

5. 基线评估

- 病史查体：皮疹、神经系统表现、机会性感染、肿瘤、性传播疾病，用药史
- 实验室评估
  - ✓ HIV 感染情况：CD4 计数，病毒载量
  - ✓ 治疗前基线检查：血常规及分类，肝肾功，电解质，空腹血糖及血脂
  - ✓ 机会性感染筛查：PPD 或 T-SPOT. TB, RPR, CMV, HAV, HBV, HCV, 弓形虫抗体，胸片
  - ✓ 合并性传播疾病筛查：支原体及淋球菌感染筛查，女性宫颈刮片

6. 抗反转录病毒治疗（ARV）

- 开始 ARV 治疗适应证
  - ✓ 出现 AIDS 特征性疾病或 CD4<350/mm^3
  - ✓ HBV 重叠感染
  - ✓ HIV 相关肾病
  - ✓ 妊娠
  - ✓ HIV 相关症状（系统症状，神经精神症状，皮肤黏膜表现等）
- 初治方案：NNRTI+2NRTI 或 PI+2NRTI 或 II+2NRTI
  （NNRTI：非核苷反转录酶抑制剂，NRTI：核苷反转录酶抑制剂，PI：蛋白酶抑制剂，II：整合酶抑制剂）
- 免疫重建炎症综合征（IRIS）：初治治疗开始后可能出现机会性感染症状一过性加重，持续数周
- 评估疗效：治疗 2~8 周后病毒载量应降低 1 个 log copies/ml，12~24 周后应降至检测下限以下（<50copies/ml）
- 治疗失败：无法达到病毒载量不可测，或病毒载量升高，或 CD4 计数下降，或临床症状恶化

7. HIV/AIDS 并发症

CD4 计数	并发症
<500	• 皮肤黏膜：Kaposi's 肉瘤；脂溢性皮炎，口腔毛状白斑，淋巴瘤，口腔/食管及反复发作的阴道念珠菌病，单疱，带状疱疹 • 反复细菌感染 • TB（肺结核及肺外结核）
<200	• PCP，弓形虫，巴尔通体，隐球菌，组织胞浆菌，球孢子菌
<50~100	• CMV，MAC，侵袭性曲霉菌，细菌性动脉瘤（播散性巴尔通体），CNS 淋巴瘤，进展性多灶性白质脑病

8. 机会性感染（OI）的预防

OI	适应证	一级预防
TB	PPD 阳性或 T-SPOT. TB 阳性或高危暴露	INH 0.3 qd×9 月
PCP	CD4<200 或 CD4%<14%	TMP-SMX 双倍/单倍剂量 qd 或双倍每周 3 次
弓形虫	CD4<100 且弓形虫抗体阳性	TMP-SMX 双倍剂量 qd
MAC	CD4<50	阿奇霉素 1200mg qw 或克拉霉素 500mg bid

一级预防疗程：ARV 治疗下 CD4 恢复至起始治疗阈值以上>3~6 月

9. 暴露后预防

- 适用人群：职业暴露（针头刺伤、划伤；黏膜或破损皮肤接触患者血液）、性暴力等
- 暴露后 72 小时内开始
- 2 种 NRTI（若为高危者，+PI/NNRTI）×4 周

■ 肺孢子菌肺炎

1. 易感人群（免疫抑制人群）

- AIDS（CD4<200）
- 长期服用糖皮质激素、免疫抑制剂等免疫抑制药物
- 血液肿瘤（ALL 最常见）、实体肿瘤（与化疗有关）
- 造血干细胞移植、实体器官移植

2. 临床表现

- 发热、干咳、呼吸困难（尤其是活动性）、盗汗、体重下降
- 可合并气胸
- 肺部体征少，与症状严重程度不平行
- 低氧血症、LDH↑
- AIDS 患者起病隐匿，非 AIDS 患者常起病急骤，进展较快，临床表现更重
- 影像学
  - ✓ CXR：典型特点为双肺间质病变，有时可见多发结节，肺大疱和气胸。胸腔积液和纵隔淋巴结肿大罕见。早期 CXR 可阴性
  - ✓ HRCT：磨玻璃样改变或囊性病变

3. 诊断

- 涂片（六胺银染色）（！肺孢子菌无法培养）
  - ✓ 高渗盐水诱导痰阳性率 50%~90%，应作为初始诊断手段
  - ✓ 若诱导痰涂片阴性，进一步行支气管镜 BALF
  - ✓ 极少数需要经支气管或外科肺活检
- PCR

4. 其他所需检查：血尿常规、肝肾功能、血气、T 细胞亚群、HIV 抗体

5. 预防

- 预防人群：HIV 感染者 CD4<200，或有口咽部念珠菌病史，其他免疫抑制人群（见上 1. 易感人群）
- 方案：见 HIV 机会性感染

6. 治疗

- 首选：TMP-SMX3# q8h~q6h×21 天

  重症者：静脉用药 15mg/（kg·d），分次给药 q6h~q8h×21 天
  或联合卡泊芬净 50mg qd（首剂 70mg）×（5~7）天
- 备选：伯氨喹 30mg qd+克林霉素 600mg tid×21 天

- 激素的应用
  - ✓ 指征：AIDS 患者中 - 重度 PCP：$PaO_2 < 70mmHg$ 或 $P_{A\text{-}a}O_2 > 35mmHg$
  - ✓ 时机：抗 PCP 治疗前或开始治疗 72 小时内
  - ✓ 剂量：泼尼松 40mg bid×5d→40mg qd×5d→20mg qd×11d，疗程 21d

NEJM 2004, 350: 24

Antimicrobial Agents and chemotherapy 2011, 55: 4613

■ 侵袭性肺部真菌感染

1. **定义**：指不包括真菌寄生和过敏所致的支气管肺部真菌感染

2. **常见病原菌**：念珠菌属、曲霉属、隐球菌属、接合菌（毛霉）、肺孢子菌

3. **诊断因素**：包括宿主因素、临床特征、微生物学和组织病理4方面

4. **诊断标准**

宿主因素	临床特征
• 粒缺时间>10d • T>38℃或<36℃且伴以下情况之一 　①2个月内曾有粒缺>10d 　②1月内或正在接受免疫抑制治疗 　③既往IPFI史 　④AIDS 　⑤移植物抗宿主病（GVHD） 　⑥应用糖皮质激素>3w 　⑦基础病、外伤、长期住ICU、机械通气、体内导管、TPN、广谱抗生素	• 主要特征 　①曲霉菌：早期出现胸膜下结节实变、数天后晕轮征、10~15天后实变区出现坏死空洞或新月征 　②肺孢子菌：双肺弥漫间质改变伴低氧血症 • 次要特征 　①肺部感染症状和体征 　②影像学有新的肺浸润影 　③持续发热>96h，抗生素无效
微生物学证据	组织病理证据（确诊依据）
• 合格痰镜检见菌丝，真菌培养2次（+） • BALF镜检见菌丝，真菌培养（+） • 合格痰或BALF镜检或培养新型隐球菌（+） • 合格痰或BALF镜检肺孢子菌（+） • 血GM试验2次（+） • 血G试验2次（+） • 血或胸水隐球菌抗原（+）	• 霉菌：肺组织内发现菌丝或球形体+相应肺组织损害；肺组织、胸水或血培养阳性 • 酵母菌：肺组织内发现酵母菌细胞或假菌丝；肺组织、胸水或血培养阳性；镜检见隐球菌 • 肺孢子菌：肺组织、BALF或痰中发现肺孢子菌包囊、滋养体或囊内小体

拟诊：≥1项宿主因素+1项主要或2项次要临床特征

临床诊断：≥1项宿主因素+1项主要或2项次要临床特征+1项微生物学证据

确诊：≥1项宿主因素+1项主要或2项次要临床特征+1项组织病理证据

5. 处理
- 临床处理流程

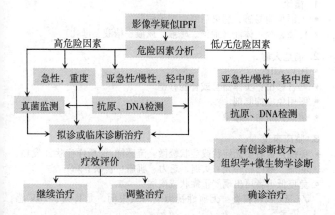

- 一般预防：重点是评估环境，减少曲霉孢子吸入
- 靶向预防
  - ✓ AIDS：CD4<200 或出现口咽部念珠菌病，预防 PCP（TMP/SMZ 2 片 qd，至 CD4>200×3m）
    CD4<50 可用氟康唑或伊曲康唑口服预防隐球菌病

  - ✓ 异体或自体骨髓移植患者：预防 PCP（TMP/SMZ 2 片 qd，移植前 2~3 周至植入后 6 月，持续接受免疫抑制剂或慢性 GVHD，预防用药继续）
  - ✓ 实体器官移植：术后口服氟康唑 100mg/d 或伊曲康唑 200mg/d 预防 IPFI，疗程视病情而定
- 拟诊治疗：对拟诊 IPFI 的患者进行经验性治疗
- 临床诊断治疗：亦称"抢先治疗"，严密监测有宿主因素的患者，一旦有阳性结果，立即开始抗真菌治疗
- 确诊治疗：根据病原学及药敏结果，进行特异性抗真菌治疗

■ 巨细胞病毒感染

1. 概论
- 人群普遍易感，感染后终生携带病毒
- 传播途径：体液（血液、唾液、尿液、精液、母乳）

2. 高危人群
- HIV/AIDS
- 器官移植：实体器官或骨髓移植
- 服用免疫抑制剂
- 孕妇：新生儿感染

3. 临床表现
- 免疫正常者多无症状或症状轻微：流感样/传单样症状（发热、咽痛、淋巴结肿大、头痛、乏力、肌痛、食欲下降）
- 免疫低下者可出现严重症状或疾病：
  - ✓CMV 视网膜炎：无痛性视力下降或失明，尤其见于 HIV 感染者
  - ✓ CMV 肺炎：呼吸困难，多见于器官移植者（特别是骨髓移植）
  - ✓ CMV 胃肠病：腹泻、溃疡出血
  - ✓ CMV 肝炎：肝大，转氨酶 2 倍以上升高
  - ✓ CMV 脑炎：抽搐、昏迷、行为改变

4. 诊断性检查
- 血清学
  - ✓CMV~IgM（+）或 IgG 滴度>4 倍升高（间隔 2~3 周）提示新近感染或活动
  - ✓免疫抑制人群抗体阴性不能排除诊断
- CMV-DNA
- 其他鉴别性检查：EBV、水痘-带状疱疹病毒、单纯疱疹病毒

5. 治疗
- 治疗对象：免疫抑制人群、孕妇、新生儿（孕妇新生儿用药请咨询相关科室）
- 药物：更昔洛韦 5mg/kg iv q12h×14~21d→缬更昔洛韦 900mg po qd
- 一级预防：一般不推荐。若 CD4<100 且 CMV-DNA 滴度增高，可考虑缬更昔洛韦 900mg po qd

■ 伤寒和副伤寒

1. 流行病学
- 病原学：伤寒沙门氏菌，甲、乙、丙型副伤寒沙门氏菌
- 传播途径：粪口途径。患者及带菌者尿、便污染的食物、水源

2. 发病机制
伤寒菌→肠道→经肠黏膜侵入淋巴结→初次菌血症→细菌扩散至网状内皮系统大量繁殖→第二次菌血症，出现临床症状。同时细菌可扩散至全身各器官组织，尤其有亲胆囊性，经胆道进入肠道随粪便排出形成传染源

3. 临床症状体征
- 持续发热，消化道症状：腹痛、便秘/腹泻
- 神经系统中毒症状：头痛、神志改变
- 典型体征：相对缓脉、玫瑰疹、肝脾肿大

4. 并发症：肠出血、肠穿孔（病程第 3~4 周缓解期出现）；中毒性肝炎、中毒性心肌炎等

5. 实验室检查
- 血常规（WBC N~↓，EOS↓，PLT↓）
- 血清学：肥达反应：急性期、恢复期各 1 次，同时行外斐反应鉴别斑疹伤寒
- 病原学
  - ✓ 血培养：病程第 1~2 周采集，若发热未退，2 周后仍可采集，阳性率 60%~80%
  - ✓ 骨髓培养：全病程均可采集，尤对已用抗生素、其他培养阴性的疑似者
  - ✓ 便培养：病程第 3~4 周采集新鲜粪便立即送检，阳性率 25%~60%

6. 诊断标准

流行病学	①病前 30 天有伤寒、副伤寒流行区旅居史；②有伤寒、副伤寒患者、带菌者密切接触史；③有喝生水等不良卫生习惯
临床表现	①不明原因持续发热；②下列任一体征：特殊中毒面容（表情淡漠、呆滞），相对缓脉，玫瑰疹，肝脾大
实验室检测	①嗜酸粒细胞减少、白细胞正常或低下 ②肥达反应 O 抗体≥1：80，H 抗体≥1：160 ③恢复期血清特异性抗体效价较急性期 4 倍以上增高 ④从血、骨髓、粪便、胆汁任一标本分离到伤寒或副伤寒沙门菌
疑似病例	流行病史任一+临床①；或临床①+②；或临床①+实验室①
临床诊断	临床表现①+②+实验室检测①或②
确诊病例	临床表现①+实验室检测③或④
带菌者	粪便中分离到伤寒或副伤寒沙门氏菌，无任何临床表现

7. 治疗

- 一般治疗：纠正水、电解质紊乱，对症退热，少渣软食、保持大便通畅
- 抗生素治疗
  - ✔ 患者：首选环丙沙星 400mg iv q12h×14d，或头孢曲松 2g qd×14d。备选阿奇霉素 500mg/d po×7d
  - ✔ 带菌者：环丙沙星 500~750mg po bid×6w
- 并发症治疗
  - ✔ 肠出血：按下消化道出血处理，禁食，必要时输血
  - ✔ 肠穿孔：急诊手术

8. 疾控

- 乙类传染病，24 小时内上报当地疾控中心
- 肠道隔离，患者经正规治疗临床症状消失、停用抗生素 1 周后，连续两次便培养阴性（间隔 2~3 天以上）方可解除隔离

■ 细菌性痢疾

1. 流行病学
- 病原学：志贺菌（G⁻杆菌）
- 传播途径：粪口途径。食物污染或密切接触患者
- 好发于儿童、卫生条件差的密集居住区

2. 临床症状体征
- 潜伏期数小时至 7 天，一般 1~3 天，起病急骤
- 临床表现轻重不一
  - ✓ 急性普通型（典型）：寒战高热，伴乏力、头痛、纳差等毒血症症状；腹痛、腹泻、脓血便或黏液便、里急后重；左下腹压痛
  - ✓ 急性轻型：症状轻，可仅有腹泻、稀便
  - ✓ 急性中毒型
    - ★ 休克型：感染性休克表现，可伴 ARDS，常伴腹痛、腹泻
    - ★ 脑型：脑水肿甚至脑疝，可伴 ARDS，可伴不同程度的腹痛、腹泻
    - ★ 混合型：同时具有以上两型特点
- 慢性菌痢：反复发作或迁延不愈>2 月

3. 并发症
肠穿孔；中毒性巨结肠；失蛋白肠病；Reiter 综合征（关节炎、结膜炎、尿道炎）；溶血尿毒综合征

4. 实验室检查
- 血常规：WBC 升高，可有类白血病反应
- 便常规：白细胞或脓细胞≥15/HPF，可见红细胞、吞噬细胞
- 病原学：便培养志贺菌阳性

5. 诊断标准

疑似病例	腹泻+脓血便/黏液便/水样便/稀便+里急后重，未确定原因者
临床诊断	流行病学史+临床表现+便常规阳性，排除其他原因
确诊病例	临床诊断病例+便培养阳性

6. 鉴别诊断
- 急性菌痢：与急性阿米巴痢疾、其他细菌引起的感染性腹泻、其他细菌性食物中毒、胃肠型感冒，急性阑尾炎、肠套叠、急性坏死性小肠炎等其他急腹症鉴别
- 慢性菌痢：与慢性阿米巴性痢疾、结直肠癌、溃结鉴别

7. 治疗

- 一般治疗：流食/半流食，液体疗法（口服/静脉）
- 纠正电解质紊乱、对症退热，腹部绞痛明显者可临时予解痉止痛，但不宜长期服用
- 可同时口服肠道益生菌
- 抗生素治疗
  - ✓ 急性：首选环丙沙星 750mg po qd×3d
    - 备选阿奇霉素 500mg po qd×3d
  - ✓ 慢性：方案同上，疗程 7d

8. 疾控

- 乙类传染病，24 小时内上报当地疾控中心
- 肠道隔离，至症状消失，连续 2 次便培养阴性方可解除隔离

■ 布氏菌病

1. 流行病学
- 病原学：布鲁氏菌（胞内寄生菌）
- 传播途径：接触、食入、吸入带菌物质（经皮肤、黏膜、消化道、呼吸道侵入）
- 高发人群：明显的职业性（牧民、兽医、皮毛肉奶加工人员）

2. 临床症状体征
- 潜伏期：一般 1~3 周（最长可达 1 年）
- 急性期（发病 3 月内）
  - ✓ 发热（典型热型为波状热），特征表现：高热与自觉症状矛盾
  - ✓ 盛汗、关节痛（大关节游走性疼痛）、肌肉痛、睾丸肿痛
  - ✓ 淋巴结肿大、肝脾肿大
  - ✓ 少数可出现各种充血性皮疹和黄疸
- 亚急性期（发病 3~6 月）：低热和其他症状体征
- 慢性期（发病>6 月）：体温正常，常有骨关节损害

3. 实验室检查
- 血常规（WBC N→↓，LYM%↑）
- 血清学
  - ✓ 布氏菌凝集试验滴度>1：100，2~4 周后复查滴度 4 倍以上升高
  - ✓ 补体结合试验滴度>1：10
  - ✓ Coombs 试验滴度>1：400
- 病原学：血/骨髓/其他体液及排泄物培养物分离到布氏菌

4. 诊断标准

疑诊病例	流行病学史（①发病前病人与家畜或畜产品、布氏菌培养物有密切接触史；②生活在疫区；③与疫苗生产、使用和研究有密切关系）+临床症状体征
确诊诊断	疑诊病例+血清学（任一项）或病原学证据
隐性感染	流行病学史+血清学或病原学证据，但无临床症状体征

5. 治疗
- 一般治疗：休息、营养支持、对症退热
- 抗生素治疗：首选多西环素 100mg po bid×6w+庆大霉素×7d，或多西环素×6w+链霉素 1.0g im qd×2~3w
  备选多西环素×6w+利福平 600~900mg po qd×6w

6. 疾控：乙类传染病，24 小时内上报当地疾控中心

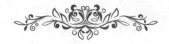

风湿性疾病

■ 风湿病箴言十条

1. 必须亲自看患者! 即使短短一瞥,你的想法也可能在看患者后改变
2. 只有深入理解肌肉、骨骼、血管和神经的解剖知识,才能做到风湿病的病史采集和体格检查条理分明、内容全面、重点突出
3. 选择自身抗体检查前,必须先进行广泛而精确的系统评估! 没有系统损害证据支持的自身抗体阳性结果只会给你带来不必要的困扰。你的知识越多,开的检查越少
4. 除外风湿性疾病远比确诊风湿性疾病更加困难
5. 急性单关节炎患者应尽量行关节腔穿刺以除外感染性/晶体性关节炎
6. 慢性单关节炎病程>8 周而病因仍未明确的患者,应考虑滑膜活检
7. 非好发部位的骨关节炎(掌指、腕、肘、肩和踝关节),须警惕继发于其他疾病,如代谢性骨病等
8. 大多数 RF 阳性的患者不是 RA;大多数 ANA 阳性的患者也不是 SLE
9. CTD 患者若出现发热和多系统病变,应首先除外感染或其他非风湿性疾病,而不是原发病活动
10. CTD 患者死于感染者远多于死于 CTD 本病者

Rheumatology secrets, 3th 2002:1

风湿性疾病

■ 风湿性疾病中的自身抗体

1. 常见自身抗体在不同疾病中出现的概率（%）

	ANA 核型	ds-DNA	Sm	SSA	SSB	Scl-70	Jo-1	rRNP	RNP	ACA	RF
SLE	95~99H/S/N	50~70	10~30	15~35	5~20	–	–	20~30	30~50	0	20
RA	15~35H	<5	–	10	5	–	–	–	10	–	85
pSS	>90H/S	<5	–	55	40	–	–	–	15	–	75
PM/DM	75~95S	–	–	–	–	10	20~30	–	–	–	33
MCTD	95~99H/S	–	–	–	–	–	–	–	>95	–	50
SSc	>90H/S/N	–	–	5	1	40	–	–	–	<5	30
CREST	>90H/S/N	–	–	5	1	<5	–	–	–	>70	30
药物性狼疮	100H/S	–	1	少见	少见	–	–	–	–	–	–

* ANA 的 5 种常见核型：均质性 H；斑点型 S；核仁型 N；核膜型 P；着丝点型

- ANA 是弥漫性结缔组织病的重要血清标志物
- 主要应用：协助诊断/除外结缔组织病、监测疾病活动
- 必须结合临床症状，仅靠 ANA 阳性本身不能诊断任何自身免疫性疾病
- 常用检测方法：ELISA（酶联免疫吸附）、WB（免疫印记）、IF（免疫荧光）
- 正常人也可出现 ANA 阳性（1%~10%）；ANA 的临床意义判断需同时关注核型和滴度两个方面

2. ANCA 与 ANCA 相关性血管炎

	阳性率	ANCA 分型	肉芽肿病变	肺受累	肾受累	哮喘
GPA（原 WG）	90%	c-ANCA 为主，anti-PR3	+	90%	80%	–
MPA	70%	p-ANCA 为主，anti-MPO	–	50%	90%	–
EGPA（原 CSS）	30%	p-ANCA 为主，anti-MPO	+	70%	45%	+
抗 GBM 病	10%~40%	p-ANCA 为主，anti-MPO/PR3 共存不少见	–	20%	90%	–

- ANCA 阴性不能除外 ANCA 相关血管炎
- c-ANCA、p-ANCA 可以存在于以上任何一种疾病
- ANCA 阳性的其他常见疾病：
  - ✓ 药物相关性血管炎（高滴度 p-ANCA）
  - ✓ 非血管炎性风湿性疾病（SLE、pSS 等，p-ANCA 常见）
  - ✓ 溃疡性结肠炎（60%~80%）、克罗恩病（10%~25%）
  - ✓ 原发性硬化性胆管炎
  - ✓ 囊性纤维化（p-ANCA 为主）
  - ✓ 感染性心内膜炎

3. ANA 不同核型的诊断思路

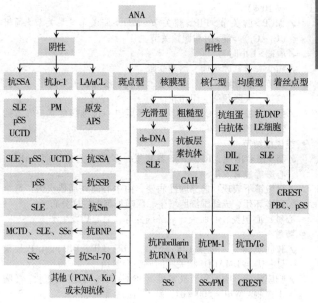

NEJM 1997；337：1512；Kidney Int 2004；66：1535

风湿性疾病

■ 类风湿关节炎

1. **定义**：以全身多发关节炎为主要表现的慢性系统性炎症性疾病
- 平均发病率为 1%，35~50 岁最高；男：女 = 1：3（老年人无此差异）
- 预后不良的因素：HLA-DRB1；抗体高滴度；关节外病变；病变关节多；<30 岁；病变持续活动>1 年

2. **临床表现**
- **关节症状**

  ✓ 75% 为多关节病变（小关节 60%，大关节 30%，两者皆有 10%）

  ✓ MCP>腕关节>PIP>膝关节>MTP>肩关节>踝关节>颈椎（$C_1 \sim C_2$）>髋>肘和颞颌关节

  ✓ 晨僵>1 小时

  ✓ 病变关节红肿热痛、活动受限

  ✓ 关节、软骨破坏、骨质疏松；骨间肌萎缩；关节畸形（尺侧偏斜、天鹅颈征、纽扣花征）

  ✓ 颈椎不稳（$C_1 \sim C_2$ 最多），局部压迫→颈椎病症状；气管插管前行颈椎相

- **类风湿结节**

  ✓ 25% 患者出现，RF（+）者高发；多见于关节伸面，肺部、心脏等也有发生

  ✓ 显微镜下表现：肉芽肿性病变，由中心向外周依次为：纤维素样坏死、成纤维细胞增生、巨噬细胞栅栏样分布

- **心脏**：心包炎、心肌炎、冠脉病变等；冠心病发生率↑

- **肺脏**

  ✓ 肺间质病变（包括 UIP、NSIP、OP、LIP、DIP）；UIP 最常见；需与 DMARDs 相关间质病变鉴别

  ✓ 胸膜病变：胸腔积液最常见（38%~73%），多无症状，（胸水穿刺：WBC<5000/μl，胸水/血清葡萄糖<0.5；pH<7.3；LDH↑）；胸膜炎、支气管胸膜瘘

  ✓ Caplan's 综合征（尘肺+类风湿结节）；肺动脉高压；闭塞性细支气管炎

- **肾脏**

  ✓ 小管间质病变（继发干燥综合征）

  ✓ 肾小球肾炎（膜性肾病、系膜增生性肾小球肾炎、膜增生性肾小球肾炎）

  ✓ 继发于 AA 型淀粉样变的肾病综合征（SAA 沉积）

✓ 药物相关性肾脏损伤
- **眼科**：巩膜炎/巩膜外层炎；溃疡性角膜炎；干眼症
- **血液**
  ✓ 贫血（慢性病性贫血）
  ✓ Felty's 综合征（1%）：粒细胞缺乏、RF（+）、脾大
- **血管病变**：血管炎（可累及各个脏器的中、小血管）；皮肤病变最常见（可触性紫癜、皮肤溃疡、远端栓塞）
- **肌肉症状**：肌无力、肌炎、药物相关肌病
- **神经症状**：局部压迫；继发于血管炎的外周神经病
- **全身症状**：乏力、消瘦、发热

3. 实验室检查
- **血液检查**
  ✓ Hb↓（小细胞低色素贫血：慢性病贫血、NSAIDs 相关 GIB、DMARDs 可导致贫血）
  ✓ ESR、CRP↑，与疾病活动度相关；CRP 更特异地反映炎症程度
  ✓ RF：抗 IgG Fc 段的 IgM，60%~80%患者+，早期患者<40%，高滴度 RF 与骨破坏有关
  ✓ ANA：15%~40%（+）
  ✓ Anti-CCP：敏感性>80%，特异性>90%，特别是对早期 RA
- **影像检查**
  ✓ X线：骨质疏松、骨质破坏、关节畸形、间隙缩小、关节强直
  ✓ MRI：发现早期滑膜增生、骨髓水肿（高 T2 信号）
  ✓ 超声：发现早期关节积液、囊肿、滑膜增厚、血管翳形成

4. 诊断：2010 年 ACR/EULAR 的关于 RA 的分类标准
- 选择如下每一个分类中的最高分相加，总分≥6 分即可诊断 RA
- 关节炎定义为关节肿胀或压痛；不包括第 1 跖趾关节、第 1 腕掌关节和 DIP
- 大关节包括：肘、肩、踝、膝、髋关节
- 小关节包括：第 2~4 跖趾关节、掌指关节、近端指间关节、拇指指间关节、腕关节
- 低滴度：<3 倍正常上限

关节数		血清检查		急性期反应物	
1，中-大关节	0	RF 及 anti-CCP 阴性	0	ESR 及 CRP 正常	0
2~10，中-大关节	1	低滴度 RF 或 anti-CCP	2	ESR 或 CRP 升高	1
1~3，小关节	2	高滴度 RF 或 anti-CCP	3	**病程**	
4~10，小关节	3			<6 周	0
>10，至少 1 个小关节	5			≥6 周	1

5. 疾病活动度评估

- DAS28：通过评价：28 个靶关节中肿胀/压痛的数目、关节疼痛评分（VAS 0~100）、患者及医生对疾病的整体评价（VAS 0~100）、急性炎症指标（ESR or CRP），之后通过公式计算得出

通过 DAS28 评分，评估病情活动度：高度活动>5.1；中度活动 3.2~5.1；轻度活动 2.6~3.2；缓解<2.6

- **临床使用 ACR20、ACR50、ACR70 评价治疗反应**

  ✓ ACR50：肿胀、疼痛关节数减少 50%以上；以下 5 条标准中 3 条改善 50%以上：患者对疼痛的评价、患者对疾病的综合评价、医生对疾病的综合评价、患者对活动能力的自我评估、急性炎症指标（CRP、ESR）

6. 治疗原则

- 早期诊断并使用 DMARDs，可降低病死率和致残率
- 治疗目标是尽早缓解滑膜炎和全身炎症，病程中严格控制症状发作
- 治疗前评估：CBC、肝肾功；筛查 HBV、HCV、TB（使用 TNF-α 抑制剂前）
- 重视非药物治疗（休息、运动、功能锻炼、理疗等）及对患者的教育

7. 方案选择

- 早期 RA 轻中度活动：单药 MTX（一线药物），LEF、AZA、HCQ 亦可
- 早期 RA 重度活动或持续不缓解：联合两种非生物 DMARDs 或一种非生物 DMARDs+TNF-α 抑制剂（禁止联合使用两种 TNF-α 抑制剂）
- DMARDs 治疗同时，使用 NSAIDs 或小剂量糖皮质激素，可尽早控制症状

风湿性疾病

- 治疗过程中反复
  - ✓ 局部关节症状复发→口服或关节腔内注射小剂量激素
  - ✓ 全身关节症状复发→增加药物剂量或更换治疗方案
  - ✓ 出现血管炎等全身症状→静脉糖皮质激素
- 终末期疾病：缓解疼痛，手术置换关节

Lancet 2001；358：903
Ann Rheum Dis 2010；69：1580
Ann Rheum Dis 2010；69；976 & 987

风湿性疾病

■ 系统性红斑狼疮

1. 概述

- 慢性自身免疫性炎症性疾病，可累及全身各个系统，发病与抗核抗体产生、免疫复合物形成有关
- 发病率（20~150）/10万；女性>男性：儿童3∶1；成年（7~15）∶1，老年8∶1
- 发病年龄：16~65岁65%，<16岁20%，>65岁15%，高峰为20~40岁

2. 临床表现

累及系统	临床表现	SLEDAI
皮肤黏膜	①颊部红斑（横跨鼻梁，不累及鼻唇沟）	2
	②光过敏	
	③盘状红斑	
	④口腔溃疡（口腔、鼻咽部溃疡，多为无痛性）	2
	• 脱发	2
	• 皮肤血管炎（冻疮样皮疹、甲床溃疡等）	8
	• 其他：脂膜炎、荨麻疹等	
神经	⑤抽搐	8
	⑤精神病	8
	• 器质性脑综合征（认知功能障碍、抑郁症）	8
	• 颅神经病变	8
	• 头痛	8
	• 脑血管事件（抗磷脂抗体、血管炎、动脉粥样硬化）	8
	• 可逆性后循环白质脑病（RPLE）	
	• 无菌性脑膜炎	
	• 横贯性脊髓炎	
关节、肌肉 95%	⑥关节炎（非侵袭性、多关节炎）	4
	• 肌炎	4
肾脏 70%	⑦管型尿（红细胞管型、颗粒管型、混合管型）	4
	⑦血尿（RBC>5/HP）	4
	⑦蛋白尿（>0.5g/L或3+）	4
	• 脓尿（WBC>5/HP）	4
	• 肾功能不全	
	• 输尿管扩张、间质性膀胱炎	

累及系统	临床表现	SLEDAI
心血管 50%	• 心内膜、瓣膜病（Libman-Sacks 心内膜炎） ⑧心包炎	2
	• 心肌病变，影响收缩、舒张功能，需除外药物相关性心肌病	
	• 冠状动脉（冠状动脉粥样硬化、冠脉血管炎）	
	• 心律失常：传导阻滞	
血液	⑨血小板下降<100×10^9/L	1
	⑨白细胞减少<4.0×10^9/L；淋巴细胞减少<1.5×10^9/L	1
	⑨溶血性贫血，Coomb's 试验（+）	
消化系统 25%~40%	• 肝酶升高、胰腺炎	
	• 蛋白丢失性肠病、麻痹性肠梗阻	
	• 吞咽困难、腹痛	
	• 肠系膜血管炎	
呼吸系统 60%~70%	• 弥漫性肺泡出血	
	• 狼疮肺炎（间质性）	
	⑧胸膜炎	2
	• 肺动脉高压	
实验室	⑩ANA（+）	
	⑪抗 ds-DNA or 抗 Sm 抗体 or ACL（+）	2
	• 补体↓、抗 SSA、抗 SSB、抗 RNP、抗 rRNP（+）	
眼部病变	• 视网膜病变、视神经病变	8
	• 干眼症、角膜炎、色素膜炎	
其他	• 血管炎（皮肤破溃、甲周溃疡等）	8
全身症状	• 发热	1
	• 乏力、厌食	

✓ 1997 年 ACR 关于 SLE 的分类标准：①~⑪条中满足 4 条并除外其他疾病，即可诊断 SLE。注意：此标准不是诊断标准

✓ SLE 活动性（SLEDAI-2000 评分）：0~4 分基本不活动；5~9 分轻度活动；10~14 分中度活动；≥15 分为重度度活动。适用于 10d 内的症状和检查

3. SLE 的自身抗体

	阳性率（%）	临床表现
ANA	95~99	发病前数年即可出现
抗 ds-DNA	70	特异性抗体；疾病活动、狼疮肾炎、血管炎、AIHA
抗 SSA	30~40	新生儿狼疮、皮肤病变、光过敏、干燥综合征
抗 SSB	10~15	新生儿狼疮
抗 Sm	30	标记性抗体；狼疮肾炎
抗 rPNP	10~40	神经精神狼疮、抑郁
抗 U1-RNP	40	雷诺现象；狼疮肾炎比例低

4. 狼疮肾炎的病理分型（见肾脏疾病：狼疮肾炎）

5. 神经精神狼疮（NP-SLE）

NP-SLE 常见 CSF 表现			
• 压力升高	>80%	• ANA+	40%~90%
• WBC↑（<1000/μl）	20%~35%	• OB（寡克隆区带）+	20%~80%
• Pro↑	25%~50%	• 病原学阴性	>99%
• Glu→	90%		

- 临床表现多样，诊断困难；常规应行腰穿
- MRI 有助于诊断脑血管病（如静脉窦血栓形成）
- 治疗选择大剂量糖皮质激素冲击+免疫抑制剂；同时行地塞米松+甲氨蝶呤鞘内注射，每周 1 次，一般重复 4~6 次

6. 狼疮急症
- 急性心肌炎、心包填塞
- 弥漫性肺泡出血、急性狼疮肺炎
- 急进性肾小球肾炎
- 神经精神狼疮
- 引起重要脏器出血的血小板减少
- 重度溶血性贫血

7. 治疗策略
- 非药物治疗：避免紫外线照射、合理饮食、运动、预防接种、戒烟等
- 药物治疗
  - ✓ 轻度活动：NSAIDs、HCQ、小剂量糖皮质激素
  - ✓ 中度活动：中/大剂量糖皮质激素 [0.5~1.0mg/（kg·d）]、

CTX、AZA、CsA

✓ 重度活动或狼疮急症：糖皮质激素冲击治疗、CTX（静脉）、AZA、CsA

✓ 根据受累靶器官选择药物
  * 关节、肌肉：NSAIDs、MTX
  * 皮肤病变：HCQ
  * 肾脏：CTX、MMF、CsA、FK506、AZA
  * 血管炎、NPSLE：CTX
  * 难治性血小板减少、自免溶贫：CD20 单抗

8. 糖皮质激素冲击治疗

- 适应证：原则上任何 SLE 导致的严重脏器功能损伤均可考虑冲击治疗，如前文所提到的狼疮急症
- 相对禁忌证：活动性感染、活动性消化道出血、严重心力衰竭、青光眼、未经控制的糖尿病
- 并发症：继发感染、消化道出血、高血压、血糖升高、电解质紊乱（K↓），水钠潴留、精神症状

9. 预后

- 15 年生存率在 80% 以上
- 预后不良因素：男性、老年发病、高血压、重要脏器病变（TTP、RPGN、肺泡出血、肺动脉高压、肠系膜血管炎）、低补体血症、抗磷脂抗体阳性

Lancet 2007；369：587；NEJM 2003；349：1526
Arthritis Rheum 2010；62：2458

■ 干燥综合征

1. 概述

- 慢性系统性炎症性疾病，全身外分泌腺体淋巴细胞浸润为其特征性表现
- 原发性干燥综合征 *vs.* 继发性干燥综合征（同时存在 RA、SLE、SSc、MTCD、PM/DM 等风湿性疾病）
- 总发病率为 0.5%~2%，女性：男性＝9：1，好发于 40~60 岁
- 原发干燥综合征总体预后良好
- 预后不良的因素
  - ✓ 并存的风湿性疾病严重程度
  - ✓ 继发淋巴瘤（发生 NHL 的风险为正常人的 20~44 倍；平均出现在 SS 诊断后 7.5 年，常见为 MALT；持续腮腺肿大、脾大、血管炎、高球蛋白血症、低补体血症等临床表现为 NHL 的高危因素）

2. 临床表现

- 口干、眼干、腮腺肿大、猖獗齿
- 皮肤病变：高球紫癜、皮肤血管炎（可触性紫癜）、雷诺现象
- 关节痛、关节炎
- 肺脏：干咳、肺间质病变（NSIP 常见）、肺动脉高压
- 肾脏：间质性肾炎、I 型肾小管酸中毒、肾性尿崩；肾小球肾炎少见
- 消化系统：胰腺炎、吸收不良、萎缩性胃炎、转氨酶升高、胆汁淤积
- 神经系统：颅神经、周围神经病变、视神经脊髓炎样表现
- 其他：心包炎、鼻干、阴道干涩

3. 实验室检查

- ESR↑、Hb↓、WBC↓、Ig↑
- ANA（+）（95%）
- 原发干燥综合征：抗 SSA（+）（56%），抗 SSB（+）（30%）
- RF（+）（原发 52%，继发 98%）
- 眼科检查：BUT、Schirmer 试验（+）：角膜荧光染色（+）
- 口腔科检查：唾液流率↓、腮腺造影
- 胸部 HRCT：肺间质性病变；肺功能：弥散功能下降
- 病理活检：唇腺活检可见灶性淋巴细胞浸润（50 个淋巴细胞/$4mm^2$ 为一个灶）；胃黏膜、肺穿刺、肾穿刺标本均可见到淋巴细胞灶性浸润

4. 分类标准（6 条标准中满足 4 条及以上，并至少具有自身抗体

或病理学证据之 1 条，敏感性 94%，特异性 94%）
- 口干症状
- 唾液腺受累的客观证据（唾液流率、腮腺造影）
- 眼干症状
- 泪腺受累的客观证据（Schirmer 试验、BUT、角膜染色）
- 唇腺病理可见淋巴细胞灶性浸润
- 存在自身抗体（抗 SSA 或/和抗 SSB）
- *需除外以下疾病方能诊断：头颈部放疗、HCV、HIV、结节病、移植物抗宿主病、淋巴瘤、近期使用抗胆碱药物

5. 治疗原则

- 去除加重干燥不适感的诱因（药物、环境等）
- 缓解口眼干症状的局部用药（人工泪液）及刺激腺体分泌药物（环戊硫酮）
- 全身抗炎和免疫抑制治疗指征
  - ✓ 继发性干燥综合征
  - ✓ 全血细胞减少、高免疫球蛋白血症
  - ✓ 外分泌腺体外病变
  - ✓ 血管炎或肺、肾、周围神经等累及
- 常用药物：NSAIDs、糖皮质激素、DMARDs 及生物制剂

Arthritis Rheum 1993；36：340；JAMA 2010；304：452
Lancet. 2005；366：321-331

■ 多发性肌炎

1. 概论
- 以对称性近端肌肉无力为特点的炎症性肌肉病变
- 女：男＝2：1，发病年龄呈双峰：20岁左右及45~60岁
- 病理生理：$CD8^+$ T细胞为主的细胞毒作用对肌肉组织的攻击所致
- HIV、HTLV-1、柯萨奇病毒等感染可作为诱发因素
- 预后不良因素：老年发病，女性，肺间质病变，抗Jo-1抗体和抗SRP抗体阳性，肿瘤，对治疗反应差，吞咽困难、声音嘶哑、心脏受累

2. 临床表现
- 肌肉症状
  - ✓ 对称性近端肌肉无力
  - ✓ 肌肉压痛
  - ✓ 四肢肌肉>咽喉/颈部肌肉>呼吸肌>面部肌肉；动眼肌不受累
- 全身症状：乏力、消瘦、厌食、发热等
- 肺脏：5%~30%出现肺间质病变；吸入性肺炎、肺泡炎、肺血管炎
- 心脏：心律失常、心衰、心包炎、肺动脉高压等
- 关节症状
  - ✓ 对称性关节炎（膝、腕、手关节易受累）；与抗合成酶抗体（+）相关
  - ✓ 罕见关节破坏
- 胃肠道：吞咽困难、胃食管反流、腹胀、便秘

3. 实验室检查
- WBC↑、ESR↑、CRP↑、RF（+）（40%~50%）
- CK↑，多为正常值5~50倍；CK水平与疾病活动度不完全平行；AST、LDH↑
- ANA（+）占75%
  - ✓ 抗Jo-1抗体：抗合成酶抗体之一，20%（+），与肺受累、关节炎相关
  - ✓ 抗Mi-2抗体：5%~10%（+），与疾病的急性发作、治疗反应好相关
  - ✓ 抗SRP抗体：与急性发作、心脏受累有关，提示预后不良
  - ✓ 抗合成酶抗体综合征：炎症性肌病、肺间质病变、关节炎、雷诺现象、发热、技工手
- 影像检查

412

✓ MRI 有助于发现、定位肌肉病变

✓ 胸部 HRCT：肺间质病变

- 肌电图：90%可见肌源性损害；用于诊断、与重症肌无力、肌病鉴别
- 肌活检：肌内膜周围 CD8⁺T 细胞为主的淋巴细胞浸润、血管闭塞、纤维结缔组织增生、肌纤维坏死、再生等

4. 诊断

- 对称性、进行性近端肌无力；肌活检显示肌肉有坏死、再生、炎症等改变；血清肌酶升高；肌电图可见肌源性损害
- 符合以上 4 条可确定诊断；3 条为可能，2 条为可疑，1 条不能诊断
- * 应排除其他原因导致肌病：如肌营养不良、甲减、药物、感染等

5. 治疗

- 大剂量糖皮质激素［1mg/（kg·d）］+MTX 或 AZA
- 初始治疗无效，选用 IVIG、MMF、CTX、CD20 单抗等
- 存在 ILD、血管炎，用药首选 CTX
- 呼吸肌受累等重症患者应早期使用 IVIG
- 治疗中注意类固醇肌病与 PM 活动的鉴别

Lancet. 2003；362：971-982；Ann Rheum Dis 2006；65：974

■ 皮肌炎

1. 概论
- 伴有特征性皮疹的炎症性肌病
- 无肌病性皮肌炎（ADM）：有典型皮疹，缺乏肌肉症状/肌酶正常；约占20%
- 女：男＝2：1，好发于1~10岁、50~60岁
- 病理生理：C_3等补体激活→膜攻击复合物形成→$CD4^+T$细胞参与的血管内皮损伤→肌肉微梗死
- 皮肤病变的机制不明

2. 临床表现
- 皮肤病变
  - ✓ 40%以皮疹作为首发症状
  - ✓ 向阳疹、眶周水肿性红斑、V字征、披肩征、Gottron征、技工手等
  - ✓ 儿童发病可出现皮下软组织钙化
- 肌肉病变及其他脏器病变同多发性肌炎
- 出现肿瘤风险较PM更高
  - ✓ 出现肿瘤的高危因素：年龄>45岁、自身抗体阴性、无其他结缔组织病、病程<2年
  - ✓ 好发肿瘤谱：与同年龄、性别普通人群一致，但风险增高4~7倍

3. 实验室检查
- WBC↑；ESR↑、CRP↑
- CK↑，但ADM除外
- ANA可阳性或阴性；抗Mi-2抗体与V字征、披肩征相关
- 肌活检：血管、肌束膜周围$CD4^+T$细胞和B细胞为主的淋巴细胞浸润，伴有肌纤维坏死、再生和萎缩（束周萎缩）

4. 治疗：同多发性肌炎

Lancet. 2003；362：971~982

■ 系统性硬化症

1. 概述

- 硬皮病 scleroderma：皮肤呈厚、硬、萎缩等改变。根据有无内脏受累，可分为局灶性硬皮病和系统性硬化症
- 局灶性硬皮病 Localised scleroderma：硬斑病、线状硬皮病，两者可以并存
- 系统性硬化症 Systemic sclerosis，SSc：自身免疫反应介导的皮肤、内脏纤维化，并伴有血管损伤；分为 3 个亚型：
  - ✓ 局限型 SSc：CREST 综合征为其中一特殊亚型
  - ✓ 弥漫型 SSc
  - ✓ 无硬皮的 SSc
- 女：男 = 8：1，好发于 30～50 岁
- **病理表现**：病变组织可见胶原增殖、组织纤维化；淋巴细胞、浆细胞浸润见于疾病早期；血管内皮增生、管腔变窄

2. 临床表现

系统性硬化（局限型 & 弥漫型）	
皮肤病变	• 局限型：肘、膝关节远端，包括头面部 • 弥漫型：肘、膝关节近端，包括躯干部，皮肤病变进展较快 • 经历 3 期：肿胀期→硬化期→萎缩期；病变呈对称性 • 腊肠指、面具脸、口周皱纹消失、鼻毛细血管扩张、色素沉着和脱失、甲周红斑、指端凹陷性瘢痕
肺（60%～70%）	• 肺间质病变、肺动脉高压
心（10%～15%）	• 心肌纤维化、心包炎、传导异常
消化道	• 食管：反流性食管炎、吞咽困难、误吸 • 胃：早饱、胃潴留 • 小肠：腹泻、吸收不良
肾脏 （15～20%）	• 疾病早期出现（4 年内）：血尿、蛋白尿、肌酐升高 • 肾危象：突发严重高血压、肾功能急性恶化；可并发 TTP
关节肌肉	• 多关节痛（关节炎少见）、关节僵硬（周围软组织纤维化）、肌肉无力
其他	• 神经系统：三叉神经痛、腕管综合征、周围神经病等（多见于局限型 SSc） • 肝脏：PBC（局限型多见） • 甲状腺：慢性淋巴细胞性甲状腺炎 • CREST 综合征：钙化（C）、雷诺现象（R）、食管运动障碍（E）、手指硬化（S）、毛细血管扩张（T），见于局限型 SSc

415

3. 实验室检查

- 自身抗体：
  - ✓ ANA（+）90%~95%，斑点型/着丝点型/核仁型
  - ✓ 抗 Scl-70（+）：弥漫型 40%，局限型 15%；与肺间质病相关
  - ✓ ACA（+）：局限型 60%~80%，弥漫型<5%
  - ✓ 抗 SSA、抗 SSB（+）：与继发干燥综合征相关
  - ✓ 抗 RNP：10%（+），与肺动脉高压相关
- 肺功能：孤立性弥散功能下降→肺动脉高压
- 胸部 HRCT：肺间质病变（双肺胸膜下磨玻璃影及纤维索条影）
- UCG：肺动脉高压、心脏收缩、舒张功能下降
- 其他：BNP↑、Holter、24 小时食管 pH 监测、消化道造影

4. 分类标准（1980 年 ACR 标准，满足 1 条主要标准或 2 条次要标准）

- 主要标准：近端硬皮病（MCP 或 MTP 近端皮肤硬化表现）
- 次要标准：硬指；指端凹陷性瘢痕或垫消失；双侧肺间质纤维化

5. 治疗

- 皮肤硬化：硬斑病→局部紫外线治疗、外用激素或他克莫司；瘙痒→H_1、H_2 受体拮抗剂；免疫抑制治疗仅限于病变迅速增大增多者
- 雷诺现象：保暖；轻度→长效钙离子拮抗剂、α 受体拮抗剂、局部硝酸酯、小剂量阿司匹林；中-重度→西地那非、波生坦；严重指端溃疡→波生坦
- **肺脏**
  - ✓ 肺间质纤维化：糖皮质激素+CTX
  - ✓ PAH：前列腺素类药物、磷酸二酯酶 V 抑制剂、内皮素受体抗体等
- **肾脏**：监测血压，早期发现高血压应用 ACEI；肾危象：争取 72 小时内将血压降至基线水平；每日卡托普利可达 300~400mg
- GERD：PPI 或 H_2 受体拮抗剂；胃肠运动功能下降：促动力药物
- **肌炎**：糖皮质激素+MTX 或 AZA

Ann Rheum D is 2009；68：1377
Arth Rheum 1980；23：581

■ 成人斯蒂尔病

1. 定义：主要表现为发热、关节炎、皮疹的慢性炎症性疾病
- 男：女 = 1：1，多为年轻人，好发于 15~26 岁，36~46 岁

2. 临床表现
- 发热：每日或隔日出现的弛张热
- 皮疹：发热时出现、分布于躯干和四肢、淡红色、非瘙痒性、斑疹/斑丘疹
- 肌肉骨骼：寡关节炎→破坏性多关节炎；膝>腕>踝>肘>PIP>肩关节；与发热相伴的严重肌痛
- 血液系统：反应性噬血综合征（12%）、纯红再障、DIC
- 其他：咽炎：65%，非化脓性；淋巴结肿大：50%，颈部最常见；肝脾肿大；心包炎、胸膜炎、胸腔积液；肺部浸润影

3. 实验室检查
- WBC>10×10^9/L（92%），正细胞正色素贫血（68%）
- 铁蛋白↑↑（70%）
- 转氨酶↑；ESR↑，99%
- ANA（-），92%；RF（-）93%

4. 分类标准：（Yamaguchi 标准，符合其中 5 条标准，至少有 2 条主要标准）

主要标准	次要标准
● 发热（>39℃）大于 1 周	● 咽痛
● 关节炎/痛大于 2 周	● 淋巴结肿大
● WBC>10×10^9/L，粒细胞>80%	● 肝/脾肿大
● 发热时出现于躯干和四肢的淡红色非瘙痒性皮疹	● 肝功异常，ALT、LDH 升高为主 ● ANA、RF 阴性

* 除外感染、恶性肿瘤、其他风湿性疾病

5. 治疗
- NSAIDs：轻型患者首选，如无效尽快换用糖皮质激素
- 糖皮质激素：对 NSAIDs 无反应或起病即有高热、关节功能障碍、内脏器官受累等，使用 0.5~1mg/（kg·d）；若严重肝损、DIC、心包填塞等重症，可选择冲击治疗 [MP 1g/d×（3~5）d]
- DMARDs：MTX、CsA 等
- 生物制剂：适用于糖皮质激素和 DMARDs 无法控制症状患者

■ 血清阴性脊柱关节病

1. 概述

* 一组有相似特征的炎症性关节炎：强直性脊柱炎、反应性关节炎、银屑病关节炎、肠病性关节炎、未分化脊柱关节病
* 分为中轴型 SpA（骶髂关节）和外周型 SpA（附着点炎、非对称下肢大关节滑膜炎）
* 病理：肌腱、韧带和附着点炎是其特征，亦可出现滑膜炎
* 类风湿因子阴性（即阳性率不高于正常人群）
* HLA-B27 阳性率高
* 多种遗传因素与发病相关：IL23R、ARTS1、CYP2D6、IL-1 gene cluster
* 环境因素起重要作用，如肠道、尿路感染（特别是反应性关节炎）

2. 临床表现

* 炎性下腰痛（慢性腰痛>3 月，符合以下 4/5，敏感性 77% 和特异性 92%）
* 隐匿起病；活动后疼痛减轻；休息无改善；夜间痛；40 岁以前发病

3. 不同人群 HLA-B27 阳性率

人群	阳性率（%）	人群	阳性率（%）
正常人	4~8	Ps-A	60
AS	90~95	IBD 相关	30~70
ReA	60~80	U-SpA	20~25

4. 中轴型 SpA 分类标准

* 腰痛≥3 月，年龄<45 岁
* 影像学上骶髂关节炎* +≥1 个 SpA 特点* *
* 或 HLA-B27（+）≥2 个 SpA 其他特点

* 影像学上骶髂关节炎： • MRI 上活动性（急性）炎症高度提示与 SpA 相关骶髂关节炎 • 按照修订纽约标准有肯定放射学骶髂关节炎

* * SpA 特点 • 腰痛　　　• 关节炎 • 葡萄膜炎　• 附着点 • 银屑病　　• 指（趾）炎 • SpA 家族史• HLA-B27（+） • CRP 升高 • 克罗恩病/结肠炎 • NSAIDs 治疗反应好

5. 外周型 SpA 分类标准

- 关节炎、或附着点炎、或指（趾）炎，加上

≥1 个以下脊柱关节炎特点		≥2 个以下脊柱关节炎特点
• 虹膜睫状体炎• 银屑病 • 克罗恩病/溃疡性结肠炎 • 前驱感染史 • HLA-B27（+） • 影像学骶髂关节炎	或	• 关节炎 • 指（趾）炎 • 脊柱关节炎阳性家族史 • 附着点炎 • 炎性腰背痛

Curr Opin Rheumatol, 2000; 12: 248-53
Ann Intern Med, 2002; 136: 896-907

■ 强直性脊柱炎

1. 概述

- 10~30 岁发病，40 岁以上发病少见；起病缓慢
- 男性高发，女性相对症状轻，男：女=3：1
- HLA-B27（＋）占 90%~95%；HLA-B27（＋）人群约 1%~2% 最终出现 AS
- **病理**：附着点炎→局部侵蚀→肉芽组织形成→局部钙化、新骨形成、韧带骨化等；非侵蚀性滑膜炎

2. 临床表现

- **关节症状**
  - ✓ 起病隐匿，慢性、反复发作的下腰痛，夜间痛、翻身困难、活动后缓解、服 NSAIDs 有效
  - ✓ 晨僵：活动、热敷可缓解；休息后无改善
  - ✓ 足跟痛、足底痛、颈椎僵痛等附着点炎症状
  - ✓ 关节炎：肩关节、髋关节等常见；下肢>上肢，多为单侧
- **关节外表现**
  - ✓ 全身症状：低热、盗汗、乏力、消瘦
  - ✓ 急性虹膜炎（部分早于关节症状，单侧为主）
  - ✓ 心血管（主动脉瓣关闭不全、二尖瓣脱垂、传导阻滞等，男性>女性）
  - ✓ 肺脏（疾病后期出现，肺大疱）
  - ✓ 神经肌肉改变（马尾综合征等）

3. 体征

- 骶髂关节：4 字试验、骨盆侧压试验
- 脊柱、胸廓：Schober 试验（距离增加<4cm 为异常）、枕墙距、指地距、胸廓扩张度（<5cm 为异常）

4. 实验室检查

- ESR、CRP↑↑，与疾病活动相关；IgA、ALP↑
- X 线检查
  - ✓ 骶髂关节：关节面硬化、侵蚀、关节间隙改变等，分为Ⅴ级：0、正常；Ⅰ、可疑变化；Ⅱ、局部性侵蚀、硬化，但关节间隙正常；Ⅲ、中度异常，为中度或进展性骶髂关节炎，伴有一项以上的下列改变：侵蚀、硬化、关节间隙增宽或狭窄、部分强直；Ⅳ、严重异常：完全性关节强直
  - ✓ 胸腰椎可见"竹节样"骨桥形成
- **骶髂关节 CT**：软骨下骨硬化、软骨下骨侵蚀（"邮票孔样"）、关节部分/完全强直、关节间隙改变

- **MRI**：关节面下骨髓水肿示早期关节炎症，椎体角脂肪沉积示炎症修复

5. 治疗

- **支持治疗**：局部理疗、功能锻炼（非常重要）、关节腔内糖皮质激素注射
- **NSAIDs**：强调单药治疗，剂量可逐渐滴定至最大量，如炎性症状控制不佳，可考虑更换 NSAIDs 药物种类。长期应用可能有抑制骨质侵蚀的作用
- **TNF-α 抑制剂**：明显改善症状和功能，抑制新骨形成；使用前需除外 TB、HBV 等
- **柳氮磺吡啶**：可减轻晨僵、外周关节炎等症状，长期应用有可能抑制骨质破坏，改善脊柱活动性和功能

Lancet，2007；369：1379-1390

Arthrits Rheum，2006；54：569-578

■ 反应性关节炎

1. 概述
- 好发于 20~40 岁，男：女 = 5：1；起病急骤
- 多在 3~12 个月自行缓解，容易复发，15%慢性化
- 疾病慢性化危险因素：髋关节累及、ESR>30mm/h、NSAIDs 效果差

2. 病理生理
- 泌尿道、消化道感染后，机体免疫反应介导的无菌性滑膜炎
- 感染后 2~6 周发病，10%无前驱感染史
- 常见的致病菌
  - ✓ 泌尿系统：支原体、衣原体
  - ✓ 消化道：志贺菌、沙门菌、耶尔森菌、空肠弯曲菌、难辨梭菌等
  - ✓ 呼吸道：衣原体

3. 临床表现
- 关节症状
  - ✓ 非对称性多关节炎，下肢>上肢；手、足关节受累较少
  - ✓ 50%下腰痛；附着点炎、骶髂关节炎
- 尿道炎/宫颈炎
- 结膜炎：非侵袭性结膜炎，单侧/双侧发病；伴/不伴虹膜炎、角膜炎等
- 皮肤、黏膜病变
  - ✓ 溢脓性皮肤角化病：本病特征性皮疹，分布于足底、手掌、阴囊等部位，为过度角化性皮疹
  - ✓ 旋涡状龟头炎：无痛性浅表性溃疡性病变
  - ✓ 口腔溃疡、指甲营养不良
- 消化道：腹痛、腹泻
- 心血管：主动脉瓣关闭不全、传导障碍
- 其他：外周神经病变、淀粉样变、血栓性静脉炎
- 赖特综合征（Reiter's syndrome）：关节炎、结膜炎、尿道炎三联征

4. 实验室检查
- ESR、CRP ↑↑
- 影像学：附着点周围骨侵蚀、炎症部位骨质增生；非对称性骶髂关节炎

5. 治疗
- 缓解症状：NSAIDs、糖皮质激素关节内注射

- NSAIDs 效果差→口服糖皮质激素
- 关节炎症持续→柳氮磺吡啶或 MTX
- 明确的现症感染/前驱感染史，可使用抗生素，但不缩短病程

Rheum Dis Clin North Am, 2009; 35: 21-44

■ 银屑病关节炎

1. 概述
- 20%~30% 银屑病患者出现
- 男女发病率相等；30~50 岁高发，起病缓慢；60 岁以上发病预后差
- 脊柱、骶髂关节病变：20%~40%；关节破坏：40%

2. 临床表现
- 皮肤病变：银屑病表现，15%~20%关节症状早于皮肤病变
- 指甲异常：顶针样凹陷、甲脱离、甲下角化过度、横嵴、变色等，见于80%患者；远端关节与临近指甲多同时受累；（与指甲真菌感染相鉴别）
- 关节外表现：结膜炎（30%）、葡萄膜炎（7%）、主动脉瓣关闭不全等
- 临床分型

非对称寡关节炎型	对称性多关节炎型	远端指间关节炎型	毁损性关节炎型	脊柱受累型
70%	15%	5%~10%	5%	5%
≤5 个关节，手足远端/近端关节>膝>髋>踝>腕，腊肠指	双侧手、腕、踝、足等关节；较 RA 更易累及 DIP	DIP 累及，典型指甲病变	最严重；跖骨、掌骨、指骨等发生骨溶解，"笔帽征"、缩短畸形	非对称性骶髂关节炎，非对称性韧带骨赘形成
男≈女	女>男	男>女	男>女	男>女

3. 典型 X 线表现
- 病变关节的骨质破坏与新骨形成并存，如笔帽征（pencil-in-cap），即为指间关节破坏，关节间隙变窄，边缘骨质增生
- 单侧骶髂关节炎
- 非对称性韧带骨化，起自椎体中部，呈"流注"状

Arthritis Res Ther, 2009; 11: 214
Ann Rheu Dis, 2012; 71: 4–12

■ 炎症性肠病关节炎

1. 概述
- 5%~20% IBD 患者出现；CD>UC；外周关节炎：男=女；脊柱病变：男>女

2. 临床表现
- **关节病变**：（非侵蚀性关节炎）
  - ✓ 1 型：少关节型，<5 个；急性、自限性病程（<10 周）；非对称性；累及大关节（膝、髋、肩）；与 IBD 活动性、IBD 其他肠外表现相关
  - ✓ 2 型：多关节型，>5 个；慢性病程（数月~数年）；对称性；累及小关节（双手）；与 IBD 活动性无关
- **脊柱炎**：骶髂关节炎、与 HLA-B27 强相关；与胃肠道症状不平行
- **附着点炎**：足跟痛
- **其他**：结节红斑（CD 常见）、坏疽性脓皮病（UC 常见）、口腔阿弗他溃疡、继发淀粉样变（CD 常见）

3. 实验室检查
- Hb↓（缺铁性贫血）
- ESR、CRP↑；RF（−）
- 抗酿酒细胞胞质抗体（ASCA）

4. 治疗
- 治疗原发病-炎症性肠病
- 5-氨基水杨酸、糖皮质激素、TNFα 抑制剂

InflammBowel D is, 2009; 15: 1915−1924
Rheum D is Clin North Am, 2003; 29: 513−530

· 4

■ 血管炎

1. **定义**：一组因血管壁炎症（炎症细胞浸润和/或血管壁坏死）引起的系统性、异质性疾病

2. **分类**（2012 年 Chapel Hill 分类）
- 大血管炎：巨细胞动脉炎（GCA）、大动脉炎（Takayasu 动脉炎）
- 中等血管炎：结节性多动脉炎（PAN）、川崎病（Kawasaki 病）
- 小血管炎：ANCA 相关血管炎（MPA、PGA、EPGA）、免疫复合物性血管炎（抗 GBM 病、HSP、冷球蛋白血管炎等）
- 广泛型血管炎（Variable vessel vasculitis）：Behçet 病、Cogan's 综合征
- 单一器官血管炎：皮肤白细胞碎裂性血管炎、原发中枢血管炎
- 系统性疾病相关血管炎（SLE、RA 等）
- 已知病因的血管炎（HBV、HCV、梅毒、药物、肿瘤）

3. **血管炎诊断思路**
- **出现以下症状，临床应怀疑血管炎**
  - ✓ 多器官、多系统累及
  - ✓ 不明原因发热，无法解释的全身非特异炎性症状
  - ✓ 反常的缺血事件（青年人血栓、多部位和/或少见部位缺血的症状、体征）
  - ✓ 迅速进展的脏器功能衰竭，如肺-肾综合征
  - ✓ 肺脏病变：肺内浸润、肺泡出血、呼吸衰竭
  - ✓ 肾脏病变：肾小球源性镜下血尿、蛋白尿、RPGN 等
  - ✓ 皮肤病变：可触性紫癜、持续>24 小时的荨麻疹、皮下结节、溃疡、网状青斑、坏疽、指端梗死和裂片状出血
  - ✓ 突发神经系统病变：脑脊髓炎、视网膜炎、癫痫、卒中、多发单神经病
- **明确受累血管的范围**

血管类型	血管分布	临床症状、体征
大血管	• 颈动脉颅外分支	颞部头痛（颞动脉）、单侧失明（眼动脉）、间歇下颌活动障碍（咀嚼肌供血动脉）
	• 胸主动脉及分支	肢体活动障碍、无脉征、双侧血压不等、大血管杂音、胸主动脉瘤
中血管	• 皮肤小动脉	皮肤坏死及溃疡；甲襞栓塞、皮下结节、网状青斑

血管类型	血管分布	临床症状、体征
	• 神经滋养血管	多发单神经病变；多神经病
	• 颅内动脉、静脉	TIA、卒中、CNS 弥漫性/局灶性病变、颅内静脉血栓
	• 肠系膜动脉	腹痛、胃肠道穿孔、出血、肠缺血
	• 腹腔干分支	肝、脾、胰腺梗死
	• 肾动脉	肾功能不全、高血压、肾梗死
	• 冠状动脉	ACS、冠状动脉瘤、缺血性心肌病、心衰
	• 肺小动脉	肺空洞、咯血、肺动脉瘤
	• 眼耳鼻喉小动脉	视网膜血管炎、缺血性视神经病变、鼻出血、鼻窦炎、感音神经性耳聋、喘鸣、声嘶
小血管	• 皮肤毛细血管后微静脉	可触性紫癜、荨麻疹、网状青斑
	• 肾小球毛细血管	血尿、红细胞管型、蛋白尿、肾功能不全
	• 肺脏毛细血管	肺泡出血、咯血、肺部阴影、肺间质病变
	• 其他小血管	心包炎、脑膜炎、关节炎/痛、附睾炎

- **除外类似血管炎的疾病和继发血管炎**
  - ✓ 感染性心内膜炎、动脉栓塞、凝血障碍（易栓症）、肿瘤、病毒感染（HCV、HIV）、结核感染、药物中毒或滥用、梅毒、抗磷脂综合征
  - ✓ SLE、RA 等继发性血管炎
- **确定诊断**
  - ✓ 特征性临床表现
  - ✓ 特征性实验室检查：ANCA、嗜酸细胞计数、IgE、冷球蛋白
  - ✓ 影像学：血管超声、CT/MRI 动脉/静脉成像、血管造影
  - ✓ 组织病理证据：组织活检
- **评估系统受累范围和严重程度**
  - ✓ 尿常规、血肌酐 ✓ 胸部影像 ✓ 腰穿　　✓ 肌电图、肌酶

Arthritis Rheum 2013；65：1-11；
J Allergy ClinImmunol 2003；111：S602-612
NEJM 2003；349：160-169；
Arthritis Rheum 1994；37：187-192

■ 巨细胞动脉炎

- 主要累及主动脉弓发出的动脉分支，特别是颞动脉
- 血管炎呈节段性分布，血管病理见肉芽肿、巨细胞等
- 老年发病，90%>60 岁；女：男＝2：1
- 临床表现：
  - ✓ 头痛、头皮触痛、颞动脉突出、搏动消失/增强
  - ✓ 复视、一过性/持续性失明
  - ✓ 间歇性下颌运动障碍、TIA
  - ✓ 肢体间歇性跛行、雷诺现象
  - ✓ 全身症状：低热、乏力、消瘦
- 实验室检查
  - ✓ ESR↑（>100mm/h 不少见）、CRP↑，Hb↓（正细胞、正色素），PLT↑
  - ✓ 颞动脉超声：70%（＋）；MRI、PET/CT 可评估病变血管范围
  - ✓ 颞动脉活检：取有症状一侧，长度至少 2～3cm，双侧活检提高阳性率
- 分类标准：（3/5，敏感性 93.5%，特异性 91.2%）
  年龄>50 岁；新出现头痛；颞动脉触痛或搏动减弱；ESR>50mm/h；颞动脉活检发现肉芽肿/血管炎
- 风湿性多肌痛（Polymyalgia rheumatica，PMR）
  - ✓ 50%GCA 伴有 PMR，15%PMR 进展为 GCA
  - ✓ PMR 为临床诊断：>50 岁，低热，颈、肩胛带、骨盆带肌肉疼痛伴晨僵，ESR↑，无肌肉红肿、压痛；需除外其他疾病
  - ✓ 对小剂量糖皮质激素（泼尼松 10～15mg qd）反应好
- 治疗
  - ✓ 糖皮质激素：GCA 40～60mg qd；PMR 10～15mg qd（为泼尼松剂量）
  - ✓ NSAIDs 可缓解症状

NEJM 2003；349：160；Arthrits Rheum 1990；33：1122

■ 大动脉炎

- 累及主动脉及其分支的肉芽肿性血管炎；锁骨下动脉及头臂干>颈动脉>肾动脉>肺动脉
- 分为 4 型：头臂动脉型、胸腹主动脉型、广泛型、肺动脉型
- 病理：（疾病早期）淋巴细胞、多核巨细胞等形成肉芽肿→（晚期）纤维组织增生、管壁增厚、管腔狭窄
- 好发于育龄期亚裔女性
- **临床表现**
  - ✓ 早期：发热、疲劳、关节痛、消瘦；血管疼痛、压痛
  - ✓ 晚期：间歇性跛行、双侧血压不对称、远端血压降低、血管杂音、肾血管性高血压、晕厥、主动脉瘤形成
- **实验室检查**
  - ✓ 疾病早期 ESR↑、CRP↑
  - ✓ 血管超声、TCD、CTA、MRA 等评估血管受累范围
  - ✓ 血管造影：血管闭塞、狭窄、形态不规则及动脉瘤形成
- **分类标准**：（3/6，敏感性 90.5%，特异性 97.2%）
  - ✓ 发病年龄<40
  - ✓ 肢体间歇性跛行
  - ✓ 一侧或双侧上肢动脉搏动减弱
  - ✓ 双上肢收缩压相差 10mmHg 以上
  - ✓ 锁骨下动脉、腹主动脉有血管杂音
  - ✓ 血管造影显示主动脉及其一级分支、四肢近端动脉狭窄或闭塞（除外动脉栓塞、肌纤维营养不良等原因）
- **治疗**：糖皮质激素、MTX、抗血小板、外科或介入血管再通

Arthritis Rheum 1990；33：1129；Circ 2008；69：70

■ 结节性多动脉炎

- 非肉芽肿性、急/慢性血管炎症，影响中-小肌性血管，特别是血管分叉处
- 男：女=2.5~4：1，好发于 50 岁左右，与 HBV 感染关系密切
- 临床表现
    - ✔全身症状：乏力、消瘦、发热
    - ✔肌肉骨骼：肌痛、关节痛、关节炎
    - ✔肾脏（60%）：急性肾衰、高血压、肾梗死
    - ✔神经系统：外周神经病、多发单神经病、卒中、脑梗死、SAH
    - ✔消化道：腹痛、消化道出血/梗死、胆囊炎、肠梗阻
    - ✔皮肤：网状青斑、紫癜、痛性结节、雷诺现象
    - ✔心脏：冠状动脉炎、心肌病变、心包炎
    - ✔其他：卵巢、睾丸区域疼痛
- 实验室检查
    - ✔WBC↑、CRP↑、ESR↑、HbsAg（+）30%，ANCA（−）
    - ✔影像检查：血管造影可见肝、肾、肠系膜血管动脉瘤、狭窄、闭塞等；CTA、MRA 对于小血管的敏感性欠佳；CT 非特异表现：肠壁增厚、肠系膜血管增粗、弥漫性黏膜增厚
    - ✔肌电图：神经源性损伤
    - ✔组织活检：病变部位（如腓肠神经、皮肤、肌肉等）见局灶性纤维素样坏死性病变，累及血管全层；神经病变为轴索变性和纤维缺失
- 分类标准：（3/10，敏感性 82%，特异性 87%）
  体重下降 4kg 以上；网状青斑；睾丸疼痛/压痛；肌痛、无力、下肢压痛；单神经病或多发单神经病；舒张压>90mmHg；尿素氮水平升高 40mg/dl 或 SCr>1.5mg/dl；HBV 表面抗原或抗体阳性；血管造影异常（动脉瘤、血管闭塞等）；活检发现中小动脉血管炎表现
- 治疗
    - ✔非 HBV 感染：糖皮质激素+CTX
    - ✔HBV 感染：糖皮质激素+抗病毒药物；不常规使用 CTX

JAMA 2002; 288: 1632; Arthritis Rheum 1990; 33: 1088

■ 肉芽肿性多血管炎

- 即韦格纳肉芽肿
- 以坏死性肉芽肿为典型病理表现的系统性血管炎，上、下呼吸道、肾脏受累最为常见
- 分为广泛型和局限型
- 男：女 = 1.5 : 1；35~55 岁为高峰，儿童少见
- 老年发病、肾脏累为预后不良的提示
- **临床表现**
  - ✓ 呼吸道（90%）：鼻窦炎、中耳炎、鼻黏膜溃疡、鞍鼻畸形；胸膜炎、肺部阴影/空洞、咯血
  - ✓ 肾脏（80%）：血尿、RPGN（无免疫复合物型）
  - ✓ 眼（50%）：巩膜炎、葡萄膜炎、眼球突出
  - ✓ 神经：中枢/外周神经病、多发单神经炎
  - ✓ 其他：DVT、发热、乏力、盗汗、对称性多关节痛/炎、心包炎
- 实验室检查
  - ✓ ESR ↑、CRP ↑、WBC ↑、NEU% ↑、HBG ↓、Alb ↓；RF（+）60%，ANA（+）10%~20%
  - ✓ ANCA（+）90%（80%~95% c-ANCA，其余 p-ANCA）
  - ✓ 胸部 HRCT、鼻窦 CT
  - ✓ 肺功能：DLCO ↓、FEV1/FVC ↓
  - ✓ 组织活检：肺活检：寡免疫复合物性血管炎，累及动脉、静脉、毛细血管；同时有肉芽肿和组织坏死。肾活检：坏死性新月体肾炎（血管炎、肉芽肿少见）
- **分类标准**：（2/4，敏感性 88.2%，特异性 92%）
  - ✓ 鼻或口腔炎症（脓性/血性鼻腔分泌物、痛性/无痛性口腔溃疡）
  - ✓ 胸片异常（结节、浸润、空洞）
  - ✓ 尿沉渣异常（镜下血尿、红细胞管型）
  - ✓ 活检显示肉芽肿性炎症（血管壁、血管周围肉芽肿形成）
- **治疗**
  - ✓ 诱导缓解：糖皮质激素+CTX 或 CD20 单抗；若肾脏受累，出现 RPGN，可血浆置换；轻型或局限型可使用糖皮质激素+MTX；严重脏器功能受累可糖皮质激素冲击
  - ✓ 维持治疗：CTX、AZA、MTX、LEF 至少 2 年

Arthritis Rheum 1990；33：1101；NEJM 2003；349：36

■ 嗜酸性粒细胞性肉芽肿性血管炎

- 即 Churg-Strauss 综合征
- 血管外肉芽肿形成和高嗜酸细胞血症为特点，累及全身中小血管的系统性血管炎
- 男：女=1.4：1；好发于 35 岁前后（15~69 岁）
- 病程分为 3 阶段：①前驱期平均为 4 年，90%出现哮喘；②嗜酸细胞升高期，可有肺部、消化道浸润；③系统性血管炎期
- 临床表现
  - ✓ 呼吸道：哮喘、过敏性鼻炎、鼻息肉、肺部阴影
  - ✓ 消化道：腹痛、消化道出血、穿孔
  - ✓ 心脏：冠状动脉炎、心包炎、心肌病变、充血性心衰、瓣膜功能不全
  - ✓ 皮肤病变：可触性紫癜、淤点、皮下结节
  - ✓ 神经病变：多发单神经病变
  - ✓ 其他：发热、肾小球肾炎、睾丸痛
- 实验室检查
  - ✓ EOS>10%，自第二期开始超过 90%患者出现，多在 5000~9000/μl
  - ✓ ANCA（+）占 50%~60%，多为 p-ANCA
  - ✓ IgE↑
  - ✓ 胸部 HRCT：游走性浸润影、肺门淋巴结肿大、胸腔积液等
  - ✓ 肌电图：神经源性损伤
  - ✓ 病理活检：小肉芽肿形成；纤维素样坏死、小动脉/静脉周围嗜酸细胞浸润伴血栓形成
- 分类标准：（4/6，敏感性 85%，特异性 99.7%）
  - ✓ 哮喘　　　　　　　　✓ 嗜酸性粒细胞比例>10%
  - ✓ 单发/多神经病变　　　✓ 游走性肺部浸润影
  - ✓ 鼻窦病变　　　　　　✓ 活检可见血管外嗜酸性粒细胞浸润
- 治疗：糖皮质激素+CTX；也可使用 AZA、MTX 等

Arth Rheum 1990；33：1094；Medicine 2009；88：236

■ 显微镜下多血管炎

- 累及小动脉、小静脉、毛细血管的坏死性血管炎，无肉芽肿形成、免疫复合物沉积；主要病灶在肺、肾、皮肤
- 男性略高发；50 岁左右发病；与 HBV 感染无关
- **临床表现**
  - ✓ 肾脏（接近 100%）：多为 RPGN
  - ✓ 肺（50%）：咯血、胸膜炎、咳嗽、呼吸困难、肺间质病变
  - ✓ 皮疹（50%）：紫癜
  - ✓ 其余均类似 GPA
- **检查实验室**
  - ✓ WBC↑、Hb↓；CRP↑、ESR↑
  - ✓ BUN↑、SCr↑70%~90%
  - ✓ 70% ANCA（+）（60% p-ANCA）
  - ✓ 胸部 CT：斑片、结节影、双肺间质病变、弥漫性肺泡出血
- 治疗：见 GPA

■ 贝赫切特（旧译白塞）病

- 累及全身大、中、小动脉及静脉的系统性血管炎
- 发病率：男性＞女性，好发于 30~40 岁；与 HLA-B51 相关；"丝绸之路"沿线发病率高
- 临床表现
1. 复发性口腔阿弗他溃疡，每年发作 3 次以上
2. 复发性外阴溃疡
3. 皮肤病变：结节红斑、痤疮样皮疹、毛囊炎
4. 眼部病变：葡萄膜炎、巩膜炎、视网膜血管炎、视神经炎等
5. 针刺试验阳性
6. 关节炎：对称性、非破坏性关节炎
7. 神经病变：周围神经病变、脑膜脑炎、精神症状、脊髓损伤等，CSF 压力↑蛋白含量↑
8. 其他：消化道溃疡（回盲部最常见）、咯血、血管闭塞、血栓形成、发热、消瘦、乏力等
- **诊断**：本病为临床诊断，满足上述临床表现 1 及 2~5 中任意 2 条者，即可诊断（敏感性91%，特异性96%）
- **实验室检查**
  ✓ WBC↑、ESR↑、CRP↑、IgA↑
  ✓ ANCA、ANA（−）
  ✓ 病理活检：累及全身各级动静脉，其中小静脉最多见；血管周围淋巴/单核细胞浸润，血栓、动脉瘤形成
- 治疗
  ✓ 轻-中度疾病（没有脏器功能受累）：关节炎、口腔/外阴溃疡、皮肤病变→秋水仙碱→效果不佳→全身激素治疗；结节红斑→糖皮质激素+免疫抑制剂
  ✓ 重度疾病：中枢/外周神经系统症状、其他脏器血管炎症→足量激素/激素冲击治疗+免疫抑制剂（AZA、CTX、CsA）
  ✓ 静脉血栓→抗炎±抗凝/抗血小板

Lancet 1990；335：1078；Ann Rheum Dis 2009；68：1528

■ 过敏性紫癜

- 自身免疫性、自限性、IgA 参与的系统性血管炎
- 好发于儿童（>95%），高峰为 3~15 岁
- 男性>女性；春、秋、冬季发病率高
- 常见病因：感染后自身免疫反应，特别是上呼吸道感染（病毒、链球菌等）；与过敏反应无关；某些药物（青霉素、磺胺）、食物、疫苗、虫咬伤可诱发
- 病理生理：感染/其他诱因→IgA 为主的免疫复合物沉积→白细胞碎裂性血管炎→靶器官损伤
- 临床表现
  - ✓ 皮肤：最为常见，仅有半数为首发症状；红斑/荨麻疹样皮疹→紫癜/淤斑；好发于受压部位，如下肢、臀部等，对称性分布；局限型皮下水肿（眶周等）
  - ✓ 关节炎/痛（45%~75%）：游走性、非致畸性寡关节痛；好发于下肢关节；多数仅有压痛，无积液、皮温升高
  - ✓ 消化道症状（50%）：恶心、呕吐、腹绞痛；消化道出血（20%~30%）、肠套叠（儿童常见）、穿孔；多在皮疹 1 周后出现；内镜下可见黏膜下出血、水肿、紫癜样病变，十二指肠降段>胃>结肠
  - ✓ 肾脏损伤（21%~54%）：血尿、蛋白尿、肌酐升高（成人更多）、高血压等
  - ✓ 其他：阴囊疼痛；头痛、惊厥、颅内出血、周围神经病
- 实验室检查
  - ✓ IgA：60%~70%轻度升高；
  - ✓ PLT 计数、凝血功能正常
  - ✓ 活检：皮肤活检应在皮疹出现 24 小时内进行，真皮内小血管→白细胞碎裂性血管炎，IgA 沉积；肾脏活检见轻度系膜增生→新月体肾炎，IgA 沉积
- 诊断（2005 年 ELUAR/PRES 标准）
  - ✓ 强制标准：主要位于下肢的紫癜样皮疹，无血小板计数及凝血功能异常
  - ✓ 同时至少满足以下其中一条
    * 腹痛（急性发作、弥漫性腹痛）
    * 关节炎/痛（急性发作）
    * 肾脏受累（血尿、蛋白尿）
    * 病理：白细胞碎裂性血管炎/增生性肾小球肾炎，可见 IgA 沉积

- 治疗
  - ✓ 支持治疗：休息；多饮水；缓解疼痛
  - ✓ 药物治疗
    - * NSAIDs：缓解腹痛、关节痛症状；但消化道出血、肾功能不全者慎用
    - * 糖皮质激素：减轻炎症、缓解症状（缩短腹痛时间、降低肠套叠风险），但是否能改善疾病预后存在争议；早期应用有可能降低肾脏受累的风险
      急性进展性肾脏损伤（新月体肾炎等），可使用糖皮质激素冲击治疗
    - * 尚无大规模试验证实 CTX、CsA、AZA、IVIG、血浆置换等治疗对肾脏病变有益

Clin J Am Soc Nephrol 2011；6：679
Clin Exp Rheumatol 2007；25：S66

■ 痛风

1. 概述

- 尿酸盐晶体在关节腔及软组织内沉积导致的反复发作性关节炎症，属于晶体性关节炎
- 总发病率为 0.3%，20% 有阳性家族史，老年人发病率高，达 1.3%
- 男性>女性，约 2:1，30~60 岁高发，多在尿酸水平升高后 20 年出现
- **病理生理：**嘌呤代谢终产物（尿酸）→生成或摄入过多、排泄减少→高尿酸血症→尿酸盐（MUS）晶体沉积→激活树突/巨噬细胞等固有免疫系统→IL-1β 等炎症因子→关节炎症
- **危险因素：**高尿酸血症、HTN、CRF、肉类/海鲜/酒类摄入
- 高尿酸≠痛风发作；尿酸水平急剧变化→痛风

2. 高尿酸血症常见病因

	尿酸生成增加（90%）	尿酸排泄减少（10%）
原发性高尿酸血症	特发性 嘌呤代谢途径异常及常染色体显性遗传病（尚未明确致病基因）	特发性
继发性高尿酸血症	定义：正常饮食状态下每日生成尿酸>800mg 摄入过度：肉类、海鲜、酒精等 代谢增加：MPD、淋巴增殖性疾病、溶血性贫血、银屑病、无效造血、化疗、过度运动、肥胖、外伤	CRF、饥饿、脱水、甲减、甲旁亢 药物：利尿剂（增加肾小管重吸收）、吡嗪酰胺、乙胺丁醇、环孢素、水杨酸类、酸中毒

* 只有 10%~25% 高尿酸血症出现痛风；至少 10% 痛风患者 UA 正常；尿酸升高的水平和持续时间，与痛风发作正相关

3. 临床表现

- 急性关节炎
  - ✓ 突发关节红、肿、热、痛；8~12h 疼痛达峰，2 周内自行缓解
  - ✓ 受累关节：第一足趾及 MTP>踝>腕>膝；50% 以第一足趾起病
  - ✓ 早期为 1~2 个关节，<10% 以多关节起病；老年女性以多关

节起病不少见

   ✓ 病变逐渐进展至多关节、上肢关节，发作频率↑、持续时间
     ↑；发展为慢性多关节炎、关节破坏

   ✓ 伴有发热、乏力等全身症状

- 痛风石：软组织中的尿酸结晶；多在首次发病后10年左右出现；常见于耳轮、手指、足趾等处

- 肾脏：40%出现肾结石；可出现尿酸性肾病、急性梗阻性肾病

4. 实验室检查

- 关节腔穿刺：WBC 10 000~70 000/µl，中性分叶核为主，偏振光显微镜下可见阴性双折光、针样晶体；Glu正常；∵痛风可同时合并细菌性关节炎∴务必做革兰染色

- 血尿酸：至少10%患者症状发作时UA正常

- 尿尿酸：24小时尿尿酸>800mg→UA产生过多→治疗选择：别嘌呤醇

- X线：关节病变晚期关节软骨缘破坏、关节间隙变窄、骨质呈凿孔样缺损、痛风石沉积

5. 治疗

- 急性期

   ✓ 缓解疼痛和炎症：NSAIDs、秋水仙碱、糖皮质激素关节腔内注射/口服

   ✓ 急性期禁用别嘌呤醇等降尿酸药物，否则症状加重、时间延长

   ✓ NSAIDs：足量2~5天→2周左右逐渐减停（症状消失至少2天）；在开始降尿酸治疗后，继续服用小剂量可预防发作，建议6~18个月

   ✓ 秋水仙碱：症状发作内24小时用药有效；推荐小剂量服用，0.5mg tid po，可减少胃肠道副作用，并保证抗炎效果；禁用于肝功能不全、胆道梗阻、腹泻难以耐受患者；0.5mg bid长期使用，用于预防再次发作，必须与降尿酸药物同时使用

   ✓ 糖皮质激素关节腔内注射/口服，用于严重急性发作或无法耐受NSAIDs；泼尼松40mg qd 1~3天之后减量，2周以后减停；糖皮质激素不能用于预防

- 慢性期

   ✓ 生活方式改变（低嘌呤饮食、避免饮酒），避免使用升高尿酸药物（噻嗪类利尿药、袢利尿剂）；控制危险因素（高血压、肥胖）

   ✓ 降尿酸药物可预防反复发作、降低骨质破坏/尿酸性肾病等风险，但多在第2次痛风发作后再开始使用

   ✓ 无症状性高尿酸血症的治疗时机：有危险因素者UA>8mg/dl

开始降尿酸治疗，无危险因素者 UA>9mg/dl 建议治疗；痛风患者 UA<6mg/dl 为宜（1mg/dl=59.5μmol/L）

✓ 急性发作后 2~4 周，且同时使用预防药物前提下，开始降尿酸治疗

✓ 别嘌呤醇：用于尿酸产生过多病人；100mg→300mg po qd；副作用：转氨酶升高、头痛、腹泻、骨髓抑制、DRESS 综合征（药疹、EOS↑、系统性症状，服药后 6~8 周出现）；肾功能不全减量

✓ 苯溴马隆：用于尿酸排泄减低病人；50~100mg qd

✓ 非布索坦：经肝代谢，用于无法耐受别嘌呤醇或肾功能不全患者

Lancet 2008；371：1854；Arthritis Rheum 2010；62：1060-1068

■ 风湿性疾病的药物选择

1. 非甾体抗炎药 (non-steriodal anti-inflammatory drugs，NSAIDs)
- 可以缓解疼痛、减轻炎症，但不能延缓疾病进展
- 数十分钟内即可缓解疼痛，减轻炎症需 7~10 天
- 常见副作用

累及系统	常见症状
消化系统	恶心、上腹痛、便秘、消化道出血、消化性溃疡、结肠炎 & 结肠出血；转氨酶升高 COX-2 抑制剂可降低 GIB 风险
肾脏	减少肾脏血流、肌酐升高、间质性肾炎；水钠潴留
血液	骨髓抑制、缺铁性贫血、血小板功能异常
心脑血管	增加心梗和卒中风险
药物相互作用	华法林出血风险↑；利尿剂、β受体阻滞剂、ACEI 的降压效果↓；口服降糖药的低血糖风险↑；影响药物代谢（MTX、地高辛、苯妥英的血药浓度↑）
皮肤	荨麻疹、多形性红斑等
神经系统	谵妄、意识障碍、头痛、头晕、情感障碍
呼吸系统	哮喘、鼻息肉、肺浸润

- 如何降低 NSAIDs 副作用
  - ✓ 确定是否必须使用 NSAIDs
  - ✓ 选择缓解症状的最小剂量
  - ✓ 禁止联合使用 NSAIDs
  - ✓ 评估患者风险
    - * 年龄>65；消化性溃疡史；同时使用糖皮质激素、抗凝药物；吸烟→出血风险大，合用 PPI
    - * 年龄>65；高血压、基础肾病、外周水肿；高血压→肾损风险大选择短效药物；监测血压、肾功能、出入量
    - * 合并其他用药（见药物相互作用）
    - * 哮喘→用药初期严密监测
  - ✓ 定期评价疗效和药物副作用

2. 糖皮质激素 (Glucocorticoids)
- 多数风湿性疾病的基础治疗药物，可迅速缓解症状
- 常用糖皮质激素的等效剂量

糖皮质激素	等效剂量	半衰期	糖皮质激素	等效剂量	半衰期
倍他米松	1.2mg	36~54h	泼尼松	10mg	18~36h
地塞米松	1.5mg	36~54h	泼尼松龙	10mg	18~36h
曲安耐德	8mg	18~36h	氢化可的松	40mg	8~12h
甲泼尼龙	8mg	18~36h	可的松	50mg	8~12h

• 糖皮质激素常见副作用

累及系统	临床表现
代谢	肥胖、脂肪分布异常；糖耐量异常、类固醇糖尿病；电解质失衡；高脂血症
感染	机会性感染：CMV、PCP、TB、侵袭性真菌感染、隐球菌 ＊ 冲击治疗期间注意口腔、肛周卫生
肌肉、骨骼	骨质疏松、骨坏死（股骨头等）、类固醇肌病 ＊ 注意补充 VitD、钙剂
消化道	消化性溃疡、消化道出血、胰腺炎
眼	白内障、青光眼
神经系统	焦虑、抑郁；精神病
皮肤	表皮变薄、面部淤斑、痤疮、"白纹"等
心血管	高血压；动脉粥样硬化
其他	水钠潴留；下丘脑-垂体-肾上腺轴抑制

＊肥胖、类固醇糖尿病、骨质疏松、白内障、表皮变薄等，即使长期使用小剂量激素（泼尼松 5~10mg/d）也可出现

• 使用全身糖皮质激素的注意事项
　✓ 没有明确诊断，不要使用
　✓ 使用前评估患者的危险因素
　　＊ 活动性/潜在感染
　　＊ 高血压；心/肾功能不全
　　＊ 骨质疏松
　　＊ 糖耐量异常/糖尿病
　　＊ 青光眼家族史
　　＊ 联用其他免疫抑制药物
　✓ 需使用大剂量激素时，应不迟疑的使用大剂量，如神经精神狼疮；病情好转时应尽可能减至能维持病情稳定的最小剂量
　✓ 能短期使用，尽量不长期用

- ✓ 使用 3 周以上，不能直接停药，应逐渐减小剂量（每周减量 5%~10%）
- ✓ 每日早餐后一次给药
- ✓ 用药期间监测疾病活动度、药物副作用
- 改善病情抗风湿药物（Disease modifying anti-rhuematic drugs、DMARDs）

	适应证	剂量	副作用
羟氯喹 HCQ	SLE，轻度 RA；服药 12~24 周起效	<6.5mg/（kg·d）200mg bid po	胃肠道反应，视网膜毒性 * 用药前检查眼底
柳氮磺胺吡啶 SAS	PsA、AS 等；服药 12 周起效	500mg/日起，加量至 3~4g/日	白细胞减少、精子减少、精神症状；发热、皮疹、肝功异常
甲氨蝶呤 MTX	RA、PM/DM 首选；也用于 PsA、SLE；服药 8~12 周起效	7.5mg qw 开始，加量一般不超过 25mg qw	胃肠道反应、黏膜炎、肺损伤、肝毒性、骨髓抑制、致畸作用 禁忌证：慢性肝病、饮酒、肾功能不全、慢性感染（包括 HBV、HCV）、严重肺病
来氟米特 LEF	MTX 无效/不能耐受的 RA 患者	10~20mg qd po	腹泻、脱发、骨髓抑制、肝毒性、致畸
硫唑嘌呤 AZA	SLE、炎性肌病、血管炎；RA	25~50mg qd 开始，数周内增至 2~2.5mg/（kg·d）	白细胞减少、胃肠道反应、药物过敏反应 TMPT 活性降低→副作用风险增大 别嘌呤醇抑制 AZA 代谢，合用时 AZA 需减量

• 免疫抑制剂

	适应证	剂量	副作用
环磷酰胺 CTX	SLE，特别是狼疮肾炎和神经精神狼疮；血管炎；免疫病继发 ILD	口服：25~100mg/d；静脉：0.2g qod，0.4~0.6g qw，1.0g qm 累积6~8g 起效	骨髓抑制（单次用药后1~2周抑制最重）；出血性膀胱炎（冲击剂量风险更大）；远期致癌
环孢素 CsA	狼疮肾炎	3~5mg/（kg·d），分2次口服；谷浓度：100~200ng/ml	高血压、肌酐升高、震颤、无力、高脂血症、多毛症、齿龈增生等；少见：高钾、低镁、转氨酶升高
霉酚酸酯 MMF	狼疮肾炎，炎性肌病、血管炎	由 500mg/d 逐渐加量至 1500~2000mg/d，分2次口服	消化道症状、骨髓抑制、机会感染

• 生物制剂

	适应证	禁忌证	剂量	副作用
依那西普 Etanercept	RA、PsA、AS	中-重度心衰、活动性感染	25mg，2 次/周或50mg，1次/周，皮下注射	多形性红斑、重症药疹 过敏反应：注射局部、过敏性休克 血液：WBC↓、再障
英夫利昔单抗 Infliximab	RA、PsA、AS、CD	无绝对禁忌	3mg/kg，第 0、2、6 周，之后每隔 8 周一次，静脉注射	免疫相关：自身抗体产生、狼疮样综合征 感染：TB、HBV、机会性感染 其他：心衰、系统性血管炎、脱髓鞘病变、淋巴瘤、再障
利妥昔单抗 Rituximab	RA、SLE（ITP、AIHA）、pSS、MPA、GPA	无绝对禁忌	RA 及 SLE：1000mg iv d1、d15，根据临床反应决定后续治疗；MPA 及 WG：375mg/m² iv qw×4	过敏反应：皮疹、喉头水肿、低血压、ARDS，多在第一次使用时出现 感染：细菌 > 病毒 > 真菌；HBV 活动→暴发肝炎；血液：WBC、Hb↓；B细胞↓↓，IgG↓↓ 神经：脑白质病变 其他：全身水肿、盗汗、胃肠道症状、哮喘

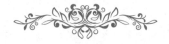

内分泌疾病

■ 甲状腺功能亢进症

1. 临床表现
- 不能解释的**心悸、多食、腹泻、消瘦、突眼、性格改变**
- 老年人甲亢临床表现不典型
- 其表现按照系统记忆，以 Graves 病为例

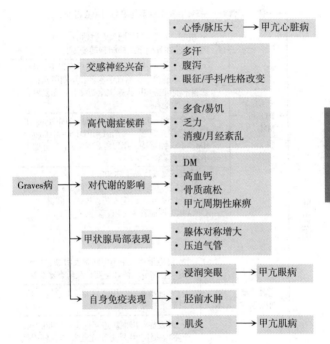

2. 诊断
- 甲状腺功能检查→FT_3, FT_4↑→甲亢
- TSH↓→原发性、妇科或外源性甲亢
- TSH↑→垂体或下丘脑性甲亢

3. 病因及机制
- TSH↓
  - ✓ 甲状腺疾病（原发甲亢）：炎症（Graves 病/慢甲炎/亚甲炎）、肿瘤、毒性结节性甲状腺肿
  - ✓ hCG 升高：绒癌、卵巢肿瘤

✓ 外源性：甲状腺素（药物/食物）、摄碘多、新生儿甲亢
- TSH ↑
  ✓ TSH 瘤
  ✓ 选择性垂体甲状腺激素抵抗综合征

4. 处理

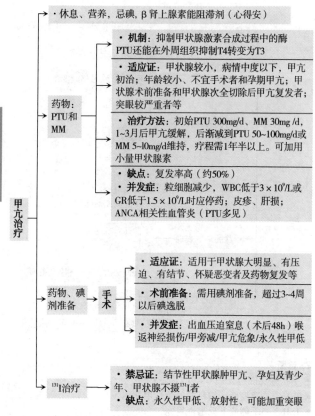

甲亢治疗

- 休息、营养，忌碘，β 肾上腺素能阻滞剂（心得安）

- 药物：PTU 和 MM
  - **机制**：抑制甲状腺激素合成过程中的酶 PTU还能在外周组织抑制T4转变为T3
  - **适应证**：甲状腺较小，病情中度以下，甲亢初治；年龄较小、不宜手术者和孕期甲亢；甲状腺术前准备和甲状腺次全切除后甲亢复发者；突眼较严重者等
  - **治疗方法**：初始PTU 300mg/d，MM 30mg/d，1~3月后甲亢缓解，后渐减到PTU 50~100mg/d或MM 5~10mg/d维持，疗程需1年半以上。可加用小量甲状腺素
  - **缺点**：复发率高（约50%）
  - **并发症**：粒细胞减少，WBC低于3×10^9/L或GR低于1.5×10^9/L时应停药；皮疹、肝损；ANCA相关性血管炎（PTU多见）

- 药物、碘剂准备 → 手术
  - **适应证**：适用于甲状腺大明显、有压迫、有结节、怀疑恶变者及药物复发等
  - **术前准备**：需用碘剂准备，超过3~4周以后碘逸脱
  - **并发症**：出血压迫窒息（术后48h）喉返神经损伤/甲旁减/甲亢危象/永久性甲低

- ^{131}I治疗
  - **禁忌证**：结节性甲状腺肿甲亢、孕妇及青少年、甲状腺不摄^{131}I者
  - **缺点**：永久性甲低、放射性、可能加重突眼

PTU：丙基硫氧嘧啶 MM：他巴唑（甲巯咪唑）

■ 甲亢危象

1. 诱因及临床表现

- 甲亢患者合并感染、手术应激、自行停药、甲状腺手术或放射治疗等诱因应注意甲亢危象可能
- 出现**精神症状**（躁动、兴奋）、**消化系统症状**（恶心、呕吐、腹泻）、**心脏症状**（HR>160 次/分）、**体温升高**（>39℃），应该考虑甲亢危象

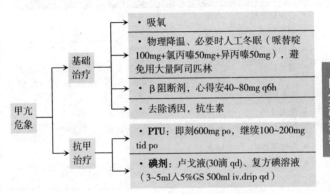

甲亢危象

基础治疗
- 吸氧
- 物理降温、必要时人工冬眠（哌替啶100mg+氯丙嗪50mg+异丙嗪50mg），避免用大量阿司匹林
- β阻断剂，心得安40~80mg q6h
- 去除诱因，抗生素

抗甲治疗
- PTU：即刻600mg po，继续100~200mg tid po
- 碘剂：卢戈液(30滴 qd)、复方碘溶液（3~5ml入5%GS 500ml iv.drip qd）

2. 处理

- 危象恢复后，继续根治，注意碘逸脱可能
- 用 PTU 的原因：PTU 还能在外周组织抑制 T_4 转变为 T_3
- 复方碘溶液使用前请认真阅读说明书

■ 甲状腺功能低减

1. 临床表现

- 若有以下表现：**畏寒、乏力、淡漠、皮肤干燥脱屑，黏液性非凹性水肿、体重增加，皮肤色黄、舌体大、心动过缓、多浆膜腔积液、便秘、性欲减退、睡眠呼吸暂停、不明原因高脂血症**等，应考虑甲减

	甲亢	甲减
● 心血管系统	心悸	心率↓
● 消化系统	腹泻	便秘
● 精神神经系统	兴奋	抑郁
● 皮肤黏膜	出汗	皮肤黄、干燥、脱屑、黏液水肿、多浆膜腔积液、舌体大、OSAS
● 肌肉关节	腱反射↑、肌病	腱反射↓、肌病
● 生殖系统	月经紊乱	性欲减退、月经紊乱
● 对体重影响	体重↓	体重↑
● 对代谢的影响	DM、骨质疏松、高钙血症	高脂血症、CHD、代谢综合征

2. 诊断

- 甲状腺功能检查→FT_3，FT_4↓→甲减
- TSH↓→继发于垂体/下丘脑
- TSH↑→原发于甲状腺
- 特殊情况
  - ✓ 低 T_3 综合征：多见于严重全身性疾病，为机体的保护性反应，常见 T_3 和 FT_3↓，TSH 和 FT_4 不变，严重者 TSH 和 FT_4 亦↓，反 T_3（rT_3）常升高。不需要甲状腺激素替代
  - ✓ 亚临床甲状腺功能减退症：有导致甲减的诱因，FT_3，FT_4 正常，TSH 升高

3. 病因及机制

- 呆小病：功能低减始于胎儿期或新生儿期，影响脑发育→严重智力低下

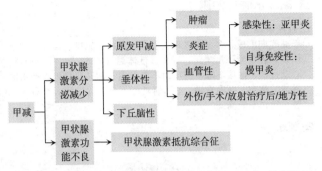

注: 自身免疫性甲状腺病常合并其他自身免疫病 (eg. SSc), 注意筛查

4. 处理→甲状腺替代治疗

- **永久性甲减**: 需终生服药。均从小剂量 (如 L-T$_4$ 12.5~25μg qd) 开始, 每2~4周逐渐递增, 注意心功能变化; 太快, 易发生心绞痛
  - ✓ 左旋甲状腺素钠 (L-T$_4$), 纯 T$_4$ 制剂, 每天一次服下
  - ✓ 干甲状腺片, T$_4$ 及 T$_3$ 两种活性成分, 服药后1小时或有心率加快, 可分次服
  - ✓ L-T$_4$ 100μg ≈ 干甲状腺素片 60mg
- 若仅有甲状腺自身抗体增高, 甲功正常, 暂不需治疗, 但需监测甲功

■ 黏液水肿性昏迷

1. 临床表现

- 甲减晚期出现。多见于老年人，多为寒冷、感染、镇静麻醉剂诱发。表现为严重嗜睡、厌食、**低体温**（<35℃）、呼吸浅慢、心动过缓、血压下降、腱反射不能引出、四肢肌松弛，严重时**昏迷、休克、呼吸衰竭**，心、肾功能不全，昏迷病人都有脑水肿。死亡率极高

2. 处理

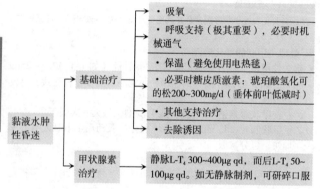

黏液水肿性昏迷 ─┬─ 基础治疗 ─┬─ · 吸氧
　　　　　　　　│　　　　　　 ├─ · 呼吸支持（极其重要），必要时机械通气
　　　　　　　　│　　　　　　 ├─ · 保温（避免使用电热毯）
　　　　　　　　│　　　　　　 ├─ · 必要时糖皮质激素：琥珀酸氢化可的松200~300mg/d（垂体前叶低减时）
　　　　　　　　│　　　　　　 ├─ · 其他支持治疗
　　　　　　　　│　　　　　　 └─ · 去除诱因
　　　　　　　　└─ 甲状腺素治疗 ── 静脉L-T_4 300~400µg qd，而后L-T_4 50~100µg qd。如无静脉制剂，可研碎口服

注：大剂量甲状腺激素治疗时，需注意心功能变化，避免心衰

■ 甲状腺结节

1. 发现
- 查体（3%~7%）或超声（20%~70%）；恶性发生率约10%

2. 评估
- 甲功2、甲功3、甲状腺球蛋白、血降钙素
- 超声、核素显像（孕妇禁忌、儿童慎用），必要时针吸活检或病理检查

3. 预示良恶性的因素
- 良性可能：甲亢或甲减、结节压痛、甲状腺肿家族史、自身免疫性甲状腺炎家族史、核素扫描示"热结节"
- 恶性可能：颈部放疗史、年龄<20或>70、男性、结节固定、颈部淋巴结肿大、甲状腺癌家族史、血降钙素明显升高、超声征象（结节边界不规则、微钙化、内部血流丰富）、核素扫描示"冷结节"、针吸活检或病理检查提示"恶性"、少数慢甲炎也合并恶性

4. 处理
- 良性→观察；恶性→手术
- 可疑恶性/诊断不明：重复活检（30%~50%确诊）；结节大、固定→手术
- 一定要让患者充分知情，尊重其知情同意权

■ 糖尿病和分型

1. 临床表现
- 患者出现多饮、多食、多尿、不明原因体重下降时，应考虑糖尿病可能

2. 诊断
- 诊断→静脉血浆 BG
- 需完善→血糖谱（FBG/三餐后/睡前）、OGTT 试验、三大常规、BP、血肝肾脂、HbA1c、眼科会诊、肌电图、大动脉超声、尿微量白蛋白排泄率、24 小时尿蛋白定量等
- 糖尿病的诊断标准（下述之一）

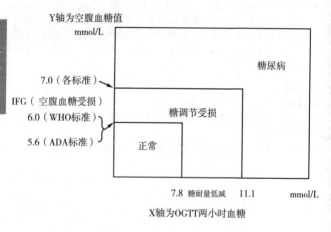

X轴为OGTT两小时血糖

- ✓ 糖尿病症状+随机 BG≥11.1mmol/L（200mg/dl）
- ✓ 2 次 FBG（禁热量 8 小时）≥7.0mmol/L（126mg/dl）
- ✓ 2 次随机 BG/OGTT 中 2h PG≥11.1mmol/L
- ✓ 1 次 FBG≥7.0mmol/L（126mg/dl）+1 次 2h PG/随机 BG≥11.1mmol/L

3. 分型
- DM 分四种类型
  - ✓ 1 型和 2 型 DM 的区别

	1 型	2 型
病因	自身免疫	遗传+环境
主要发病机制	胰岛 β 细胞破坏	胰岛素抵抗
发病年龄	年轻	年老
酮症倾向	有	无
体型	消瘦	肥胖
治疗	胰岛素	口服药或胰岛素

✓ **其他特殊类型 DM**：按病因及发病机制分为 8 种亚型
✓ **妊娠期 DM**：妊娠期初次发现任何程度的 IGT 或 DM，不包括
  原来已有 DM 而现在合并妊娠者

4. 多系统受累

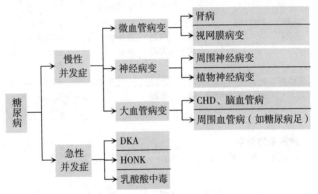

DKA：糖尿病酮症酸中毒　　HONK：糖尿病高渗综合征

5. 治疗→饮食、运动、教育和心理治疗、监测、药物等综合治疗

- 目标

		理想	良好	差
血糖 （mmol/L）	空腹	4.4~6.1	≤7	>7
	非空腹	4.4~8.0	≤10	>10
HbA1c		<6.5%	6.5%~7.5%	>7.5%

- **饮食治疗**：少量多餐、规律分餐（每日5~6餐，分别于早10点，下午4点，晚睡前少量加餐）、规律饮食、适当热量摄入（一般每日4~5两主食）、选择食物种类、不吃零食
- **运动**：慢性有氧运动（如慢跑、快步走、游泳）
- **生活习惯改变**：戒烟戒酒、生活规律
- **合并疾病的治疗**：控制血压、血脂等危险因素
- **口服药物的使用**

	磺脲类/苯甲酸衍生物类	双胍类	葡萄糖苷酶抑制剂	噻唑烷二酮衍生物类
代表药物	甲磺丁脲、瑞格列奈	二甲双胍	阿卡波糖	罗格列酮
作用机制	刺激胰岛β细胞分泌胰岛素	抑制肝脏糖原异生，增加外周组织利用葡萄糖	抑制小肠黏膜α-葡萄糖苷酶，延缓碳水化合物在消化道的吸收	可以增加外周组织对胰岛素的敏感性
适用范围	2型DM	2型DM；1型应用胰岛素波动大者	2型DM；尤其是餐后高血糖者	2型DM；尤其是其他药物疗效较差者
副作用	低血糖	胃肠道反应、乳酸酸中毒。	消化道反应。	水肿和血容量增加，较轻。

- **胰岛素的使用**
  - ✓ 生理状态下胰岛素分泌情况：（每日约分泌48U胰岛素）

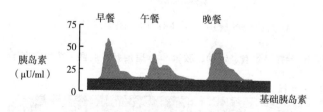

早餐　午餐　晚餐

胰岛素（μU/ml）

基础胰岛素

✓胰岛素种类和作用时间

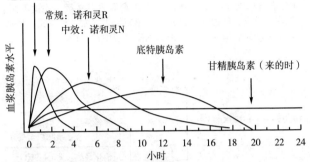

速效：诺和锐
常规：诺和灵R
中效：诺和灵N
底特胰岛素
甘精胰岛素（来的时）
血浆胰岛素水平

0 2 4 6 8 10 12 14 16 18 20 22 24
小时

注：诺和灵30R（30%R+70%N）、诺和灵50R（50%R+50%N）

✓静脉泵入胰岛素：见附录
✓胰岛素使用方式：模拟生理状态→基础胰岛素（中效胰岛素/甘精胰岛素）+餐前大剂量（速效/常规胰岛素）（速效胰岛素可餐时注射，短效则需餐前15~30min注射）

早	中	晚	睡前
R（锐）	R（锐）	R（锐）	N
R（锐）	R（锐）	R（锐）	甘精
R（锐）+N		R（锐）+N	

✓胰岛素加量方式
◆ 个体化原则、小剂量开始
◆ 初始日剂量可0.2U/kg，若仅用3次，将胰岛素日总剂量除以3，午餐前减2U加到早餐前，例如18U（8、4、6）或24U（10、6、8）
◆ 常规加量方法：每2~3日加量，每次调整不超过4U
◆ 快速加量方法：D1→从小剂量开始，根据血糖追加胰岛素。D2→计算D1追加量+常规使用量，作为今日胰岛素使用量，将总量平均至每餐前。如此往复。
   注：先加日间胰岛素，加夜间量时应警惕夜间低血糖。令患者分餐，并加强监测，避免低血糖

■ 糖尿病酮症酸中毒

1. 临床表现

- DM 者有诱因（感染、RI 治疗中断或不适当减量、饮食不当、创伤、手术、妊娠和分娩）时，出现神志异常、消化道、呼吸系统症状时，应想到（糖尿病的酮症酸中毒）DKA

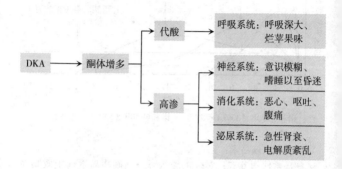

2. 诊断

- 尿常规→尿酮体阳性→酮症
  - ✓ 糖尿病史+诱因+BG↑→糖尿病酮症+ABG 示酸中毒→DKA
  - ✓ 否则，应考虑饥饿性酮症可能

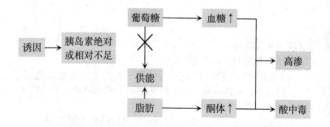

3. 病因

- 酮体主要由乙酰乙酸、β-羟丁酸和丙酮组成
- DKA 的本质是葡萄糖供能链条断裂，与胰岛素绝对或相对不足有关

4. 处理（见后图）

治疗中注意

- 监测：每1~2小时检测尿糖、尿酮，每2~4小时检测血糖、钾、钠等。尿酮消失后，根据病人进食情况，逐渐恢复规则的胰岛素皮下注射治疗
- 补液若能口服，则鼓励口服补液，补液时注意心功能
- 每日应给足能量，尽早恢复饮食，并使用皮下胰岛素
- 密切关注血钾，有尿则尽早补钾

5. 糖尿病其他急性并发症（HONK、乳酸酸中毒）

- 老年、肝肾功能不佳者多见，死亡率高于DKA
- 基本治疗类似DKA，HONK需更积极补液；乳酸酸中毒补碱应较积极

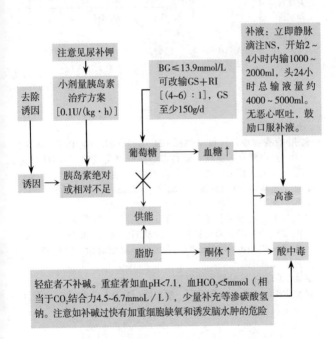

补液：立即静脉滴注NS，开始2~4小时内输1000~2000ml，头24小时总输液量约4000~5000ml。无恶心呕吐，鼓励口服补液。

注意见尿补钾

小剂量胰岛素治疗方案
[0.1U/(kg·h)]

BG≤13.9mmol/L
可改输GS+RI
[(4~6):1]，GS
至少150g/d

去除诱因

诱因 → 胰岛素绝对或相对不足

葡萄糖 → 血糖↑

供能

高渗

脂肪 → 酮体↑ → 酸中毒

轻症者不补碱。重症者如血pH<7.1，血HCO_3<5mmol（相当于CO_2结合力4.5~6.7mmoL/L），少量补充等渗碳酸氢钠。注意如补碱过快有加重细胞缺氧和诱发脑水肿的危险

■ 肾上腺皮质功能低减

1. 临床表现

- 有乏力、精神差、纳差、低血糖、低血钠、消瘦应注意肾上腺皮质功能低减
- 有皮肤黏膜色素沉着，应注意原发性肾上腺皮质功能低减

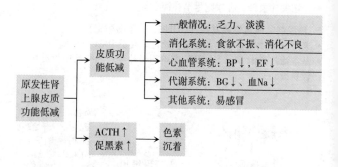

2. 诊断

- **常用检查**：血 F、血 ACTH、24 小时 UFC、血 PRA、A Ⅱ、ALD，血电解质、血糖、胰岛素低血糖兴奋试验、ACTH 兴奋试验、双肾上腺 CT+增强、鞍区 MRI+增强；注意 BP
  - ✓ 血 F（基础值）<3μg/dl→确诊；>20μg/dl→除外诊断
  - ✓ 国内无 ACTH 药剂，不能做 ACTH 兴奋试验
  - ✓ 胰岛素低血糖兴奋试验：上午 10 时静注胰岛素 0.1U/kg，于 0、15、30、45、90 分钟测 BG、ACTH、血 F。BG≤40mg/dl+血 F≥20μg/dl→除外诊断。有风险，必要时做，癫痫和冠心病者尤其小心
  - ✓ 血 ACTH 可区分原发或继发
  - ✓ 血 PRA、A Ⅱ、ALD 正常→继发性；ALD↓+PRA↑→原发性
  - ✓ 肾上腺和鞍区影像学检查可得到直接证据

3. 病因及机制

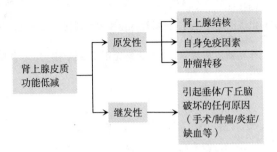

4. 处理
- **急性期**

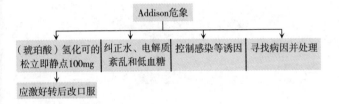

- **非急性期**
  ✓ 饮食偏咸，定时服用皮质激素，定期监测
  ✓ 原发性者用氢化可的松，继发性可用泼尼松，泼尼松龙用于肝功异常
  ✓ 感冒、手术等应激，可将皮质激素加至原剂量 2~3 倍。过后减至原剂量
  ✓ 糖皮质激素的生理剂量：泼尼松 7.5mg qd

常用糖皮质激素种类	氢化可的松	泼尼松	泼尼松龙	甲泼尼龙	地塞米松
等效剂量（mg）	20	5	5	4	0.75

5. 关于希恩综合征（Sheehan syndrome）
- 与普通肾上腺皮质功能低减相比，希恩综合征的特点如下

- ✓ 产后大出血、休克史
- ✓ 多种垂体前叶激素（如 ACTH、TSH、GH、FSH、LH、PRL）共同缺乏
- ✓ 易出现低血糖昏迷、感染性昏迷和镇静剂使用后昏迷，胰岛素、镇静剂应慎用
- ✓ 先补充糖皮质激素，1 周后补充甲状腺激素。反之会加重病情

■ 低血糖症

1. 症状

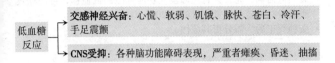

低血糖反应 → **交感神经兴奋**：心慌、软弱、饥饿、脉快、苍白、冷汗、手足震颤

→ **CNS受抑**：各种脑功能障碍表现，严重者瘫痪、昏迷、抽搐

• 交感神经兴奋，继而中枢神经受抑应考虑低血糖反应可能

2. 诊断

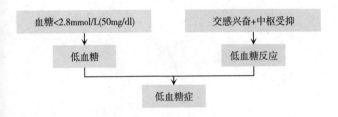

血糖<2.8mmol/L(50mg/dl) → 低血糖

交感兴奋+中枢受抑 → 低血糖反应

低血糖 + 低血糖反应 → 低血糖症

• 有症状时→血糖、胰岛素→进一步检查

3. 病因及机制

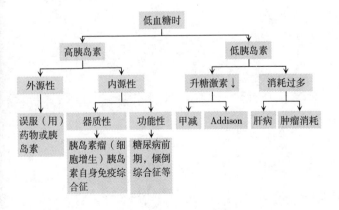

低血糖时

高胰岛素 ── 外源性 ── 误服（用）药物或胰岛素

高胰岛素 ── 内源性 ── 器质性 ── 胰岛素瘤（细胞增生）胰岛素自身免疫综合征

高胰岛素 ── 内源性 ── 功能性 ── 糖尿病前期，倾倒综合征等

低胰岛素 ── 升糖激素↓ ── 甲减　Addison

低胰岛素 ── 消耗过多 ── 肝病　肿瘤消耗

4. 处理

- 轻者→进食；重者→50% GS 20~40ml iv，数分钟后未清醒，重复推注→10% GS 维持静点
- 皮下注射胰高糖素 1mg（不宜用于肝源性和酒精性低血糖）
- 顽固低血糖，尤其为肾上腺皮质功能低减的低血糖，可用糖皮质激素，如琥珀酸氢化可的松 200~300mg/d
- 血糖纠正后，需分析其原因

■ 其他常见内分泌临床问题

1. 高血压、低血钾的思路

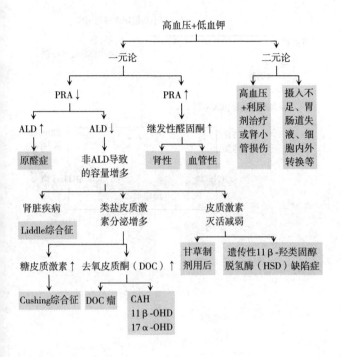

2. Cushing 综合征和单纯性肥胖的鉴别

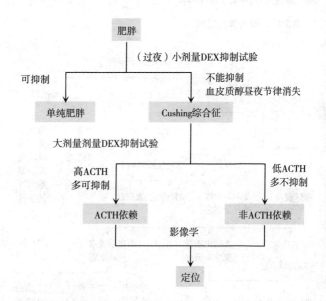

肥胖

（过夜）小剂量DEX抑制试验

可抑制 ——— 不能抑制
血皮质醇昼夜节律消失

单纯肥胖　　　　Cushing综合征

大剂量剂量DEX抑制试验

高ACTH　　　　　　　　　　　低ACTH
多可抑制　　　　　　　　　　　多不抑制

ACTH依赖　　　　　　　　　非ACTH依赖

影像学

定位

神经疾病

■ 神经系统查体

1. 一般检查

- 神志是否清楚，言语是否流利，查体是否配合，对答是否切题，高级神经活动（时间、地点和人物定向力、计算力、理解力等）

2. 颅神经

- **Ⅰ嗅神经**：一般可不查，如需要可使用有挥发性但无刺激性物质（如香水、薄荷水）
- **Ⅱ视神经**：粗测视力、视野、眼底→视乳头边缘、颜色、动静脉管径（2∶3）
- **Ⅲ动眼/Ⅳ滑车/Ⅵ外展神经**：双眼裂是否对称、眼球运动是否受限、有无眼球震颤和复视；瞳孔大小、形态、直接/间接对光反射、调节/辐辏反射
- **Ⅴ三叉神经**
  - ✓ 感觉异常：三叉神经三支分布区域的痛觉、触觉，比较双侧、中心及外周（洋葱皮样）
  - ✓ 运动异常：咀嚼时扪诊颞肌和咀嚼肌，张口看下颌是否偏斜
  - ✓ 角膜反射：向一侧注视，棉絮由侧方轻触注视方向对侧的角膜，引起双侧瞬目动作
  - ✓ 下颌反射：微张口，拇指置于患者下颏正中，叩诊锤叩击手指
- **Ⅶ面神经**
  - ✓ 运动功能：观察双侧额纹、眼裂、鼻唇沟、口角；嘱患者闭目、皱眉、示齿和鼓腮
  - ✓ 味觉：舌前 2/3 味觉（仅作为面神经损伤时的辅助定位时可选）
- **Ⅷ前庭蜗神经**
  - ✓ 耳蜗神经：Rinne 实验及 Weber 实验

	正常	传导性耳聋	感音性耳聋
Rinne 试验	气导>骨导	骨导>气导	气导>骨导
Weber 试验	居中	偏患侧	偏健侧

  - ✓ 前庭神经：观察有无眼球震颤和平衡障碍等
- **Ⅸ舌咽和Ⅹ迷走神经**：构音是否清晰，有无吞咽困难和饮水呛咳，观察悬雍垂是否居中、双侧软腭抬举是否对称，咽反射是否活跃
- **Ⅺ副神经**：有无斜颈或塌肩，评估转头和耸肩力量

- **Ⅻ舌下神经**：舌在口内有无舌肌纤颤，伸舌是否居中，有无舌肌萎缩

3. 运动系统检查

- 肌容积：有无肌肉萎缩或假性肥大
- 肌张力：检查肌肉在静止松弛状态下的紧张度
- 肌力：
  - ✓ 0级：肌肉无收缩活动
  - ✓ 1级：肌肉有收缩但肢体不能运动
  - ✓ 2级：肢体在有支撑的情况下可平移
  - ✓ 3级：肢体可抬起而对抗重力
  - ✓ 4级：可对抗部分阻力
  - ✓ 5级：正常肌力
- 上肢平伸试验：患者平伸上肢、手心向下，数十秒钟后轻瘫侧上肢逐渐降低、掌心向外
- 下肢轻瘫试验：患者仰卧，双侧膝、髋关节屈曲呈直角，数秒钟后轻瘫侧下肢逐渐下落

4. 共济运动：指鼻试验、快速轮替、跟–膝–胫试验和闭目难立征

5. 姿势和步态：痉挛性偏瘫步态、痉挛性剪刀步态、慌张步态、醉酒步态和跨阈步态等

6. 不自主运动：观察有无震颤、舞蹈样动作、手足徐动等。

7. 感觉系统检查

- 浅感觉：痛觉（大头针）、触觉（一束棉絮）和温度觉
- 深感觉：
  - ✓ 运动觉：患者闭目，轻捏指、趾两侧上下移动
  - ✓ 位置觉：移动肢体至特定位置，嘱患者对侧肢体模仿
  - ✓ 振动觉：振动的音叉柄置于患者骨隆起处
- 复合感觉：需要对感觉障碍进行进一步检查时可选
  - ✓ 两点辨别觉：嘱患者闭目，用分开的钝头两脚规同时接触患者皮肤，逐渐缩小两脚间距至患者感受为一点为止
  - ✓ 图形觉：嘱患者闭目，用竹签在患者皮肤上画简单图形，让其说出
  - ✓ 实体觉：嘱患者闭目，用钢笔、手表等常用物体放在患者手中让其说出物体的大小、形状、名称

8. 反射检查

• 深反射	反射中心	传导神经
✓ 肱二头肌反射	C5~6	肌皮神经
✓ 桡反射	C5~6	桡神经
✓ 肱三头肌反射	C6~7	桡神经
✓ 膝反射	L2~4	股神经
✓ 踝反射	S1~2	胫神经
✓ Hoffman 征	C7~T1	正中神经，视为牵张反射亢进
✓ 踝阵挛：腱反射亢进表现		

• 浅反射	反射中心	传导神经
✓ 腹壁反射	上腹壁 T7~8，中腹壁 T9~10、下腹壁 T11~12	
✓ 提睾反射	L1~2	生殖股神经
✓ 肛门反射	S4~5	肛神经

• **病理反射**：Babinski 征、Chaddock 征

9. 脑膜刺激征检查
- 颈强直：用下颌与胸骨柄间的距离表示
- Kernig 征：大小腿夹角<135 度就产生明显阻力并伴有大腿后侧至腘窝部疼痛为阳性
- Brudzinski 征：屈颈时出现双侧髋、膝部屈曲为阳性

10. 自主神经功能检查
- 观察皮肤、毛发和指甲
- 询问括约肌功能、性功能
- 测量卧立位血压
- 皮肤划痕试验

■ 眩晕

1. 概述

- 多种病因导致前庭系统（外周迷路、脑桥的前庭核团、小脑）功能障碍即出现眩晕
- 自身或周围环境的运动错觉或幻觉，感觉周围事物在旋转、倾斜、摇摆，或感觉自身在一定平面上旋转、倾斜、摇摆
- 活动头部或睁眼常可使眩晕症状加重
- 多伴有恶心、呕吐、面色苍白、血压降低等自主神经症状，可伴有耳鸣、听力下降、耳胀等症状

2. 病史、体格检查要点

- 起病形式（有无体位/头位突然变动）、发作特点、严重程度、持续时间、加重缓解因素（是否与特定体位相关）、伴随症状、近期有无感染史。
- 既往有无类似发作病史及其缓解方式
- 现患病情况及既往史，有无中耳感染、高血压、冠心病、动脉硬化、颈椎病、颅脑损伤史等
- 内科查体：血压（直立性低血压？高血压致头晕？）心脏查体（心律失常致头晕？）
- 神经系统查体
  - ✓ 颅神经：检查复视、眼震、吞咽困难、构音障碍、咽反射减退等颅神经
  - ✓ 共济运动：指鼻试验、轮替试验、跟膝胫试验及 Romberg 征

3. 周围性眩晕与中枢性眩晕的鉴别

鉴别要点	前庭周围性眩晕	前庭中枢性眩晕
病变部位	内耳前庭感受器及前庭神经病变	前庭神经核及中枢径路病变
眩晕程度及时间	呈发作性，症状重，持续时间短	症状轻，持续时间长
眼震	眼震幅度细小，水平或旋转	眼震幅度粗大，眼震形式多变
耳蜗症状	常伴耳鸣、听力减退等	不明显
自主神经症状	恶心、呕吐、苍白、大汗	不明显
前庭功能试验	无反应或反应减退	正常

4. 辅助检查

- 血液检查：血常规、肝肾功能、血糖（注意除外低血糖、贫血

导致的头晕)

- 心电图：除外心脏疾病导致头晕
- 头 CT/MRI：注意有无颅内疾病（如小脑/脑干出血、小脑/脑干梗死所致的眩晕）

5. 周围性眩晕和中枢性眩晕的常见病因

常见周围性眩晕	常见中枢性眩晕
• 良性位置性眩晕（BPPV）	• TIA、脑梗死、脑出血（椎基底动脉供血区）
• 前庭神经炎	• 桥小脑脚/小脑/脑干肿瘤
• 梅尼埃病	• 偏头痛
• 迷路炎	• 多发性硬化
• 药物中毒性 链霉素、苯妥英钠、CO	• 锁骨下动脉盗血
• 外伤	• 脑干/小脑外伤、感染
• 突聋伴眩晕	• 颞叶病变
• 听神经瘤	

6. 治疗

- **病因治疗**
  - ✓ 急性缺血性脑卒中：溶栓、抗血小板等专科治疗（见缺血性脑卒中）
  - ✓ 药物性眩晕：停用导致眩晕的药物
  - ✓ 前庭神经元炎：糖皮质激素、前庭抑制剂，尽早前庭康复训练
- **非药物治疗**
  - ✓ 卧床休息，避免声、光刺激，减少头位变动
  - ✓ 消除恐惧心理，缓解焦虑、抑郁症状（可加重眩晕）
  - ✓ 除梅尼埃病患者外，鼓励患者注视附近的物体，而不要紧闭双眼（注视可缓解前庭神经系统周围病变引起的眩晕和眼震）
  - ✓ 手法复位治疗：良性位置性眩晕首选，需请神经科或 ENT 医生会诊
- **药物治疗**
  - ✓ 前庭抑制剂：缓解急性期症状，用于眩晕持续数小时或频繁发作者
    - ※ **抗组胺药**：苯海拉明、地芬尼多、异丙嗪（阻断组胺受体，抑制前庭神经元活性，产生止吐、抗眩晕效果）

　※ **抗胆碱能药物**：阿托品、东莨菪碱、山莨菪碱（首先通过中枢抗胆碱作用抑制前庭系统活性，其次扩张微血管而改善内耳循环，再次抑制腺体分泌而有止吐作用。特别适用于恶心、呕吐严重者）

　※ **镇静剂**：地西泮、劳拉西泮、艾司唑仑等（缓解焦虑、恐惧情绪，抑制前庭神经核活性，特别适用于伴有恐惧、焦虑的患者）

✓ **血管扩张剂**：改善内耳和脑组织的血供，特别适用于伴有耳鸣、耳聋和脑动脉硬化者

　※ **倍他司汀**：选择性增加内耳与脑的微循环，消除内耳水肿，缓解眩晕

　※ **钙拮抗剂**：尼莫地平、氟桂利嗪，适用于血管性眩晕和偏头痛性眩晕

　※ **其他血管扩张剂**：银杏叶制剂、前列地尔

✓ **镇吐剂**：通过抑制呕吐中枢而防治恶心、呕吐

　※ 甲氧氯普胺、氯丙嗪（对老年患者注意锥体外系副作用）

神经病学. 北京：人民卫生出版社，2005

■ 头痛的鉴别诊断

常见病因	不常见病因
• 偏头痛	• 高血压脑病、子痫/先兆子痫
• 紧张型头痛	• 脑肿瘤
• 月经性头痛	• 良性颅内压增高
• 药物戒断	• 垂体卒中
• 药物过度使用	• 静脉窦血栓
• 颈部脊旁肌肉疼痛	• 硬膜外/下血肿
• 急性鼻窦炎	• 巨细胞动脉炎
• 中耳炎	• 脑脓肿
• 龋齿/智齿挤压	• 代谢相关：CO中毒、缺血缺氧性脑病
• 颞下颌关节综合征	• 脑外伤
• CVD（脑出血、SAH、脑梗死）	• 丛集性头痛
• 急性脑积水	• 三叉神经痛
• 脑膜炎	• 急性闭角型青光眼

神经系统疾病症候学. 北京：人民卫生出版社，1979

Arch Neurol, 1997, 54: 1506-1509

神经疾病

■ 癫痫与癫痫持续状态

1. 癫痫与癫痫持续状态定义

- **痫性发作 Seizure**：因大脑皮质神经元高度同步化的异常放电而引起的一过性神经功能失常，临床表现明显或隐匿，发病率 5%~10%

- **癫痫 Epilepsy**：某种病理状态导致的一种以反复痫性发作为主要临床表现的慢性疾病状态，发病率 0.5%~1.0%

- **癫痫持续状态**：一次癫痫发作持续>30min，或出现>2 次癫痫发作，而在发作间期意识未完全恢复。一次发作持续>5min 即需按癫痫持续状态急症处理

2. 常见病因（ABCDE）

Alcohol withdraw	• 酒精戒断
Brain abnormalities	• 脑肿瘤、外伤、感染、皮质发育障碍 • 神经系统遗传代谢病、神经系统变性病等
CVD	• 脑血管病（出血性、缺血性、脑血管畸形）
Drugs	• 青霉素、喹诺酮类、链霉素、两性霉素、异烟肼 • 茶碱或氨茶碱 • 利多卡因、吩噻嗪类、哌替啶、可卡因、苯丙胺 • 中药马钱子、杀鼠剂毒鼠强
Electrolytes metabolics	• 低钠、低钙、低镁、低血糖、低氧 • 肝衰、肾衰 • 中毒（CO、重金属）、$VitB_{12}$缺乏 • 恶性高血压、Wernicke 脑病、甲状旁腺功能低下

3. 鉴别诊断

- **癫痫**：形式多样，但发作均有发作性、短暂性、重复性、刻板性的共性，脑电图是诊断佐证，但脑电图尤其是发作间期脑电图阴性不能排除癫痫

- **晕厥**：系各种原因导致的脑短暂性、弥漫性缺血，部分有心、脑血管基础病，部分有惊、痛、冷、热等刺激的诱因，多于立位或坐位出现，意识完全丧失，常伴跌倒，可有皮肤苍白、冷汗等症状，"缺失"症状多于刺激症状，持续时间短暂（多<30s）

- **癔症**：多见于青年女性，社会经济地位不高；临床表现带表演色彩，多摆动头部或大幅度抖动肢体，不具刻板性，可有大声哭喊、违拗、但神志清楚；发作期视频脑电图有助鉴别

- **其他**：短暂性脑缺血发作、非痫性肌阵挛、偏头痛、过度换气

476

综合征等

4. 药物治疗

- **治疗原则**
  - ✓ 治疗时机：诊断明确，半年内发作 2 次以上
  - ✓ 药物选择：主要根据癫痫发作和癫痫综合征类型，结合副作用大小、药物来源、价格等，难治性癫痫可联合用药
  - ✓ 用药剂量：小剂量开始，逐渐增加，直到有效控制，避免明显副作用
  - ✓ 终止治疗：根据不同发作类型，一般发作完全控制 3～5 年后，复查脑电图阴性，可考虑停药。停药前应缓慢减量
  - ✓ 手术治疗：药物治疗无效的难治性癫痫，可酌情选用手术治疗
- **癫痫发作的处理（见癫痫发作处理流程图）**
- **癫痫发作停止后**
  - ✓ 完善常规检查：血气、血常规、电解质、肝肾功、血糖
  - ✓ **注意代谢性酸中毒、横纹肌溶解和脑水肿**，适当补液脱水治疗
  - ✓ 根据病因制定长期治疗方案

癫痫发作处理流程图

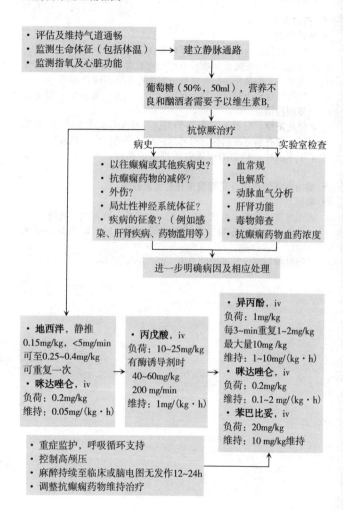

- 评估及维持气道通畅
- 监测生命体征（包括体温）
- 监测指氧及心脏功能

→ 建立静脉通路

葡萄糖（50%，50ml），营养不良和酗酒者需要予以维生素B₁

抗惊厥治疗

病史
- 以往癫痫或其他疾病史？
- 抗癫痫药物的减停？
- 外伤？
- 局灶性神经系统体征？
- 疾病的征象？（例如感染、肝肾疾病、药物滥用等）

实验室检查
- 血常规
- 电解质
- 动脉血气分析
- 肝肾功能
- 毒物筛查
- 抗癫痫药物血药浓度

进一步明确病因及相应处理

- **地西泮**，静推
0.15mg/kg，<5mg/min
可至0.25~0.4mg/kg
可重复一次
- **咪达唑仑**，iv
负荷：0.2mg/kg
维持：0.05mg/(kg·h)

- **丙戊酸**，iv
负荷：10~25mg/kg
有酶诱导剂时
40~60mg/kg
200 mg/min
维持：1mg/(kg·h)

- **异丙酚**，iv
负荷：1mg/kg
每3~min重复1~2mg/kg
最大量10mg/kg
维持：1~10mg/(kg·h)
- **咪达唑仑**，iv
负荷：0.2mg/kg
维持：0.1~2 mg/(kg·h)
- **苯巴比妥**，iv
负荷：20mg/kg
维持：10 mg/kg维持

- 重症监护，呼吸循环支持
- 控制高颅压
- 麻醉持续至临床或脑电图无发作12~24h
- 调整抗癫痫药物维持治疗

■ 缺血性脑卒中

1. 病因

- 急性缺血性脑卒中，即脑梗死，是最常见的脑卒中类型。缺血性卒中的病因分型大体上包括以下五大类，即 TOAST 分型
  - ✓ 大动脉粥样硬化
  - ✓ 心源性栓塞
  - ✓ 小动脉闭塞
  - ✓ 其他明确病因，包括凝血功能障碍、动脉夹层、血管炎、感染性疾病等
  - ✓ 病因不明

2. 早期症状识别

- 若患者突然出现以下症状，应考虑脑卒中可能，需要尽快请神经内科会诊
  - ✓ 一侧肢体（伴或不伴面部）无力、麻木
  - ✓ 言语不清、饮水呛咳、吞咽困难
  - ✓ 一侧或双侧视力丧失或模糊、复视、双眼向一侧凝视
  - ✓ 理解语言困难、言语不能
  - ✓ 眩晕伴呕吐、行走不稳
  - ✓ 既往少见的严重头痛、呕吐
  - ✓ 意识障碍或抽搐

3. 评估流程

- 病史采集
  - ✓ 症状首次出现时间（精确到几点几分，对于缺血性卒中溶栓时间窗的计算至关重要）
  - ✓ 神经功能缺损症状的出现及进展
  - ✓ 各种心脑血管危险因素，近期卒中/心梗/手术/创伤/出血、既往史（高血压/糖尿病）
  - ✓ 用药史（抗凝药、胰岛素、降压药）
- 体格检查
  - ✓ 进行详细的神经系统体格检查（见神经系统查体）
  - ✓ 注意床旁饮水实验评估吞咽功能
  - ✓ 进行 NIHSS 评分以评估神经功能缺损的严重程度
- 辅助检查
  - ✓ 头 CT 平扫：首选，目的为排除脑出血，鉴别非血管性病变（如脑肿瘤）
  - ✓ 实验室检查：血常规、肝肾功能、电解质、血糖、ECG 及心肌酶、凝血

- ✓ **头 MRI（包含 DWI+ADC 序列）**：DWI 在症状出现数分钟内出现高信号，对应 ADC 低信号。但 MRI 检查时间长，不适合病情危重或急需治疗患者
- ✓ **血管评估**：颈部血管超声、TCD、MRA、CTA、DSA，寻找血管内动脉粥样硬化斑块形成或狭窄的证据

4. 处理

- **一般治疗**：监测生命体征，必要时给予气道支持及辅助通气
  - ✓ **血压控制**：缺血性脑卒中发病后血压升高，大多在卒中后 24h 内自发降低。卒中后降压策略尚缺乏可靠研究证据，国内指南推荐如下：
    - ※ 准备溶栓者：$SBP < 180mmHg$、$DBP < 100mmHg$
    - ※ 持续 $SBP \geq 200mmHg$ 或 $DBP \geq 110mmHg$，或伴有心肌梗死、严重心功能不全、主动脉夹层、高血压脑病、急性肾衰者，可缓慢降压
    - ※ 脑卒中 24h 后的高血压患者可开始恢复降压药物治疗
    - ※ 脑卒中后低血压者应积极寻找原因，必要时可扩容升压
  - ✓ **血糖控制**：BG 超过 11.1mmol/L 给予胰岛素治疗，BG 低于 2.8mmol/L 给予葡萄糖口服/注射，应避免低血糖
  - ✓ **营养支持**：吞咽困难、饮水呛咳等应予以鼻饲补充营养
- **特异治疗：溶栓**
  - ✓ **评估时间窗**（若起床时出现症状或不能给出准确的起病时间，以无症状的最后时间开始计时）：静脉溶栓（rtPA < 4.5h；尿激酶 <6h）；动脉溶栓（大脑中动脉闭塞且不适合静脉溶栓者，<6h；后循环动脉闭塞致严重脑卒中且不适合静脉溶栓者，<24h）
  - ✓ **适应证**：符合时间窗；18~80 岁；NIHSS 7~22 分；脑 CT 已排除颅内出血，且无早期大面积脑梗死影像学改变；已签署知情同意书
  - ✓ **禁忌证**
    - ※ 既往有颅内出血，包括可疑 SAH；近 3 月有头颅外伤史；近 3 周内有胃肠或泌尿系统出血，近 2 周内进行过大的外科手术，近 1 周内有不易压迫部位动脉穿刺
    - ※ 近 3 月脑梗死或心肌梗死史，但陈旧小腔隙未遗留神经功能体征者除外
    - ※ 严重心、肝、肾功能不全或严重糖尿病者
    - ※ 体检发现有活动性出血或外伤（骨折）的证据
    - ※ 已口服抗凝药，且 INR > 1.5；48h 内接受过肝素治疗（APTT>正常范围）
    - ※ 血小板计数<100 000/mm³，血糖<2.7mmol/L

* ※ 血压：SBP>180mmHg，或 DBP>100mmHg
* ※ 妊娠
* ※ 不合作
* **抗血小板**：口服阿司匹林 150~300mg/d，急性期后可改为预防剂量 50~150mg/d；溶栓者在溶栓后 24h 开始抗血小板治疗，不能耐受阿司匹林者，可选用氯吡格雷
* **降脂稳定斑块**：动脉粥样硬化性缺血性卒中患者，推荐使用他汀类药物
* **抗凝**
  * ✓ 对于大多数缺血性卒中不推荐抗凝，特殊患者需谨慎评估风险慎重抗凝
  * ✓ 急性期低分子肝素，过渡至华法林，常规 INR2~3
  * ✓ 心源性卒中（心脏内血栓）不溶栓者尽快抗凝，溶栓者溶栓 24h 后开始
  * ✓ 大面积心源性脑栓塞后 48h 内抗凝应慎重，可增加栓塞后出血风险，可急性期抗血小板治疗，病情稳定后抗凝
* **扩容**：对于大多数缺血性脑卒中患者不推荐扩容，但对于低血压或脑灌注低所致分水岭梗死等类型可扩容治疗。补液避免使用低渗液（如 5%GS），会加重脑水肿
* **其他辅助治疗**：依达拉奉（神经保护）、丁苯酞、银杏叶制剂
* **并发症的预防及对症处理**
  * ✓ 脑水肿与颅内高压：甘露醇、甘油果糖，呋塞米，过度通气，必要时请神经外科会诊是否行减压术
  * ✓ 出血转化：停用致出血药物，病情稳定后 7~10d 开始抗栓治疗
  * ✓ 癫痫：对症抗癫痫治疗
  * ✓ 吞咽困难：饮水试验评估吞咽功能，必要时鼻饲补充营养
  * ✓ 肺炎：早期处理吞咽困难，避免误吸，及时使用抗生素治疗
  * ✓ 排尿困难及泌尿系感染：必要时留置导尿管，尿路感染者给予抗生素
  * ✓ 深静脉血栓形成和肺栓塞：鼓励尽早活动避免深静脉血栓形成，已形成血栓者给予抗凝，有禁忌给予阿司匹林治疗
  * ✓ 康复治疗：卒中后 24~48h 内开始活动（被动活动亦可）

中华神经科杂志，2010（2），43：1-8

Circulation 2009，119：22355

■ 出血性脑卒中

1. 病因
- 颅内出血（ICH，90%）：HTN（最常见），AVM、动脉瘤、脑淀粉样血管病、血液病、抗凝/溶栓、动脉炎、瘤卒中、静脉窦血栓等
- 蛛网膜下腔出血（SAH，10%）：动脉瘤、AVM、创伤

2. 脑出血的初步识别
- ICH：常在活动、情绪激动、突然用力时发病，亦可在安静状态下起病，突发头痛、恶心、呕吐，局灶定位体征，亦可出现痫性发作，重者可出现意识障碍
- SAH：突发剧烈头痛、恶心/呕吐，脑膜刺激征（颈强直）、意识障碍、低热

3. 诊断
- 病史采集
  - ✓ 发病时间、首发症状及症状进展情况
  - ✓ 心脑血管病的危险因素
  - ✓ 目前用药史（有无使用抗栓药物），近期手术史（如颈动脉内膜剥脱，ICH 可能与术后高灌注有关），有无酗酒及其他不良嗜好
  - ✓ 有无痴呆（淀粉样脑血管病），既往有无肝脏、肿瘤及血液系统疾病
- 体格检查：监测生命体征，详细神经系统体格检查，NIHSS（美国国立卫生院脑卒中量表）评分和 GCS 评分
- 辅助检查
  - ✓ 头 CT 平扫：首选，判断急性脑出血的金标准。5% ~ 10% SAH 可 CT 阴性，腰穿协助诊断
  - ✓ 实验室检查：包括血常规、肝肾功能、电解质、血糖、心电图及心肌缺血标志物、凝血指标。育龄妇女必要时需行尿妊娠试验
  - ✓ 头 MRI GRE 序：识别早期急性出血亦很敏感，还可发现颅内有无陈旧性出血，协助病因的诊断
  - ✓ SAH 怀疑动脉瘤应及早 CTA/MRA/DSA 评估

4. ICH 治疗
- 监测生命体征，必要时给予呼吸和循环支持。急性期卧床，避免情绪激动、用力咳嗽、排便。警惕长期卧床预防并发症
- 停用抗血小板、抗凝药物，必要时以最快的速度纠正 INR，合并严重凝血因子缺乏或严重血小板减低者应适当补充凝血因子或血小板
- 控制血压：ICH 急性期降压目标与速度尚无共识

✓ 如 SBP>200/MAP>150mmHg，持续静脉应用降压药物快速降压，每 5 分钟测血压

✓ 如 SBP>180/MAP>130mmHg，且存在颅高压可能时，应监测颅压，间断或持续静脉降压，保持脑灌注压不低于 60mmHg。（目前国内较难做到）

✓ 如 SBP>180/MAP>130mmHg，且没有颅高压证据，可考虑间断或持续应用降压药物温和降压，可降至 160/90mmHg/MAP110mmHg，每 15min 测血压

✓ 除非存在重度颈动脉狭窄，否则急性期后应控制 SBP<140mmHg

- **降低颅内压**：甘露醇、甘油果糖、呋塞米、过度通气
- **控制癫痫**：抽搐的患者应用抗癫痫治疗；不推荐预防性抗癫痫治疗
- **血肿清除术适应证**（根据出血量、出血部位及病因决定）：

✓ 小脑出血：量>10ml 或直径>3cm，或神经功能继续恶化、脑干受压、脑室梗阻引起脑积水

✓ 基底节出血：中量出血（壳核出血>30ml，丘脑出血>15ml）可选择微创穿刺血肿清除术；大量出血：需去骨瓣减压+血肿清除术挽救生命

✓ 脑叶出血：血肿较大危及生命，或疑诊血管畸形所致需外科治疗

✓ 脑室出血：重症全脑室出血（脑室铸型）需脑室穿刺引流+腰穿放液治疗

5. SAH 治疗

- **一般治疗**：安静休息，绝对卧床 4~6 周，镇痛镇静，监测生命体征
- **控制血压**：保持 SBP<140mmHg，降压治疗需权衡再出血、缺血性卒中和低脑灌注
- **预防脑血管痉挛**：持续泵入/口服尼莫地平
- **降低颅内压**：甘露醇、甘油果糖、呋塞米、过度通气
- **抗纤溶药物**：在纠正低血容量和防止血管痉挛基础上可考虑使用抗纤溶药物，如氨基己酸，氨甲环酸
- **防治脑积水**：醋氮酰胺，脑室外引流术，脑室分流术
- 外科手术/介入栓塞治疗动脉瘤

Stroke2009，40：994

Stroke 2007，38：2001

Lancet 2007，369：306

Stroke，2010，41（9）：2108-2129

■ 缺氧脑损伤的预后评估

1. 流行病学
- 大脑缺氧大于 5min 患者均为高危人群
- US：心脏骤停 1.5min 人次/年，30%存活，仅 10%～20%可恢复生活自理能力

2. 预后评估
- **提示预后差的体征**
  - ✓ 首次心脏骤停后 24h 内出现肌阵挛持续状态
  - ✓ 任何时间出现脑干反射消失
  - ✓ CPR 后 1～3d 瞳孔对光反射消失
  - ✓ CPR 后 3d 角膜反射消失
  - ✓ CPR 后 3d 出现疼痛刺激后肢体伸展或无反应（Glasgow）
- **提示预后差的辅助检查**
  - ✓ SEP（体感诱发电位）中 N20 消失
  - ✓ 血清 NSE>33mg/L
  - **缺氧脑损伤预后评估的准确性**（FPR-假阳性率）
    - ✓ 肌阵挛持续状态：FPR 0%（0～8.8%）
    - ✓ 瞳孔对光反射消失、角膜反射消失、运动反应消失：FPR 0（0～3%）
    - ✓ SEP N20 消失：FPR 0.7%（0～3.7%）
    - ✓ 血清 NSE：FPR 0.7%（0～3%）

3. 注意鉴别其他引起脑损伤原因：肝病、尿毒症、休克、镇静药物等

■ 脑死亡

不同国家脑死亡的诊断标准不同，国内脑死亡标准尚在制定中。以下内容参考 UCSF 医疗中心标准

1. **必要条件**：致脑死亡病因明确；核心体温 > 32℃；SBP > 90mmHg；动脉 PO_2>50mmHg；血钠 120~160mmol/L；停用镇静药物时间超过 4 个半衰期

2. **诊断标准**
- 若为缺血缺氧事件后昏迷，脑死亡诊断至少在事件发生后 24h 以上
- 深昏迷
- 对疼痛刺激无随意运动反射
- 瞳孔中位或散大，对光反射消失
- 头部转动或冷热水试验时眼球无运动
- 角膜反射消失
- 无咳嗽、面部活动
- 呼吸暂停试验提示呼吸运动消失
- $PaCO_2$>60mmHg 或较基线水平升高 20mmHg 或 pH<7.24

3. **确证试验**：可有助于脑死亡的诊断，在一些地区法律规定需要完成
- EEG 高增益描记 30min 示等电位（不用于使用镇静药物的患者）
- 血管检查提示无脑血流（包括传统方法或核素检查）
- TCD 提示脑血流缺如

4. **满足以上条件的患者为理想的器官捐献者**

内科会诊

■ 内科会诊原则

1. 内科会诊医师应意识到自己代表的是整个内科

2. 电话里简单询问患者情况，判断是否急会诊；没有看患者之前在电话里只能回答一些笼统问题

3. 会诊目的应具体而明确，申请会诊医师不要写"排除内科情况"、"处理内科问题"、"协助诊治"之类的话

4. 应与患者的主管医师充分交流，会诊时与主管医师见面

5. 不能依赖别人提供病史，必须亲自床旁看患者

6. 会诊意见应简单明确而富有建设性，最好不超过 5 条，建议要详细而明确，包括用药细节（名称、剂量、给药方式、疗程），必要时提供备选方案

7. 会诊医师应意识到自己的局限和不足，尊重主管医师的决策，千万不要在未通知主管医师的情况下自己开医嘱

8. 尊重他人，Honor thy turf，不要偷取其他医生的患者

9. 有效传授，Teach with tact，是会诊，而不是质疑或刁难

10. 外科患者术前请内科会诊是为了评估风险，因此不要写"可以手术"或"不能手术"之类的话

11. 不要过于自信，遇到自己不能解决的问题，应向有经验的医师请教

12. 珍惜医疗资源和他人的时间，尽量避免不必要的会诊

Arch Intern Med 2007, 167: 271

内科会诊

■ 术前心脏评估

（仅适合非心脏手术）

1. 概述

- 年龄>40y 的患者行非心脏大手术，术后心源性死亡以及心脏并发症（非致死性 MI、肺水肿、室速）的发生率为 5.8%

2. 初始评估

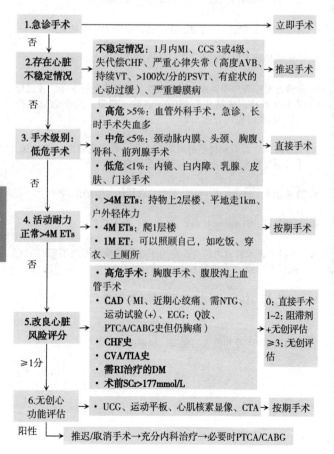

3. β 阻滞剂应用原则

- 因基础病用药者,不能停
- 通过剂量滴定(eg. 美托洛尔 12.5mg bid 每 3~5 天加量 1 次),控制 HR 60~80 次/分;直接大剂量用药可能有害

4. 降低风险的策略

- 大血管手术,围术期用他汀类药物
- 选择风险较小的术式或麻醉方式
- 术前充分治疗基础心脏病
- 近期心梗:半择期手术也应至少等待 6 周
- 控制心衰,但避免过度利尿
- 近期 PCI:球囊或裸支架,双抗至少 6 周;涂层支架,双抗至少 6 个月
- 主动脉瓣狭窄:重度、无症状者,只进行确实必要的手术;有症状(晕厥、呼吸困难、心绞痛),应充分评价并治疗

Circulation 2009, 120: e169

内科会诊

■ 术前肺功能评价

1. **肺部并发症定义**：肺炎、呼吸衰竭、机械通气时间延长、支气管痉挛、肺不张、基础肺病急性加重

2. **胸科手术**
- 无呼吸困难：术前 FEV_1 或 DLCO 应≥80%
- 有呼吸困难：术前 FEV_1 和 DLCO 应≥80%；或预计术后 FEV_1 和 DLCO≥40%

3. **非胸科手术**
- 围手术期肺部并发症危险因素

	确定的	可能的
病人因素	• 年龄>50 • COPD • 充血性 HF • 血 ALB<35g/L • ASA 分级>2 • 不能自理 • OSA • 肺高压 • SpO_2↓	• 术前 8 周内吸烟 • $PaCO_2$>45mmHg • CXR 异常 • 上呼吸道感染
手术因素	• 急诊手术 • 手术时间>3h • 肌松药应用泮库溴铵 • 上腹部，胸部，头颈部，主动脉和神经外科手术	• 全麻 • 术后留置鼻胃管

4. **术前评价**
- 病史：发现未诊断疾病（如 COPD、CHF←活动耐量下降、咳嗽、呼吸困难）；OSA←STOP 症状（Snoring/Tiredness/Observed apneas/blood Pressure）
- 查体：SpO_2、呼吸音低、哮鸣音、呼气延长
- 肺功能：用于不明原因的呼吸困难、评价 COPD 或哮喘病情
- 术后肺部并发症危险度评分（The Canet Risk Index）

危险因素		评分
年龄	≤50	0
	51~80	3
	>80	16
术前 SpO₂	≥96%	0
	91%~95%	8
	≤90%	24
1 月内呼吸道感染		17
术前 Hb≤100g/L		11
手术切口	上腹部	15
	胸部	24
手术时间	≤2h	0
	2~3h	16
	>3h	23
急诊手术		8

危险度分级	总分	肺部并发症发生率/%
低	<26	1.6
中	26~44	13.3
高	≥45	42.1

5. 降低风险的策略

- 术前：戒烟、充分治疗 AECOPD、哮喘发作（FEV_1 应≥预计值 80%）、控制感染、肺膨胀训练
- 术中：限制手术时间<3h、避免全麻、优先考虑腹腔镜等切口小的手术、避免上腹部或胸部切口、避免应用泮库溴铵
- 术后：高危患者膨肺训练、充分镇痛、避免常规胃管减压、必要时 CPAP 支持（$10cmH_2O$ 连续 6h）

Chest 2007；132：161s；Chest 2009；135：1252
Am J Respir Crit Care Med 2005；171：514
Anesthesiology 2010；113：1338

内科会诊

■ 围手术期抗凝

1. 口服 VKA 的围术期管理

- 评估血栓的风险

风险	机械瓣	房颤	血栓栓塞（VTE）
高危	• 任何 MV • 球形或盘阀式 AV • 中风/TIA（6 月内）	• $CHADS_2$* 5~6 分 • 中风/TIA（3 月内） • 风心病	• VTE（3 月内） • 严重易栓症（如 PC、PS 缺乏、APS）
中危	• 二叶型 AV+≥1 个危险因素（AF、中风/TIA 史、HTN、DM、充血性 HF、>75 岁）	• $CHADS_2$ 3~4 分	• VTE（>3 月、≤12 月） • 非严重易栓症（如 Leiden 突变的杂合子） • 反复 VTE • 恶性肿瘤（治疗 6 月内/姑息治疗）
低危	• 二叶型 AV+0 个危险因素	• $CHADS_2$ 0~2（无中风/TIA 史）	• VTE（>12 月、无危险因素）

* $CHADS_2$ 评分：预测慢性房颤患者发生中风的风险。充血性心衰（Congestive heart failure）、高血压（Hypertension）、年龄>75 岁（Age）、糖尿病（Diabetes）各 1 分，中风或 TIA（Stroke）2 分

- 评估出血风险
  - ✓ 高风险手术：CABG、换瓣手术、颅内/脊柱手术、主动脉瘤修补术、双膝关节置换术、TUPR、肿瘤根治术、肾穿、PEG 置入、多枚息肉切除、曲张静脉治疗、乳头肌切开、气囊扩张、EUS-FNA、手术时间大于 45min
  - ✓ 低风险手术：胆囊切除、子宫切除、胃肠镜±活检、未切开乳头的胰胆管支架置入、无 FNA 的 EUS、起搏器或除颤器置入、电生理检查、膝/髋置换、疝修补、痔疮手术、非冠脉血管造影、气管镜±活检、皮肤/膀胱/前列腺/甲状腺/乳腺/淋巴结活检、白内障手术
- 是否需要抗凝过渡
  - ✓ 原则：1 月内发生血栓，尽量推迟手术；出血低风险手术不停 VKA

血栓风险级别	过渡方案
高危	治疗量 LMWH*，或静脉泵入 UFH 维持 APTT-R 在 1.5~2.0
中危	根据临床判断是否过渡
低危	无需过渡直接恢复华法林口服

* 治疗量 LMWH：如达肝素 200U/kg qd 或 100U/kg bid，依诺肝素 1.5mg/kg qd 或 1mg/kg bid，亭扎肝素 175U/kg qd

- 抗凝停药和继续的时机
  - ✓ 华法林停用 5 天以上；术后至少 12~24 小时后再恢复；若术前 1~2 天查 INR ≥1.5，可口服小剂量维生素 K（1~2mg），详见附录
  - ✓ LMWH 术前停用至少 24 小时；出血低危手术，术后 24 小时可恢复；出血高危手术，术后至少 48~72 小时再考虑恢复
  - ✓ UFH 静脉泵入者，术前 4 小时停用

2. 口服抗血小板药的管理
- 非心脏手术，中高危血栓风险，继续 ASA
- 心脏裸支架<6 周、涂层支架<6 月，继续双药抗血小板或推迟手术

Blood 2012；120：2954
Chest 2012；141（2 Suppl）：e326S

内科会诊

■ 围术期预防深静脉血栓/肺栓塞

1. 外科患者 VTE 风险评估（修正的 Caprini 模型*）

- 风险评分

  ✓ 1 分：41~60 岁、BMI>25、下肢水肿、静脉曲张、孕期或产后、反复自然流产史、口服避孕药或激素替代中、败血症（1 月内）、严重肺病（1 月内）、PFT 异常、AMI、CHF、IBD 史、长期卧床

  ✓ 2 分：61~74 岁、关节镜、较大的开腹/腔镜手术（>45min）、肿瘤、严格卧床（>72h）、石膏外固定、中心静脉置入

  ✓ 3 分：≥75 岁、VTE 史、家族 VTE 史、Leiden 突变、凝血酶原缺乏、LA、ACL、高同型半胱氨酸血症、HIT、其他遗传/获得性易栓症

  ✓ 5 分：中风（1 月内）、择期关节成形术、髋/盆腔/下肢骨折、急性脊髓损伤（1 月内）

- 风险分级及预防原则

风险级别	评分	预防原则*
极低危	0	术后早期活动
低危	1~2	物理性抗栓，如间歇性充气压力装置
中危	3~4	药物抗凝，如 LMWH**、肝素或磺达肝癸钠
高危	≥5	药物抗凝+物理性抗栓

*有抗凝禁忌者，用物理性抗栓

*仅用于普通外科、腹盆、血管、各种成形或重建术

**LMWH 预防量无统一标准，依诺肝素北美 30mg q12h（术后 12~24h 起）、欧洲 40mg qd（术前 12h 起）

2. 治疗疗程

- 普通外科及腹盆手术，抗凝至离院
- 高危者可延长至离院后 4 周
- 髋、膝置换者，术后至少抗凝 10 天，最多 35 天

Chest 2012；141：e227S

■ 预防感染性心内膜炎 (IE)

1. 预防 IE: 高危患者+高危操作

	推荐预防 *	不推荐
高危患者	• 人工瓣 (包括生物瓣) • 既往 IE 史 • 先心病 (未修补或术后残留缺损/分流; 人工材料修补术后半年内)	• 其他瓣膜病或先心病
高危操作	• 牙科手术 (齿龈、牙根尖区域; 需口腔黏膜穿孔)	• 其他牙科手术 • 呼吸、胃肠/泌尿/生殖道黏膜操作 (支气管镜、喉镜、胃肠镜、膀胱镜、TEE) • 皮肤软组织手术

* 推荐级别为 C

2. 推荐预防方案 (术前 30~60min)

药敏史	药名	成人剂量	儿童剂量
无青霉素过敏	阿莫西林或氨苄西林 *	2g po/iv	50mg/kg po/iv
青霉素过敏	克林霉素	600mg po/iv	20mg/kg po/iv

* 替代方案: 头孢氨苄成人 2g iv、儿童 50mg/kg iv; 头孢唑啉/头孢曲松成人 1g iv, 儿童 50mg/kg iv

Eur Heart J 2009; 30: 2369-2413
Circulation 2007; 116: 1736-1754

■ 术后发热

1. 出现时间
- 超急性（即刻至术后数小时）：药物或血制品、创伤、术前感染、恶性高热
- 急性（术后 1 周内）：手术部位或导管相关感染、肺炎（如 VAP 或吸入性）、UTI、其他（如 AP、MI、PE、血栓性静脉炎、痛风）
- 亚急性（术后 4 周内）：手术部位或导管相关感染、抗生素相关腹泻、药物热、血栓性静脉炎
- 延迟期（术后 1 月以上）：手术部位感染（如蜂窝织炎）、IE、输血相关（CMV、肝炎病毒、HIV）

2. 病因分类
- **感染性疾病**
  - ✓ 常见：手术部位感染、肺炎、UTI 和导管相关感染，病原为皮肤或肠道定植菌
  - ✓ 其他：病毒（CMV、HSV）、鼻窦炎、脑膜炎（脑脊液漏）、无结石胆囊炎
- **非感染性疾病**
  - ✓ 常见：药物热（抗生素、肝素）
  - ✓ 其他：恶性高热、无菌性炎症（积液、血肿）、痛风/假性痛风（肿瘤手术、关节手术、甲旁亢）、胰腺炎、DVT、脂肪栓塞（创伤、骨科、吸脂）、心脑血管、输血反应、内分泌相关（甲亢、皮质功能不全）、肺膨胀不全

3. 手术分类
- 心胸：肺炎、胸骨感染、纵隔炎（特别是血培养葡萄球菌阳性）、心包术后综合征
- 神经：脑膜炎、体温调节异常（下丘脑）、DVT
- 血管：移植物感染、植入后综合征、动脉栓塞
- 腹部：腹腔脓肿/血肿/积液、脾/门静脉血栓、胰腺炎
- 妇产：产后内膜炎、UTI、蜂窝织炎、坏死性筋膜炎、表浅/深部脓肿、盆腔血栓性静脉炎
- 泌尿：UTI、前列腺/肾周脓肿、腰椎感染
- 骨科：手术部位感染、移植物感染、血肿、DVT
- 移植：细菌感染、药物热、DVT、机会感染（来源于供体的病毒或原虫）、排异、继发淋巴瘤

4. 处理原则
- 根据病史和体征寻找线索，不盲目筛查

- 最常见为肺炎、UTI、手术部位感染、医源性（药物热、输血、留置导管）
- 停用不必要药物、拔除导管，初期对症退热，ICU 或可疑休克者经验性抗生素（覆盖 G⁻杆及厌氧）

http://www.uptodate.com/contents/postoperative-fever

■ 术后黄疸

1. 肝前性（非结合胆红素生成过多）
- 溶血：输血、机械破坏（体外循环、IABP）、基础病加重（如镰状细胞病、Gilbert 综合征、G6PD 缺乏）
- 出血：血肿吸收

2. 肝性（肝细胞或胆小管功能异常）
- 缺血：转氨酶在缺血后 1~3 天达峰，LDH 早期明显升高，其他器官缺血，如 ATN
- 药物性：与用药时间相关，吸入麻醉剂如氟烷、安氟醚
- TPN：长期应用、热卡过量
- 病毒性肝炎

3. 肝后性（胆系梗阻）
- 胆漏：胆管损伤
- 胆管狭窄
- 无结石胆囊炎：多见于 ICU 患者

4. 复杂性
- 良性术后黄疸：除外性诊断，源于小叶中心型淤血淤胆
- 细菌感染：内毒素、低血压、溶血、药物

5. 处理原则
- 查肝脏影像（如超声、CT、MRI 或 MRCP）+肝炎病毒抗体
- 停用可疑药物
- 肝后性者，可内镜、介入或外科干预

Clin Liver Dis 2004；8：151
Crit Care 2007；11：R10
Scand J Surg 2004；93：176

■ 处理医疗职业暴露

1. 定义
- 经皮损伤（如针刺或锐器切割）
- 黏膜或不完整的皮肤接触到感染的血液、组织或体液

2. HBV 暴露后的处理

暴露者的接种及应答状态		处理方案
未接种疫苗		HBIG* ×1+HBV 疫苗
已接种疫苗	有应答	不治疗
	无应答	HBIG×1+HBV 疫苗；或 HBIG×2**
	应答状态不明	检测 HBsAb，≥10mIU/ml 者不治疗；<10mIU/ml 者 HBIG×1+疫苗加强针

* 肌内注射 0.06ml/kg，暴露 24 小时内
** 适用两轮 3 剂疫苗接种后无应答者

3. HCV 暴露后的处理
- 不建议用免疫球蛋白或抗病毒治疗
- 即刻检测抗体、RNA、ALT 和 AST
- 暴露 4 周复查 RNA、ALT 和 AST
- 暴露 12 周复查抗体、RNA、ALT 和 AST
- 出现症状时检测 RNA

4. HIV 暴露后的处理（建议三药方案，暴露 36 小时内开始治疗，维持 28 天）
- Ccr 正常者：替诺福韦－恩曲他滨 300/200mg qd 联合下述蛋白酶抑制剂
  - ✓ 雷特格韦 400mg bid
  - ✓ 阿扎那韦 300mg qd+利托那韦 100mg qd
  - ✓ 地瑞那韦 800mg qd+利托那韦 100mg qd
- Ccr<50ml/min 者：下述方案替换替诺福韦－恩曲他滨 300/200mg qd
  - ✓ 司坦夫定 30mg bid+拉米夫定 150mg bid/恩曲他滨 200mg qd

5. HIV 暴露后的随访
- 检测基线抗体水平、肝肾功能及血常规
- 暴露 4~6 周、3 月、6 月复查抗体水平

- 有症状时查抗体水平、肝肾功能、血常规，同时检测病毒载量

N Engl J Med 2009; 361: 1768-1775
Dent Clin North Am 2003; 47: 681

临床操作

■ See one, do one, teach one!

■ 动脉血气

1. 适应证
- 了解：血液的酸碱程度（pH 值）、通气状态（$PaCO_2$）及氧合程度（PaO_2）
- 测定：乳酸水平及异常血红蛋白浓度（碳氧血红蛋白、高铁血红蛋白）
- 监测：治疗效果（机械通气的有效性）及疾病进展（糖尿病酮症酸中毒）

2. 禁忌证
- 出血倾向：相对禁忌，尽量选择桡动脉（易压迫止血）
- 表面皮肤异常：创伤及感染
- 局部手术史：透析病人动静脉瘘侧避免桡动脉采血、血管分流手术后的股动脉避免采血
- 循环不足：无动脉搏动，局部疾病（雷诺现象、血栓性脉管炎）

3. 准备清单：血气针（可用肝素化的注射器替代）；酒精（络合碘）；棉签或棉球；手套

4. 操作步骤：下页表

5. 并发症：血肿、远端缺血、失血（股动脉穿刺后压迫不足）、感染、动脉瘤或动静脉瘘形成、局部神经血管损伤

6. 提示
- 动脉采血：紧急情况下可用动脉血送检血常规、生化等检验。
- 静脉血气：静脉血气可用作评估酸碱程度，心输出量正常时，静脉血较动脉血 pH 值低 0.05，PCO_2 高 5~6mmHg
- 足背动脉：特殊情况下可考虑使用足背脉作为穿刺点
- 慢性肾衰患者可能需要行动静脉瘘，尽量避免使用桡动脉进行穿刺
- 若初次穿刺失败，可退针至皮下后重新定位

临床操作

Respir Care 1992; 37: 913-917
Emergency Medicine Procedures. 2004, pp 398-410
Procedures in Primary Care, 2nd ed. 2003, pp 529-541
Cecil Textbook of Medicine, 22nd ed. 2004, pp 688-699

不同穿刺部位血气采集方法

步骤	桡动脉	肱动脉	股动脉
选择	首选，表浅，易压迫	次选，位置深，易伤血管、神经	末选，易感染、难止血、易伤血管神经
体位	伸腕 30 度~45度，可垫柱状物体	上臂伸展，轻度外旋	自然解剖位
定位	桡骨茎突附近	肘窝处，肱骨内上髁与肱二头肌腱膜之间	腹股沟韧带中点远端 3~4cm 处
消毒	用酒精或络合碘消毒穿刺部位皮肤		
持针	执笔式持针，斜面朝向动脉血流		
穿刺	45 度进针，腕纹近端 1 ~ 2cm 处	45 度~60度进针，肘纹近端 1~2cm 处	60 度~90度进针，腹股沟韧带远端 3~4cm 处
采样	若穿刺成功，血液会自动充满血气针，至少采集 1ml 血液		
送检	立即用胶塞或螺帽封闭血气针，左右旋转以混匀肝素和血液，迅速送检		
善后	用力压迫穿刺部位至少 5~10min，有出血倾向患者压迫时间应延长；股动脉穿刺者应尽量由医师压迫 10~20min		

临床操作

■ 腰椎穿刺

1. 适应证
- 诊断：中枢神经系统感染、肿瘤、免疫病、出血等；其他疾病如 GBS、MS 等
- 治疗：鞘注治疗药物或造影剂、降颅压

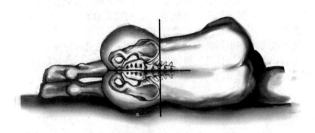

腰椎穿刺体位示意图

2. 禁忌证
- 颅内压升高可引起脑疝，应先查头 CT 或先予甘露醇降颅压
- 穿刺部位感染
- 出血倾向：抗凝药物、出血性疾病、血小板$<20\times10^9$/L
- 患者无法配合

3. 准备清单
帽子、口罩、无菌手套、络合碘、利多卡因、腰椎穿刺包（含 5ml 注射器、无菌洞巾、无菌纱布、消毒盘及纱球、腰穿针、测压管、标本瓶）、无菌敷料

4. 操作步骤
- 准备：事先确定拟送检脑脊液检查项目；签署知情同意书；嘱患者先行排尿/便；戴帽子、口罩
- 体位：侧卧位，腰部平行并紧邻于床沿，背部尽可能垂直于床面，嘱患者尽量屈颈、屈髋（可双手抱膝）
- 定位：髂后上棘连线对应 L4 棘突，选择 L3~4 或 L4~5 椎间隙与后正中线交点为穿刺点（可事先标出后正中线）
- 消毒铺巾：戴无菌手套，以拟定穿刺点为中心消毒皮肤，铺无菌洞巾
- 麻醉：用利多卡因自皮肤至棘间韧带逐层麻醉（麻醉前抽吸以免误入血管）
- 再准备：检查腰穿针及测压管是否通畅，组装标本瓶（标记标本瓶顺序）

- 穿刺：从穿刺点垂直于后背穿刺（针尖方向可轻度偏向头侧），穿刺针斜面向头侧（避免切割硬膜）；穿刺路径（棘上韧带→棘间韧带→黄韧带→硬膜→蛛网膜下腔），穿刺成功后或有突破感，抽出针芯可见脑脊液流出
- 测压：使用测压管进行测压，可嘱患者轻咳；必要时行压颈静脉试验或压腹试验以确保蛛网膜下腔通畅（颅高压者禁作）
- 采样：依次留取脑脊液标本 5~8 滴，第 1 瓶送检病原，第 2 瓶送检生化；第 3 瓶送检细胞学，其余按需送检
- 给药：若需要鞘注可在留取标本后进行，以进 1ml 退 0.5ml 的按摩式方法注射药物（必要时给药前放出等量脑脊液）
- 善后：重新插回针芯，整体将穿刺针拔出，使用纱布按压止血片刻后使用无菌辅料覆盖，嘱患者去枕平卧 6 小时

5. **并发症**：头痛（低颅压）、出血、脑疝、感染

6. **提示**
- 12 岁以下儿童穿刺部位应在 L4~5 椎间隙以下（脊髓可伸至 L3 水平）
- 穿刺不成功时可退针至皮下重新定位穿刺，注意是否偏离正中线、患者是否有体位变化；必要时可更换椎间隙或更换穿刺者
- 穿刺时左手应始终稳定地握持腰穿针根部，避免患者体位突然变化后影响

JAMA 1999; 282: 175-181
Lancet Neurol 2006; 4: 433-442
Neurol Clin 2004; 22: 347-366
Arch Intern Med 1999; 159: 2681-2685
Clinical Procedures in Emergency Medicine.
4th ed. 2004, pp 1197-1222

临床操作

■ 腹腔穿刺

1. 适应证
- 诊断：判断腹腔积液性质及病因、自发性腹膜炎、找瘤细胞
- 治疗：大量腹腔积液时减轻腹胀、呼吸困难等症状

2. 禁忌证
- 出血倾向：抗凝药物、出血性疾病、DIC
- 表面皮肤异常：感染、血肿、静脉曲张、瘢痕
- 腹腔脏器异常：腹腔脏器异常肿大、肠粘连

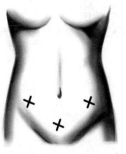

腹腔穿刺点示意图

3. 准备清单
帽子、口罩、无菌手套、络合碘、利多卡因、25ml 或 50ml 注射器、腹腔穿刺包（应包含 5ml 注射器、无菌洞巾、无菌纱布、消毒盘及纱球、腹腔穿刺针）、无菌敷料、引流袋、留置管（以单腔中心静脉导管为例）、标本瓶

4. 操作步骤
- 准备：事先确定拟送检腹腔积液检查项目；签署知情同意书；嘱患者先行排空膀胱；戴帽子、口罩；予病人必要的监护
- 体位：仰卧位或半卧位，略转向穿刺侧
- 定位：脐与耻骨联合连线中点上 1cm；左或右侧髂前上棘内上方向 4~5cm（正、反麦氏点）；尽量先超声定位（穿刺医生亲自观看病人定位时的体位和标记，确保标记的是最佳位置）
- 消毒铺巾：戴无菌手套，以拟定穿刺点为中心消毒周围皮肤（范围应足够大），铺无菌洞巾
- 麻醉：用利多卡因自皮肤至腹膜逐层麻醉，抽出腹水后记录进针深度
- 穿刺：垂直于穿刺点穿刺，"之"字形进针，直至抽出腹水后停止进针（必要时置管：先经穿刺针放置导丝，之后拔除穿刺针，借助导丝留置单腔中心静脉导管，注意腹壁水肿/大量腹水时尽量不扩皮）
- 采样：留取标本送检，引流腹腔积液（单次引流不超过 3000ml 肝硬化患者避免单次大量放腹水）
- 善后：将穿刺针拔出，使用纱布按压止血片刻后使用无菌辅料覆盖（若留有置管，可固定后接引流袋）

临床操作

5. **并发症**：腹腔穿刺后循环障碍、腹腔积液持续渗漏、感染、出血、腹壁下动脉损伤、腹腔血管损伤

6. **提示**
- 大量放腹腔积液后应当监护，警惕血流动力学不稳定

N En gl J Med. 2006；355：e21
N Engl J Med. 2004；350：1646-1654

临床操作

■ 骨髓穿刺及骨髓活检

1. 适应证
- 诊断：寻找血细胞减少原因、诊断血液系统疾病

2. 禁忌证
- 出血倾向：服用抗凝药物、血小板减少（PLT$<50\times10^9$/L）等
- 表面皮肤异常：感染或创伤
- 血流动力学不稳定、机械通气及无法配合的病人

3. 准备清单
帽子、口罩、无菌手套、络合碘、利多卡因、生理盐水、甲醛溶液、25ml 注射器、5ml 注射器、骨髓穿刺针、骨髓活检针、无菌敷料、治疗包（内含消毒盘、无菌纱球、无菌洞巾）、载玻片

4. 操作步骤
- 体位：仰卧位（髂前上棘、胸骨），俯卧位或侧卧位（髂后上棘、棘突）
- 定位：定位确认后可标记
  ✓ 胸骨：胸骨柄或胸骨角相对于第 1、2 肋间的物质
  ✓ 髂前上棘：髂前上棘后 1~2cm
  ✓ 髂后上棘：骶椎两侧，臀部上方突出部（下有平坦骨质）
  ✓ 腰椎棘突：腰椎棘突突出部
- 消毒铺巾：以拟定穿刺点为中心，消毒皮肤（不少于 15cm），铺无菌洞巾
- 麻醉：使用利多卡因在穿刺点麻醉皮肤，然后麻醉附近骨膜及皮下组织
- 骨髓活检：左手固定皮肤，使用活检针穿刺，顺时针旋转向前直至固定，连接活检针上的接柱，继续向前进针 1cm 左右，反方向退针，将骨髓标本置入福尔马林溶液中（生理盐水：甲醛=4：1）
- 骨髓穿刺：左手固定皮肤，使用活检针穿刺，顺时针旋转向前直至固定，退出针芯，使用 25ml 注射器抽吸 0.1ml 左右骨髓，置于载玻片上，助手迅速涂片；若涂片满意可拔针
- 善后：使用无菌辅料覆盖穿刺点

5. 并发症：感染、出血、损伤周围组织

6. 提示
- 活检时初次勿进针过深，避免无法完成活检
- 若遇干抽，可退针至皮下，重新定位穿刺，需重新麻醉深部

- 对骨膜的麻醉应非常充分
- 抽吸骨髓前应将 25ml 注射器预先抽空气 5ml，以便观察是否抽出骨髓

■ 胸腔穿刺

1. 适应证

- 诊断：诊断胸腔积液性质（漏出液 vs 渗出液）
- 治疗：引流胸腔积液，减轻症状（呼吸困难、胸痛、咳嗽等）

2. 禁忌证

- 出血倾向：服用抗凝药物、PLT $<50×10^9$/L 等
- 表面皮肤异常：感染或创伤
- 血流动力学不稳定、机械通气及无法配合者

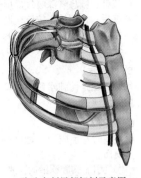

胸腔穿刺局部解剖示意图

3. 准备清单

帽子、口罩、无菌手套、络合碘、利多卡因、25ml 或 50ml 注射器、胸腔穿刺包（应包含 5ml 注射器、无菌洞巾、无菌纱布、消毒盘及纱球、胸腔穿刺针）、无菌敷料、引流袋、标本瓶、中心静脉导管（以 ARROW® 为例，内含穿刺针、扩皮器、测压器、导丝、单腔中心静脉导管）

4. 操作步骤

- 准备：事先确定拟送检胸腔积液检查项目；签署知情同意书；戴帽子、口罩；予病人必要的氧气支持和监护
- 体位：端坐位（后入路：一般在病人面前摆放小桌，嘱患者将双上肢放于桌上以作支撑）；平卧（腋中线入路）；半高侧卧位（腋后线入路）
- 定位：尽量先超声定位（要求穿刺医生亲自观看病人定位时的体位和标记，确保标记的是最佳位置）；穿刺点至少应在积液最高点以下 1 个肋间（尽量避免在第 9 肋以下进行穿刺），在肋骨上缘穿刺（避免损伤肋间血管、神经，见示意图）；辨明左右
- 消毒铺巾：戴无菌手套，以拟定穿刺点为中心消毒周围皮肤（范围应足够大），铺无菌洞巾
- 麻醉：用利多卡因自皮肤至胸膜逐层麻醉，可先朝向下位肋骨穿刺直至触及骨质，然后调整方向麻醉胸膜
- 穿刺：再次确认穿刺点位于肋骨上缘，垂直于穿刺点穿刺，直至抽吸出胸腔积液后立即停止（必要时置管：先经穿刺针放置导丝，之后拔除穿刺针，借助导丝留置单腔中心静脉置管
- 采样：留取标本送检，引流胸腔积液（单次引流不超过

513

1500ml)

- 拔针：嘱患者深吸气后屏气，将穿刺针拔出
- 善后：使用纱布按压止血片刻后使用无菌辅料覆盖（若留有置管，可固定后接引流袋）；必要时复查胸片（抽吸出气体、胸痛、呼吸困难及低氧血症、病人危重或接受机械通气）

5. 并发症
气胸、复张性肺水肿、血胸、腹腔脏器损伤、空气栓塞、感染、胸膜反应

6. 提示
- 穿刺时左手应稳定地扶住穿刺针，避免患者体位变换后造成损伤
- 大量引流胸腔积液时可考虑在监护下进行
- 中止操作指征：吸出空气、胸痛、腹痛或呼吸困难加重

N Engl J Med 2006; 355: e15
Am Rev Respir Dis 1989; 140: 257-258
Clinical Procedures in Emergency Medicine,
4th ed. 2004, pp 171-186

■ 中心静脉置管

1. 适应证

- 建立给药通路：输注血管活性药物、高渗液体、外周营养液、不稳定病人的给药通路
- 建立到达中心循环及心脏内的通路：测量 CVP、Swan-Ganz 导管、测混合静脉血氧饱和度、临时起搏器放置
- 建立透析及血浆置换的通路

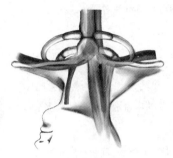

颈内静脉穿刺

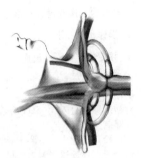

锁骨下静脉穿刺

2. 禁忌证

- 外周静脉通路完整、充足
- 病人无法配合
- 出血倾向：服用抗凝药物、血小板减少、溶栓治疗（相对禁忌，应尽量避免锁骨下静脉途径）
- 与置管途径有关的禁忌证
  ✓ 颈内静脉：血管损伤或血栓形成、无法耐受气胸、机械通气呼气末气道压力高、颈部解剖结构紊乱、颈椎损伤、颈动脉粥样硬化
  ✓ 锁骨下静脉：血管损伤或血栓形成、无法耐受气胸、机械通气呼气末气道压力高、出血倾向、锁骨/第一肋及锁骨下血管损伤、溶栓治疗
  ✓ 股静脉：下腔静脉滤器、下肢深静脉血栓、腹部外伤（可能

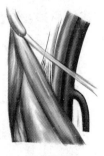

股静脉穿刺

伤及下腔静脉)、心脏停搏（股静脉距心脏较远）

3. 准备清单

- 中心静脉导管（一般有商业化的中心静脉导管包，此处以 ARROW® 为例）

  ✓ 内含：穿刺针、导丝、测压器、扩皮器、中心静脉导管、固定器

  ✓ 包括单腔（小儿或动脉显管）、细双腔/粗双腔/三腔（血透、滤、血浆置换时）

- 帽子、口罩、无菌手套、500ml 生理盐水、肝素钠 1~2 支、利多卡因、换药盘、纱球、治疗巾、5ml 注射器×3、缝线

4. 操作步骤：下页表

5. 并发症：感染、出血、气胸、血栓、气栓、心律失常、心肌/神经损伤

6. 提示

- 初次穿刺进入 3~5cm 后若仍未抽出血液，可退针至皮下重新穿刺

- 在操作过程中坚决要把导丝握在手中

- 若置入导丝过程阻力明显，可略退导丝，旋转一定角度后重新放置，若仍有阻力应重新定位穿刺，切忌暴力置入导丝

- 锁骨下穿刺时针尖斜面应向下

Procedures in Primary Care, 2nd ed. 2003, pp 529–541

步骤	颈内静脉	锁骨下静脉	股静脉
选择	多选右侧颈内静脉	左右均可（放起搏器首选左侧）	腹股沟韧带下2~3cm，股动脉内侧约1cm处
体位	仰卧头低位（15度~30度）、头偏向左侧	仰卧头低位（15度~30度）	平卧位
定位	胸锁乳突肌锁骨头与胸骨头之间；颈内动脉的前外侧	锁骨中内1/3交界处，锁骨后	腹股沟韧带下2~3cm，股动脉内侧约1cm处
消毒	耳至锁骨，肩膀至气管	胸骨切迹至锁骨肩峰端，耳至乳头	穿刺点周围至少15cm皮肤
铺巾	铺无菌洞巾，可借助治疗巾扩大无菌范围		
准备	按照使用顺序排列器具，使用无菌生理盐水冲洗所有导管腔及穿刺针以确保通畅		
	充分麻醉表面皮肤后，使用麻醉针探寻深静脉位置		
麻醉探寻	前路：SCM 内侧缘，甲状软骨平面穿刺，向同侧乳头，45度进针 中路：SCM 三角上缘穿刺，向同侧乳头，45度~60度进针 后路：SCM 外侧缘，锁骨至乳突向胸骨切迹，30度~45度进针	锁骨下：锁骨中内1/3交汇处下缘，锁骨下 1cm，向锁骨上切迹进针 锁骨上：SCM 锁骨头内侧1cm，锁骨上、后方	腹股沟韧带下2~3cm，股动脉内侧约1cm处，朝向头侧，与平面呈45度进针
穿刺	沿麻醉路线使用穿刺针穿刺，左手始终感受颈动脉搏动	沿麻醉路线使用穿刺针穿刺	沿麻醉路线使用穿刺针穿刺，深度约2~3cm
确认	使用测压器确认穿刺针位于静脉内		
放导丝	缓慢将导丝放入穿刺针，进入皮内深度不超过15cm（注：穿刺针长15cm）		
置管	退出穿刺针，使用扩皮器或刀片（一般尽量避免，粗双/三腔管时需用）扩大穿刺点，缓慢沿导丝置入导管，置入深度一般不超过15cm		
收导丝	固定导管同时撤出导丝		
再确认	使用注射器从导管采血，确定位置在静脉内，使用肝素盐水封管		
善后	固定导管，透明敷料覆盖穿刺点，胸片确认（第2~3前肋，上腔静脉内）	固定导管，透明敷料覆盖穿刺点，胸片确认（第2~3前肋，上腔静脉内）	透明敷料覆盖穿刺点

■ 鼻胃管置入术

1. 适应证
- 胃肠减压（肠梗阻、严重呕吐、插管病人）
- 给口服药物（中毒患者洗胃、造影剂、低体温患者复温）或长期类鼻饲营养液者
- 消化道出血
- 急性胰腺炎

2. 禁忌证
- 颌面部外伤
- 食管异常
- 神志不清

3. 准备清单：手套、鼻胃管（内含导丝、甘油纱布、鼻胃管）、引流袋、25ml 注射器、听诊器、胶布

4. 操作步骤
- 准备：完善知情同意书签署
- 体位：嘱患者坐位（亦可卧位），轻微仰头
- 检查：检查患者鼻腔，避免选择损伤、出血、息肉或解剖异常的鼻腔
- 测量：使用鼻胃管测量鼻腔→耳屏→剑突的距离，作为插入深度的参考
- 准备导管：使用甘油涂抹鼻胃管尖端
- 置管：缓慢从患者鼻腔置入导管，当遇到阻力增大（到达咽部时）时嘱患者吞咽，快速通过喉咽部，置入预先量好的深度后停止
- 确认：使用 25ml 注射器向胃腔内注射空气，听诊胃泡区是否有气体声。或接引流袋/吸引器/抽吸胃液，观察是否引流出胃液（亦可用 X 线片确认位置）
- 善后：使用胶布将鼻胃管固定于患者鼻部及面部

5. 并发症：鼻部不适、鼻出血、鼻窦炎、食管创伤、气胸、误吸、头颅创伤

6. 提示
- 若留置胃管时阻力非常明显、患者呛咳、咳嗽、无法言语、声嘶等症状，应立即停止操作，退出导管
- 拔导丝时一般阻力较明显，可每拔出 10cm 左右调整导丝、胃管相对位置

N Engl J Med 2006, 354：e16

N Engl J Med 1996；335：1325

Emergency Medicine：Concepts and Clinical Practice，5th ed. 2002

■ 导尿术

1. 适应证
- 急性尿潴留
- 危重病人的尿量监测
- 采集无菌尿液标本
- 神经源性膀胱

2. 禁忌证
- 男性：可疑尿路损伤；女性：无绝对禁忌

3. 准备清单
一次性导尿包（内含消毒盘×2、含消毒液棉球×2 包、无菌手套×3、无菌洞巾、甘油纱布、导尿管、10ml 含水注射器、引流袋）

4. 操作步骤
- 体位：平卧位（男性），截石位（女性）
- 消毒：消毒患者尿道周围区域（直径不少于 15cm）
- 铺巾：以尿道口为中心铺无菌洞巾
- 消毒：戴无菌手套，再次消毒尿道周围区域
- 组装：使用甘油纱布涂抹导尿管尖端，可考虑将含水注射器接入导管侧管
- 导尿：均匀用力将导尿管送入尿道，进入膀胱时可见到尿液引出
  - ✓ 男性：左手握住患者阴茎，向上提起，可将尿管全长向下置入（15~20cm）
  - ✓ 女性：左手分开阴唇，右手置入尿管，方向略向上，大致置入尿管 1/3 左右（6~8cm）
- 固定：确认尿管在膀胱内，从侧管注入 10ml 水，缓慢退尿管后可感到阻力
- 善后：连接引流袋

5. 并发症：感染、尿道狭窄、膀胱结石、血尿

6. 提示
- 单次导尿量应不超过 600~800ml，以免出现膀胱充血
- 应根据具体情况选择直径合适的导尿管

■ 关节穿刺术（膝关节）

1. 适应证
- 诊断：对关节炎/积液的性质进行评估和诊断
- 治疗：引流关节积液缓解症状，关节腔内注射糖皮质激素等药物

2. 禁忌证
- 表面皮肤感染或创伤
- 出凝血功能异常、使用抗凝药物
- 菌血症（相对禁忌）

3. 准备清单
帽子、口罩、无菌手套、络合碘、利多卡因、20ml 或 50ml 注射器、5ml 注射器、无菌洞巾、敷料、标本瓶

4. 操作步骤
- 准备：完善知情同意书签署
- 体位：嘱患者平卧位，膝关节伸直或略微弯曲，可考虑将腘窝略微垫起
- 检查：仔细辨识髌骨及穿刺点，外侧或内侧入路均可选取，选取髌骨上 1/3 处平行向外/内 1～2cm 作为穿刺点，并做标记
- 消毒铺巾：戴无菌手套，以拟定穿刺点为中心消毒周围皮肤（范围应足够大），铺无菌洞巾
- 麻醉：用利多卡因麻醉皮肤表面后向深部麻醉
- 穿刺：使用 18～20G 针头接 20/50ml 注射器穿刺，从拟定穿刺点垂直于皮肤表面进针，朝向股骨髁间迤方向，同时负压抽吸滑膜液
- 采样：留取标本送检，尽量抽尽关节内积液；必要时可关节腔内注射药物
- 善后：使用清洁敷料覆盖穿刺点表面，穿刺后当天尽可能局部置动

5. 并发症：感染、出血、关节积液复发

6. 提示
- 在穿刺前应鉴别关节肿胀是否确实由关节腔内积液而非关节周围炎症造成

N Engl J Med 2006 May 11; 354 (19): e19
Am Fam Physician 2000; 61: 2391–2400
Clinical Procedures in Emergency Medicine,
4th ed. WB Saunders, 2004, pp 1042–1057

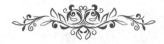

附　录

■ 常用公式

肺功能和呼吸力学

- 肺泡氧分压 $P_A O_2 = [F_{12} \times (760-47)] - \dfrac{PaCO_2}{R}$ $(R \approx 0.8)$

$$P_A O_2 = 150 - \dfrac{PaCO_2}{0.8} \text{（自然状态下）}$$

- 肺泡-动脉氧分压梯度 $P_{A-a}O_2 = [760 \times FiO_2 - (PaCO_2/0.8)] - PaO_2$ （正常值：$5 \sim 25$ 或 $\approx 4+$年龄$/4$）
  - ✓ $P_{A-a}O_2 \uparrow$：V/Q 失调，弥散障碍，右向左分流
  - ✓ $P_{A-a}O_2 \rightarrow$：FiO_2 下降，通气不足
- 分钟通气量 $V_E = $ 潮气量 $(V_T) \times$ 呼吸频率 （RR）（正常 $4 \sim 6$L/min）
- 潮气量 $V_T = $ 肺泡间歇 $(V_A) + $ 死腔 V_D
- 死腔占潮气量百分比 $(V_D/V_T) = (PaCO_2 - PetCO_2)/PaCO_2$ （正常值：$0.3 \sim 0.5$） $PetCO_2$：呼气末 CO_2 分压
- 气道阻力 $= (P_{peak} - P_{plat})/$ 流量 （cmH$_2$O · s/L）（正常值：<10），肺顺应性 $= V_T/(P_{plat} - PEEP)$ （ml/cmH$_2$O）（正常值：$50 \sim 100$）

血流动力学

血流动力学参数	正常值
右房压 （RA）	$\leqslant 6$mmHg
平均动脉压 （MAP） $= \dfrac{SBP + (DBP \times 2)}{3}$	$70 \sim 100$mmHg
右室压 （RV）	收缩期 $15 \sim 30$mmHg 舒张期 $1 \sim 8$mmHg
肺动脉压 （PA）	收缩期 $15 \sim 30$mmHg 平均 $9 \sim 18$mmHg 舒张期 $6 \sim 12$mmHg
肺动脉楔压 （PCWP）	$\leqslant 12$mmHg
心输出量 （CO）	$4 \sim 8$L/min
心指数 CI = CO/BSA	$2.6 \sim 4.2$L/min/m^2
每搏输出量 SV = CO/HR	$60 \sim 120$ml/contraction
每搏指数 SVI = CI/HR	$40 \sim 50$ml/contraction/m^2

血流动力学参数	正常值
体循环血管阻力 $SVR = \dfrac{MAP - mRA}{CO} \times 80$	$800 \sim 1200 \ dynes \times sec/cm^5$
肺循环环血管阻力 $RVR = \dfrac{MPA - mPCWP}{CO} \times 80$	$120 \sim 250 \ dynes \times sec/cm^5$

肾脏

- 渗透压 = 2× [Na] + [血糖] + [BUN] + [酒精] (单位均为 mmol/L, 正常值：270~290)
- CCr = [(140−年龄) ×体重 (kg)] / (血清 Cr×72) (女性×0.85)
- CCr：CCr =尿 Cr×24h 尿量 (ml) / (血清 Cr×1440)
- Na 排泌分数 ($F_E Na$) = (尿 [Na] /血清 [Na]) / (尿 Cr/血清 Cr) ×100% (<1%提示肾前性)
- [Ca] 低白蛋白校正公式：校正血 [Ca] = [(4 − [血清白蛋白]) ×0.8] +实测 [Ca]
- 血清阴离子间隙 (AG) = [Na] − [Cl] − [HCO_3] (正常值：8~16)
- 校正 AG (白蛋白血症) = AG+[(4− [血清白蛋白])×2.5]
- AG 变化值 (△AG) = [AG−12]+[HCO_3] (正常值：23~30)
  △AG>30：代谢性碱中毒 (体内 HCO_3 过多)
  △AG<23：非 AG 增宽的代谢性酸中毒 (体内 HCO_3 过少)
- 尿阴离子间隙 (UAG) = 尿 [Na] +尿 [K] −尿 [Cl]
  UAG<0：胃肠道丢失 HCO_3
  UAG>0：肾丢失 HCO_3 (肾小管酸中毒)

内分泌

1. 常用检验

检查名称	解释	抽血时间和注意事项(仅供参考)
• GLU	血浆葡萄糖水平	随时,灰头管抽
• 甲功 2	FT_3, FT_4, T_3, T_4, TSH	工作日上午空腹,血清管抽
• 甲功 1	FT_3, FT_4, TSH	工作日上午空腹,血清管抽
• 甲功 3	TGAb, TPOAb	工作日上午空腹,血清管抽
• TRAb	甲状腺受体抗体	工作日上午空腹,血清管抽
• TG	甲状腺球蛋白	工作日上午空腹,血清管抽
• 血 CT	血降钙素	工作日上午空腹,血清管抽
• HbA1c	糖化血红蛋白	工作日上午空腹,紫管抽
• 8 小时 UAE	8 小时尿微量白蛋白	晚 10 点至次日上午 6 点留尿,需防腐剂
• FSH, LH • E_2, T, P	卵泡刺激素,黄体生成素,雌二醇,睾酮,孕酮	每个工作日上午空腹,送妇科实验室,血清管抽
• ACTH	促肾上腺皮质激素释放激素	周一、三、五上午空腹紫管冰浴送检
• F	血总皮质醇	每日上午空腹,血清管抽
• 24 小时 UFC	24 小时尿游离皮质醇	留 24 小时尿,需防腐剂
• PRL	泌乳素	工作日早 10 时空腹,血清管抽抽前休息半小时以上
• GH	生长激素	工作日上午空腹,血清管抽
• IGF-1	胰岛素样生长因子-1	工作日上午空腹,血清管抽
• PRA	血浆肾素活性	特殊管,核医学科取
• AⅡ	血管紧张素Ⅱ	同上
• ALD	醛固酮	工作日,绿管
• 24 小时尿 CA	24 小时尿儿茶酚胺	留 24 小时尿,需防腐剂
• PTH	甲状旁腺素	一、三、五上午空腹,血清管抽
• iCa	游离钙	三、五上午空腹抽,抽前肝素润管,抽后将血留在针中,连针一起送

防腐剂可找内分泌病房或门诊

2. 常用检查试验

检查名称	方法
• 葡萄糖耐量试验（OGTT）	于实验前日晚八点后停止进食，安静休息，次日清晨准备温开水 200~300ml 和葡萄糖粉 83g。空腹采血后，将葡萄糖粉 83g 溶解于已准备好的温开水中，5 分钟内喝下，于服糖后 30 分、60 分、120 分、180 分取血测定血糖和血胰岛素。期间不要进食，避免剧烈活动！
• 过夜小剂量地塞米松抑制试验	第一天早晨 8：00 抽血测定皮质醇 在抽血后 16 小时（抽血当天晚上 12 点）服用地塞米松 1mg 然后在第二天上午 8 点再次抽血测定皮质醇
• 血皮质醇节律	于 8am，4pm，0am 抽血测定皮质醇。0am 时需患者入睡。非早上抽血可放入冰箱保存。常可和过夜小剂量地塞米松抑制试验一起做。
• 大小剂量地塞米松联合抑制试验	（1）第一天早上 8 点开始留取 24 小时尿 UFC（对照一） （2）第二天早上 8 点开始留取 24 小时尿 UFC（对照二） （3）第三天早上 8 点开始服用地塞米松，间隔 6 小时服用一次，每次 0.5mg，共 8 次。第三天不留 24 小时尿 UFC （4）第四天早上 8 点开始留取 24 小时尿 UFC （5）第五天早上 8 点开始服用地塞米松，间隔 6 小时服用一次，每次 2mg，共 8 次。第五天不留 24 小时尿 UFC （6）第六天早上 8 点开始留取 24 小时尿 UFC，留尿完成后试验结束 （7）如有疑问，可向内分泌科护士进一步咨询
• 卧立位醛固酮试验	患者于试验前日晚八点后停止进食，平卧休息，凌晨四点起床解小便后继续入睡并保持卧位，不要坐起及下床，晨八点卧位取血，取血后肌内注射呋塞米 40mg，然后保持站立两小时（可行走），十点立位取血，试验结束。若患者血钾过低，暂勿使用呋塞米。
• 卡托普利试验	患者在实验前日晚八点后停止进食，平卧休息，凌晨四点起床解小便后继续入睡并保持卧位，不要坐起及下床，晨八点卧位取血，取血后口服卡托普利 25mg，继续静卧 2 小时，十点卧位取血，试验结束

附
录

诊断试验

	患病（+）	未患病（-）
诊断试验（+）	A 真阳性	B 假阳性
诊断试验（-）	C 假阴性	D 真阴性

- 敏感性 = A/（A+C），特异性 = D/（D+B），假阳性 = B/（A+B），假阴性 = C/（C+D）
- 阳性预期值 = A/（A+B），阴性预期值 = D/（C+D）[预期值不仅取决于敏感性和特异性，还取决于患病率（验前概率）]
- 阳性似然比 = 敏感性/（1-特异性）；阴性似然比 =（1-敏感性）/特异性

■ 常用静脉泵入药物

1. **多巴胺/多巴酚丁胺**（20mg/2ml/支）：（体重 kg×3）mg 加 0.9% NS 至 50ml，1ml/h 相当于 1μg/（kg·min），1～20μg/（kg·min）

   例如：体重 60kg 患者，用量为：5μg/（kg·min）：180mg+0.9% NS 32ml，5ml/h

2. **去甲肾上腺素**（2mg/1ml/支）：（体重 kg×0.3）mg 加 0.9%NS 至 50ml，1ml/h 相当于 0.1μg/（kg·min），0.1～2μg/（kg·min）

   例如：体重 60kg 患者，用量为：0.5μg/（kg·min）：18mg+ 0.9% NS 41ml，5ml/h

3. **肾上腺素**（1mg/1ml/支）：（体重 kg×0.3）mg 加 0.9% NS 至 50ml，1ml/h 相当于 0.1μg/（kg·min），0.1～2μg/（kg·min）

   例如：体重 60kg 患者，用量为 0.5μg/（kg·min）：18mg+0.9% NS 32ml，5ml/h

4. **异丙肾上腺素**（1mg/2ml/支）：3mg+0.9% NS 44ml，1ml/h（1μg/min）

5. **利多卡因**（200mg/10ml/支）：原液（无需稀释），3～9ml/h（1～3mg/min）

6. **艾司洛尔**（200mg/2ml/支）：原液，bolus 0.5mg/kg，维持50～300μg/（kg·min），100μg/（kg·min）= 3.6/h（BWt = 60kg）

7. **胺碘酮**（150mg/3ml）：首剂 150～300mg iv 10min 内推完；450mg+5% GS 36ml iv 泵入，6ml/h（1mg/min）×6h，减至 3ml/h（0.5mg/min）持续泵入；24h 总量<2.2g（禁用 NS）

8. **硝酸甘油**（5mg/ml/支）：50mg+0.9% NS 40ml，10μg/min 开始，可用到 200μg/min（10μg/min=0.6ml/h）（避光）

9. **硝普钠**（50mg/支粉剂）：50mg+0.9% NS 50ml，10μg/min 开始，可用到 200～300μg/min（10μg/min=0.6ml/h）（避光）

10. **亚宁定**（25mg/5ml/支）：原液（无需稀释），从 1.2ml/h（100μg/min）开始，可逐渐加量到400μg/min（4.8ml/h）

11. **尼莫地平**（10mg/50ml/支），原液（无需稀释），起泵 2.5ml/h，2h 后加至 5ml/h，根据血压调整，最高 10ml/h，持续 5～14d

12. **吗啡**（10mg/1ml/支）：50mg+0.9% NS 45ml，1～6ml/h（1～6mg/h）

13. **地西泮（安定）**（10mg/2ml/支）：原液（无需稀释），0.2～3ml/h（1～6mg/h）

14. **咪达唑仑（咪唑安定）**（5mg/5ml/支）：原液（无需稀释），1～6ml/h，0.04～0.2mg/（kg·h）

15. **德巴金**（400mg/粉针）：1200mg + 0.9% NS 50ml（浓度 24mg/ml）首次应用：Bolus 15mg/kg 静推 > 3min（BW = 60kg 为 3g），维持 1~2mg/（kg·h）（2.5~5ml/h）；原曾口服：以原剂量泵入［如 BW = 60kg 0.5g tid po→25mg/（kg·d）→ 1mg/（kg·h）］

16. **冬眠合剂**：异丙嗪（50mg/2ml/支），氯丙嗪（50mg/2ml/支），哌替啶（50mg/1ml）；各 1ml + 0.9% NS 17ml，泵速 1~2ml/h

17. **异丙酚**（200mg/20ml/支）：原液（无需稀释），5~80μg/（kg·min），10μg/（kg·min）= 3.6ml/h（BW = 60kg）

18. **维库溴铵（万可松）**（4mg/支粉剂，1ml/支溶剂）：10 支 + 0.9%NS10ml，0.8~1.2μg/（kg·min），1μg/（kg·min）= 1.8ml/h（BW = 60kg）

19. **垂体后叶素**（6IU/1ml/支）：首剂 12~18U 入壶；原液（无需稀释），消化道出血 2~4ml/h（0.2~0.4U/min），咯血 1~2ml/h（0.1~0.2U/min）

20. **生长抑素（思他宁）**（3mg/2ml/支）：3mg + 0.9% NS 48ml，250μg（4ml）；维持 4ml/h（250μg/h）

21. **奥曲肽（善宁）**（0.1mg/1ml/支）：0.1mg 入壶；0.5mg + 0.9%NS 45ml 维持 2.5ml/h（25μg/h）

22. **普通肝素**（12500U/2ml/支）：1 支 + 0.9% NS 48ml，2ml/h（500U/h），根据 APTT 调整

23. **氨茶碱**（250mg/10ml/支）：500mg + 5% GS 30ml，2ml/h（24h<1g）

■ 各类液体成分及渗透压

液体种类	Na mmol/L	K mmol/L	Cl mmol/L	HCO₃ mmol/L	其他 mmol/L	渗透压 mOsm/L
血浆	142	4	104	27	29	306
0.9%NS	154	–	154	–	–	308
乳酸林格液	130	4	109	–	Lac 28	273
5%GS	–	–	–	–	GS278	278
5%GNS	154	–	154	–	GS278	586
5%NaHCO₃	149	–	–	149	–	298
15%KCl	–	2000	2000	–	–	4000
10%NaCl	1700	–	1700	–	–	3400

附录

■ 常用药物用法表

1. 肝素

- 初始剂量与维持剂量依基础疾病而异（肺栓塞较 ACS 初始剂量高）
  - ✓ ACS：初始剂量 60U/kg（最大 4000U），维持剂量 12U/（kg·g）（最大 1000U/h）
  - ✓ PE：初始剂量 80U/kg，维持剂量 18U/（kg·h）
- 给予初始剂量肝素后第 6, 12, 24h 查 APTT
- 调整剂量后每 4~6h 查 APTT（肝素半衰期~90min）
- 治疗过程中每天或 q12h 查 APTT
- 每天查 CBC 确保 Hct 和 PLT 计数稳定

肺栓塞肝素抗凝调整表		ACS 肝素抗凝调整表	
APPT	调整方案	APPT	调整方案
<40	负荷 5000U，泵速 ↑ 300U/h	<40	负荷 3000U，泵速 ↑ 100U/h
40~49	负荷 3000U，泵速 ↑ 200U/h	40~49	泵速 ↑100U/h
50~59	泵速 ↑150U/h	50~75	维持
60~85	维持	76~85	泵速 ↓100U/h
86~95	泵速 ↓100U/h	86~100	暂停 30min，泵速 ↓ 100U/h
96~120	暂停 30min，泵速 ↓ 100U/h	>100	暂停 60min，泵速 ↓ 200U/h
>120	暂停 60min，泵速 ↓ 150U/h		

2. 华法林调整方案 (*体重>80kg 用 7.5mg)

Day	INR				
	<1.5	1.5~1.9	2.0~2.5	2.6~3.0	>3.0
d1~3	5mg *	5mg *	2.5~5.0mg	0~2.5mg	0mg
d4~5	10mg	5~10mg	0~5mg	0~5mg	0~5mg
d6	根据目标值和先前 5 天内的剂量调整				

过量处理

INR	3.0~5.0	5.0~9.0	>9.0	>20	无论多少
出血	无	无	无	有	严重出血
处理	减量	停药+VitK$_1$ 1~4mg 口服	停药+VitK$_1$ 3~5mg 口服	停药+VitK$_1$ 10 mg iv+FFP	停药 + VitK$_1$ 10 mg iv+凝血酶原复合物

3. 胰岛素

血糖（mmol/L）	处理
<2.8	50%GS 20ml 静脉注射
2.8~4.4	口服糖水，30 分钟后重复测定
4.5~11.1	不需要处理
11.2~13.9	常规胰岛素 4U 皮下注射
14.0~16.7	常规胰岛素 6U 皮下注射
16.8~19.4	常规胰岛素 8U 皮下注射
19.5~22.2	常规胰岛素 10U 皮下注射
>22.2	常规胰岛素 12U 皮下注射

4. 补钾量计算及方式

血清 K（mmol/L）	钾缺乏量（mmol）	15% KCl 量（ml）
3.0	175	87.5
2.5	350	175
2.0	470	235
1.5	700	350

血 K（mmol/L）	补充 KCl（g）（口服/静脉）
3.7~3.8	1.5
3.5~3.6	3.0
3.3~3.4	4.5
3.1~3.2	6.0
≤3.0	7.5（需静脉）

- 15% KCl 10ml 含 KCl 20mmol，肾功能异常者需谨慎，补钾前必须查肌酐

肾功能不全的药物剂量调整

药物	正常剂量	减量	肾衰时剂量调整			替代治疗调整		
			① >50	② 10~50	③ <10	HD	PD	CAVH
ACEI/ARB								
科素亚	50mg q12h	D	100%	100%	100%	—	—	同②
苯那普利	10mg q24h	D	100%	50%~75%	25%~50%	无需	无需	同②
卡托普利	25mg q8h	D. I	q8~q12h	75% q12~q18h	50% q24h	25%~30%	无需	同②
西拉普利	1.25mg q24h	D. I	75% q24h	50% q24~q48h	10%~25% q72h	无需	无需	同②
依那普利	5~10mg q12h	D	100%	75%~100%	50%	25%~50%	无需	同②
福辛普利	10mg q24h	D	100%	100%	75%~100%	无需	无需	同②
培哚普利	2mg q24h	D	100%	75%	50%	25%~50%	—	同②
雷米普利	10%~20mg q24h	D	100%	50%~75%	25%~50%	25%	无需	同②
β受体阻滞剂								
阿替洛尔	50~100mg q24h	D. I	100% q24h	50% q48h	30%~50% Q96h	25~50mg	无需	同②

药物	正常剂量	减量	肾衰时剂量调整			替代治疗调整		
			①>50	②10~50	③<10	HD	PD	CAVH
比索洛尔	10mg q24h	D	100%	75%	50%	—	无需	同②
卡维地洛	25~50mg q12h	D	100%	100%	100%	无需	无需	同②
拉贝洛尔	200~600mg bid	D	100%	100%	100%	无需	无需	同②
美托洛尔	50~100mg bid	D	100%	100%	100%	50mg	无需	同②
普萘洛尔	80~160mg bid	D	100%	100%	100%	无需	无需	同②
抗心律失常药物								
胺碘酮	200~600mg q24h	D	100%	100%	100%	无需	无需	同②
美西律	100~300mg q6~12h	D	100%	100%	50~75%	无需	无需	无需
普罗帕酮	150~300mg q8h	D	100%	100%	100%	无需	无需	同②
钙结抗剂								
氨氯地平	5mg q24h	D	100%	100%	100%	无需	无需	同②
地尔硫䓬	10mg q24h	D	100%	100%	100%	无需	无需	同②
非洛地平	10mg q24h	D	100%	100%	100%	无需	无需	同②
硝苯地平	10~20mg q6~8h	D	100%	100%	100%	无需	无需	同②

药物	正常剂量	减量	肾衰时剂量调整			替代治疗调整		
			①>50	②10~50	③<10	HD	PD	CAVH
维拉帕米	80mg q8h	D	100%	100%	100%	无需	无需	同②
利尿剂								
阿米洛利	5.0mg q24h	D	100%	50%	避免	不宜	不宜	不宜
布美他尼	1~2mg q8~12h	D	100%	100%	100%	无需	无需	不宜
呋塞米	40~80mg bid	D	100%	100%	100%	无需	无需	不宜
托拉塞米	5mg bid	D	100%	100%	100%	无需	无需	不宜
噻嗪类	25~50mg bid	D	100%	100%	避免	不宜	不宜	不宜
螺内酯	25mg tid~qid	I	q6~12h	q12~24h	避免	不宜	不宜	避免
其他								
辛伐他汀	5~40mg qd	D	100%	100%	100%	—	—	同②
地高辛	负荷：1.0~1.5mg 维持 0.25~0.5mg q24h	D, I	100% q24h	25%~75% q36h	10%~25% q48h	无需	无需	同②
氨基糖苷类								
丁胺卡那	7.5mg/kg q12h	D	q12h	q24h	q48h	透后用全量 1/2	15~20mg/L.d	同②

534

药物	正常剂量	减量	肾衰时剂量调整			替代治疗调整		
			①>50	②10~50	③<10	HD	PD	CAVH
庆大霉素	1.7mg/kg q8h	D	q8~12h	q12~24h	q48h	透析用全量 1/2	3~4mg/L. d	同②
链霉素	7.5mg/kg q12h	I	q24h	q24~72h	q72~96h			同②
头孢菌素类								
头孢克洛	250~500mg tid	D	100%	50~100%	50%	后 250mg		不宜
头孢吡肟	2g q8h	D. I	2g q8h	2g q12~24h	1g q24h	透后给 +1.0g	1~2g q48h	—
头孢美唑	2.0g q6~12h	I	q8h	q8~12h	q48h	后 0.75g		同②
头孢呋辛	0.75~1.5g q8h	I	q8h	q8~12h	q24h	透后给	同③	1.0 q12h
头孢他啶	2g q8h	I	q8~12h	q12~24h	q24~48h	透后 1.0g	0.5g/d	同②
头孢曲松	0.2~1.0 q12h	D	100%	100%	100%	透后给	0.75 q12h	同②
氟喹诺酮类								
环丙沙星	400mg q12h	D	100%	50%~75%	50%	透后给	—	—
左氧氟沙星	750mg q24h	I	q24h	q48h	q48h	—	—	—
莫西沙星	400mg qd	D	100%	100%	100%	无需	无需	无需

药物	正常剂量	减量	肾衰时剂量调整			替代治疗调整		
			①>50	②10~50	③<10	HD	PD	CAVH
大环内酯类								
阿奇霉素	250~500mg q24h	D	100%	100%	100%	无需	无需	无需
克拉霉素	0.5~1.0g q12h	D	100%	75%	50%~75%	—	无需	无需
克林霉素	150~300mg q6h	D	100%	100%	100%	无需	无需	无需
碳青霉烯类								
亚胺培南	0.5g q6h	D. I	0.25~0.5 q6~8h	0.25g q6~12h	0.125~0.25 q12h	透后给	同③	同②
美罗培南	1.0g q8h	D. I	1.0g q8h	1.0g q12h	0.5g q24h	透后给	同③	同②
厄他培南	1.0g q24h	D	100%	50%	50%	透后给	同③	同②
其他类抗生素								
甲硝唑	7.5mg/kg q6h	D	100%	100%	50%	透后给	同③	同②
磺胺甲噁唑	1.0g q8h	I	q12h	q18h	q24h	透后给	1g/d	同②
替考拉宁	6.0mg/kg q24h	I	q24h	q48h	q72h	同③	同③	同②
万古霉素	1.0g q12h	I	q12h	q24~96h	1g/4~7d	同③	同③	同②

続 表

药物	正常剂量	减量	肾衰时剂量调整			替代治疗调整		
			①>50	②10~50	③<10	HD	PD	CAVH
头孢哌酮/舒巴坦	2~4g/0.5~1g q12h	D	100%	50%	25%~50%	—	—	—
青霉素类								
阿莫西林/克拉维酸	500/125mg q8h	D. I	500/125 q8h	250~500 q12h	250~500 q24h	同③	—	—
氨苄西林舒巴坦	2.0g AM+1.0 SB q6h	I	q6h	q8~12h	q24h	透后给	同③	
哌拉西林他唑巴坦	3.375~4.5g q6~8h	D. I	100%	2.25g q6h	2.25g q8h	同③	4.5g q12h	
抗真菌抗生素类								
两性霉素B	7.5mg/kg q12h	I	q12h	q24h	q24h		剂量天调整	
氟康唑	100~400mg q24h	D	100%	50%	50%	透后给	同③	
氟胞嘧啶	37.5mg/kg q6h	I	q12h	q12~24h	q24h	透后给	同③	同②
伊曲康唑 po	100~200mg q12h	D	100%	100%	50%	透后给	100mg q12~24h	同②
伊曲康唑 iv	200mg q12h	D	因载体（环糊精）蓄积，CrCl<30不能应用					同②

药物	正常剂量	减量	肾衰时剂量调整			替代治疗调整		
			①>50	②10~50	③<10	HD	PD	CAVH
伏立康唑 iv	6mg/kg q12h×2 4mg/kg q12h 维持	D	100%	因载体（环糊精）蓄积，CrCl<50 改口服				
抗结核类								
乙胺丁醇	15~25mg/kg q24h	I	q24h	q24~36h	q48h	透后给	同③	同②
异烟肼	5mg/（kg·d）	D	100%	100%	100%	透后给	同③	同②
吡嗪酰胺	25mg/kg q24h	D	100%	100%	50%~100%	透前给	100%	—
利福平	600mg q24h	D	100%	50%~100%	50%~100%	无需	同③	同②
抗病毒药类								
阿昔洛韦	5~12.4mg/kg q8h	D、I	100%	q12~24h	50% qd	透后给	同③	同②
金刚烷胺	750mg q24h	D、I	750mg q24h	750mg q48h	500mg q48h	同③	同③	同②
泛昔洛韦	500mg q8h	D、I	500mg q8h	500mg q8h	250mg qd	透后给	—	不宜
更昔洛韦	5mg/kg q12h	D、I	100% q12h	25~50% qd	25% 3次/周	透后给	同③	同②

续 表

药物	正常剂量	减量	肾衰时剂量调整 ①>50	②10~50	③<10	替代治疗调整 HD	PD	CAVH
拉米夫定	300mg qd	D	100%	15%~50%	7%~15%	透后给	同③	100mg q8h
齐多夫定	200mg q8h 300mg q12h	D, I	100%	100%	100% q8h	同②	同②	
抗凝药								
肝素	负荷 75U/kg 维持 0.5U/(kg·min)	D	100%	100%	100%	—	—	同②
低分子肝素	30~40mg q12h	D	100%	100%	50%	—	—	同②
华法林	2~10mg qd	D	100%	100%	100%	无需	无需	无需
神经科用药								
卡马西平	200mg bid	D	100%	100%	100%	无需	无需	无需
加巴喷丁	300~600mg tid	D, I	400mg tid	300mg q12~24h	300mg qod	透后给	同③	同②
拉莫三嗪			100%	50%	50%	无需	同③	同②
丙戊酸钠	15~60mg/kg qd	D	100%	100%	100%	透后给	同③	无需
奥卡西平	200~400mg tid	D	100%	100%	100%	无需	—	—

539

药物	正常剂量	减量	肾衰的剂量调整			替代治疗调整		
			①>50	②10~50	③<10	HD	PD	CAVH
托吡酯	100~400mg q12h	D	100%	50%	25%	—	—	同②
文拉法辛	75~375mg qd	D	75%	50%	50%	无需	—	不宜
苯巴比妥	50~100mg q8~12h	I	q8~12h	q8~12h	q12~16h	透后给	1/2	同②
新斯的明	15~375mg qd	D	100%	50%	25%	—	—	同②
卡比多巴	1# tid—6#/日	D	100%	100%	10%	—	—	—
左旋多巴	250~500mg bid	D	100%	50%~100%	50%~100%	—	—	同②
消化科用药								
法莫替丁	20~40mg bid/睡前	D	50%	25%	10%	无需	无需	同②
雷尼替丁	150~300mg bid	D	75%	50%	25%	50%	无需	同②
胃复安	10~15mg qid	D	100%	75%	50%	无需	—	—
兰索拉唑	15~60mg qd	D	100%	100%	100%	—	—	—
奥美拉唑	20~60mg qd	D	100%	100%	100%	—	—	—
内分泌科用药								
甲巯咪唑	5~20mg tid	D	100%	100%	100%	—	—	同②
丙硫氧嘧啶	100mg tid	D	100%	100%	100%	—	—	同②

药物	正常剂量	减量	肾衰时剂量调整			替代治疗调整		
			①>50	②10~50	③<10	HD	PD	CAVH
阿卡波糖	50~200mg tid	D	50%~100%	避免	避免	—	无需	避免
格列齐特	12.5~100mg qd	D	50%~100%	避免	避免	—	—	避免
格列吡嗪	2.5~15mg qd	D	100%	50%	50%	—	—	避免
格列本脲	1.25~20mg qd	D	无数据	避免	避免	—	—	避免
二甲双胍	500~850mg bid	D	50%	25%	避免	—	—	避免
胰岛素	不定	D	100%	75%	50%	无需	无需	同②
罗格列酮	4~8mg qd	D	单用无需调整，避免与二甲双胍合用					
其他药物								
双氯芬酸	25~75mg bid	D	50%~100%	25%~50%	25%	无需	无需	同②
沙丁胺醇	2~4mg tid~qid	D	100%	75%	50%	—	—	同②
异丙托溴铵	2吸 qid	D	100%	100%	100%	无需	无需	同②
西替利嗪	5~20mg q24h	D	100%	50%	25%	无需	—	不宜
苯海拉明	25mg tid~qid	D	100%	100%	100%	无需	无需	无需
异丙嗪	12.5~25mg qd~qid	D	100%	100%	100%	无需	无需	无需

■ 常用单位换算

1in = 2.54cm	1cm = 0.3937in
1ft = 0.3048m	1m = 3.2808ft
1mi = 1.6093km	1km = 0.6214mi
1gal = 3.7854L	1L = 0.26417gal
1lb = 0.45359kg	1kg = 2.204lbs
$°C = (°F-32) × 5/9$	$°F = (°C×9/5) + 32$

in 英寸, ft 英尺, mi 英里, gal 加仑, lb 镑, °F 华氏温度

换算系数 (传统单位 = SI 制单位÷系数; SI 制单位 = 传统单位×系数)

化验项目	传统单位	换算系数	SI 制单位
Ca	mg/dl	0.25	mmol/L
Urea	mg/dl	0.1665	mmol/L
CR	mg/dl	88.402	μmol/L
UA	mg/dl	59.48	μmol/L
Tbil	mg/dl	17.10	μmol/L
Dbil	mg/dl	17.10	μmol/L
Glu	mg/dl	0.05551	mmol/L
CHO	mg/dl	0.02586	mmol/L
TG	mg/dl	0.01129	mmol/L
HDL/LDL-C	mg/dl	0.02586	mmol/L

■ 肿瘤患者 ECOG 体力状况评分

分级	描述
0	活动能力完全正常，与起病前无明显差别
1	能行走和从事轻体力活动，但不能从事较重的体力活动
2	能行走，生活自理，但不能工作，日间超过一半时间下床活动
3	生活仅能部分自理，日间超过一半时间卧床或轮椅
4	卧床不起，生活不能自理

常用缩写

缩写	英文	中文
AAA	abdominal aortic aneurism	腹主动脉瘤
AAD	antiarrhythmic drug	抗心律失常药物
ABG	arterial blood gas	动脉血气
abn	abnormal	异常
ABPA	allergic bronchopulmonary asperillosis	过敏性支气管肺曲霉菌病
abx	antibiotics	抗生素
AC	assist control	辅助控制
ACEI	angiotensin converting enzyme inhibitor	血管紧张素转换酶抑制剂
ACL	anticardiolipia antibodies	抗心磷脂抗体
AF	atrial fibration	房颤
AGN	acute glomerulonephritis	急性肾小球肾炎
AIHA	autoimmune hemolytic anemia	自免溶贫
ALD	aldosterone	醛固酮
ALL	acute lymphoblastic leukemia	急性淋巴细胞白血病
ALL	allergy	过敏史
AMI	acute myocardial infarction	急性心肌梗死
AML	acute myeloblastic leukemia	急性髓细胞白血病
amy	amylysis	淀粉酶
ANA	antinuclear antibody	自身核抗体
ANC	absolute neutrophil count	中性粒细胞绝对计数
ANCA	antineutrophil cytoplasmic antibodies	抗中性粒细胞质抗体
APP	appendix	阑尾
APS	antiphospholipid antibody syndrome	抗磷脂抗体综合征
ARB	angiotensin II receptor blocker	血管紧张素受体拮抗剂
ARDS	adult respiratory distress syndrome	成人呼吸窘迫综合征
AS	aortic stenosis	主动脉狭窄
ASA	aspirin	阿司匹林
ASD	atrial septal defect	房间隔缺损
asx	asymptomatic	无症状
AT	atrial tachycardia	房速

缩写常用写

ATC	around the clock	按时	c/b	complicated by	并发
ATN	acute tubular necrosis	急性肾小管坏死	C/C/E	clubbing/cyanosis/edema	杵状指/紫绀/水肿
AVB	atrioventricular block	房室传导阻滞	C/D	costipation/diarrhea	便秘/腹泻
AZA	azathioprine	硫唑嘌呤	C/S	cesarean section	剖宫产
BALF	bronchoalveolar lavage fluid	肺泡灌洗液	c/w	compared with	与……比较
BBB	blood brain barrier	血脑屏障	C+S	culture and sensitivities	培养加药敏
BCx	blood cultures	血培养	CABG	coronary artery bypass grafting	冠状动脉搭桥术
BM	bone marrow	骨髓	CAD	coronary arterial disease	冠心病
BMI	body mass index	体重指数	CAP	community acquired pneumonia	社区获得性肺炎
BO	bowel obstruction	肠梗阻	CAPD	chronic ambulatory peritoneal dialysis	长期非卧床腹膜透析
BOOP	brochiolitis obliterans with organizing pneumonia	闭塞性支气管炎伴机化性肺炎	cath	coronary arterial angiography	冠状动脉造影术
BPH	benign prostatic hypertrophy	良性前列腺增生	CBC	complete blood cell	血常规
BS	breath sounds	呼吸音	CBD	common bile duct	胆总管
BSA	body surface area	体表面积	CHD	congenital heart disease	先天性心脏病
BUN	blood urea nitrogen	血尿素氮	CCP	cyclic citrullinated peptide	环瓜氨酸肽
BUS	B ultrasound	B型超声	CF	cystic fibrosis	囊性纤维化
Bx	biopsy	活检	CD	Crohn's disease	克罗恩病
C'	complement	补体	CI	cardiac index	心指数

544

缩写	英文	中文
CIDP	chronic inflammatory demyelinating polyneuropathy	慢性炎症性脱髓鞘多发性神经病
CK	creatine kinase	肌酶
CKD	chronic kidney disease	慢性肾病
CLL	chronic lymphoblastic leukemia	慢性淋巴细胞白血病
CML	chronic myeloblastic leukemia	慢性髓细胞白血病
CMV	cytomegalovirus	巨细胞病毒
CMP	cardiomyopathy	心肌病
CN	cranial nerve	颅神经
CO	cardiac output	心输出量
complics	complications	并发症
COP	crytogenic organizing penumonitis	隐源性机化性肺炎
COPD	chronic obstructive pulmonary disease	慢性阻塞性肺疾病
CP	chest pain	胸痛
CPAP	continuous positive airway pressure	持续正压通气
Cr	creatinine	肌酐
CRC	colorectal cancer	结直肠癌
CRF	chronic renal failure	慢性肾衰
CRP	C reactive protein	C 反应蛋白
CRT	cardiac resynchronization therapy	心脏同步治疗
CsA	cyclosporine A	环孢菌素 A
CSF	cerebrospinal fluid	脑脊液
CT C/A/P non-con	non-contract chest/abdominal/pelvic CT	胸部/腹部/盆腔 CT 平扫
CTA	clear to auscultation	听诊为清音
CTAB	clear to auscultation bilaterally	双侧听诊为清音
CTD	connect tissue disease	结缔组织病
CTx	chemotherapy	化疗
CTX	cyclophosphamide	环磷酰胺
CVD	cerebrovascular disease	脑血管疾病
CVA	cerebrovascular accident	脑血管事件
CVP	central venous pressure	中心静脉压
CVVH	continuous veno-venous hemofiltration	连续性静脉-静脉血液滤过
CW	chest wall	胸壁
cx	culture	培养
CXR	chest X ray	胸部 X 线
d. of	die of	死于…

常用缩写

缩写	英文	中文
d/c	discharge, discontinue	出院，终止
d/t	due to	由于
D5	dextrose 5%	5%葡萄糖
D5W	dextrose 5% in water	5%葡萄糖溶液
DA	dopamine	多巴胺
DAH	diffuse alveolar hemorrhage	弥漫性肺泡出血
DBP	diastolic blood pressure	舒张压
DCMP	diastolic cardiomyapathy	扩张性心肌病
DDx	differential diagnosis	鉴别诊断
derm	dermatological	皮肤相关
DI	diabetes insipidus	尿崩症
DIC	diffuse introvascular coagulation	弥散性血管内凝血
DIP	distal interphalangeal	远端指间关节
DIP	desquamative interstitial pneumonitis	脱屑性间质肺炎
DKA	diabetic ketoacidosis	糖尿病酮症酸中毒
DM	diabetes mellitus	糖尿病
DM	dermatomyositis	皮肌炎
DMARD	disease-modifying anti-rheumatic drug	慢作用抗风湿药
DN	diabetic nephropathy	糖尿病肾病
DNI	do not intubate	拒绝气管插管
DNR	do not resuscitate	拒绝心肺复苏
DNT	did no test	未测试
DOB	date of birth	出生日期
DOE	dyspnea on exertion	运动后呼吸困难
DRE	digital rectal examination	肛门指诊
DTO	danger to other	危害他人
DTRs	deep tendon reflexes	肌腱反射
DU	duodenal ulcer	十二指肠溃疡
DVT	deep vein thrombosis	深静脉血栓
DV	domestic violence	家庭暴力
Dx	diagnosis	诊断
Dz	diseases	疾病
e/o	evidence of	证据
ECG	electrocardiogram	心电图
echo	echocardiogram	超声心动图
ECMO	extracorporeal membrane oxygenation	体外循环膜肺

ECOG	Eastern Cooperative Oncology Group	美国东部肿瘤协助组	Etio	etiology	病因
ETOH	ethyl alcohol	酒精
EEG	electroencephalogram	脑电图	EUS	endoscopic ultrasound	超声内镜
EF	ejection fraction	射血分数	eval.	evaluation	评估
EFA	essential fatty acids	必需脂肪酸	EUS	endoscopic ultrasound	超声内镜
EGA	estimate gestational age	预产期	EVH	esophageal variceal hemorrhage	食管胃底静脉曲张破裂出血
EGD	esophagogastroduoden-oscopy	胃镜			
EM	electron microscopy	电镜	F/C	fever, chill	发热，寒战
EMH	extramedullary hematopoiesis	髓外造血	f/u	follow up	随访
EMZ	ethambutal	乙胺丁醇	FDP	fibrin degradation product	纤维蛋白降解产物
Eos	eosinophil	嗜酸细胞	FFP	fresh frozen plasma	新鲜冷冻血浆
epi	epithithelial cell	上皮细胞	FHx	family history	家族史
EPI	epinephrine	肾上腺素	FQ	fluoroquinolone	氟喹诺酮
EPS	extrapyramidal symptoms	锥体外系症状	FOBT	fecet ocurre blood test	便潜血
ERCP	endoscopic retrograde cholaangiopancreatography	内镜下逆行胰胆管造影	foley	foley catheter	尿管
			FPG	fasting plasma glucose	空腹血糖
esp	especially	特别	FSGS	focal segmental glomerulosclerosis	局灶节段性肾小球硬化
ESR	erythrocyte sedimentation rate	血沉			
ESRD	end stage renal disease	终末期肾病	FNA	fine needle aspiration	细针穿刺活检
ET	essential thrombocythemia	原发性血小板增多症	FTT	fail to treat	治疗失败

547

常用缩写

FUO	fever of unknown origin	发热待查	G-tube	gastrostomy tube	胃管
fx	fractures	骨折	GU	gastric ulcer	胃溃疡
GB	gallbladder	胆囊	H₂RA	H₂-receptor antagonist	H₂受体拮抗剂
GBM	glomerular basement membrane	肾小球基底膜	HA	headache	头痛
GBS	Guillain-Barre syndrome	格林巴利综合征	HAV	hepatitis A virus	甲型肝炎病毒
GCA	giant cell arteritis	巨细胞动脉炎	HAP	hospital acquired pneumonia	医院获得性肺炎
GCS	Glasgow coma scale	格拉斯哥评分	Hb	hemoglobin	血红蛋白
G-CSF	granulocyte colony stimulating factor	粒细胞集落刺激因子	HBV	hepatitis B virus	乙型肝炎病毒
			HAART	highly active anti-retroviral therapy	高效抗反转录病毒治疗
GERD	gastroesophageal reflux disease	胃食管反流	HCC	hepatocellular carcinoma	肝细胞肝癌
GFR	glomerular filtration rate	肾小球滤过率	HCMP	hypertrophic cardiomyopathy	肥厚性心肌病
GGT	γ-glutamyl transpeptidase	γ-谷氨酰转肽酶	HCQ	hydroxychloroquine	羟氯喹
GH	growth hormone	生长激素	Hct	hematocrit	红细胞压积
GI	gastrointestinal	胃肠道	HCTZ	hydrochlorothiazide	氢氯噻嗪
GIB	gastrointestinal bleed	消化道出血	HD	hemodialysis	血液透析
glc	glucose	葡萄糖	HDL	high-density lipoprotein	高密度脂蛋白
GN	glomerulonephritis	肾小球肾炎	HELLP	hemolysis, abnormal LFTs, low platelets	HELLP综合征
GNR	gram-negative rods	G⁻杆菌			
GPC	gram-positive cocci	G⁺球菌	HF	heart failure	心力衰竭

HIT	heparin-induced thrombocytopenia	肝素导致血小板减低	
HL	hodgkin's lymphoma	霍奇金淋巴瘤	
HM	heart murmur	心脏杂音	
HONKC	hyperosmolar non-ketotic hyperglycemic coma	高渗性非酮症昏迷	
HoTN	hypotension	低血压	
HR	heart rate	心率	
HRT	hormone replacement therapy	激素替代疗法	
HSM	hepatosplenomegaly	肝脾大	
HSCT	hematopoietic stem cell transplantation	造血干细胞移植	
HSP	henoch-schonlein purpura	过敏性紫癜	
HSV	herpes simplex virus	单纯疱疹病毒	
HTN	hypertension	高血压	
HUS	hemodytic uremic syndrome	溶血尿毒综合征	
hx	history	病史	
IABP	intro-aortic balloon pump	主动脉球囊反搏	
IBD	inflammatory bowel disease	炎性肠病	
IBW	ideal body weight	理想体重	
IC	immune complex	免疫复合物	
ICD	implantable cardiac defibrillator	埋藏式心脏自动除颤器	
ICA	insulin cell antibody	胰岛细胞自身抗体	
ICH	Intracranial Hemorrhage	颅内出血	
ICP	intracranial pressure	颅内压	
IE	infective endocarditis	感染性心内膜炎	
IFG	impaired fasting glucose	空腹血糖收缩	
IgAN	IgA nephrosis	IgA肾病	
IGT	impaired glucose tolerance	糖耐量减低	
ih	hypodermic injection	皮下	
im	intramuscular injection	肌注	
indic	indication	适应证	
INH	isoniazid	异烟肼	
INR	international normalized ratio	国际标准化比值	
IPF	idiopathic pulmonary fibrosis	特发性肺间质纤维化	
ITP	idiopathic thrombocytopenic purpura	特发性血小板减少性紫癜	
IST	immunosuppressive therapy	免疫抑制剂治疗	
IUD	intro-uterus device	宫内节育器	

549

常用缩写

IVC	inferial vena cava	下腔静脉
IVDA	introvenous drug abuse	静脉吸毒
IVIg	intravenous immuoglobulin	静脉注射丙种球蛋白
J-tube	Jejunum tube	空肠管
KUB	kidney, ureter, bladder	腹平片
LA	lupus anticoagulate	狼疮抗凝物
LAD	left anterior desending coronary artery	前降支
LAD	lymphadenopathy	淋巴结肿大
LAE	left atrial enlargement	左心房增大
LAN	lymphadenopathy	淋巴结肿大
LAO	left anterior oblique	左前降支
LAP	left atrial pressure	左房压
lasix	fosamide	呋塞米
LBBB	left bundle branch block	左束支传导阻滞
LCx	left circumflex coronary artery	回旋支
LDH	lactate dehydrogenase	乳酸脱氢酶
LE	lower extremities	下肢
LEE	lower extremities edema	下肢水肿

LFTs	liver function tests	肝功能
LGIB	lower gastrointestinal bleed	下消化道出血
LLL	left lower lobe	(肺) 左下叶
LLQ	left lower quadrant	左下方 (腹部)
LMWH	low molecular weight heparm	低分子肝素
LN	lupus nephritis	狼疮肾炎
LN	lymph node	淋巴结
LOT	ligament of treitz	屈氏韧带
LP	lumbar puncture	腰穿
LQTS	long QT syndrome	长 QT 综合征
LRFTs	liver and renal function tests	肝肾功能
LV	left ventricle	左室
LVH	left ventricular hypertrophy	左室肥厚
m/r/g	murmurs/rubs/gallops	心脏杂音/心包摩擦音/奔马律
MAHA	microangiopathic hemolytic anemia	微血管内溶血
MAP	mean arterial pressure	平均动脉压
MAT	multifocal atrial tachycardia	多灶性房速
MCD	minimal change disease	微小病变

缩写	英文	中文
MCP	metacarpal phalangeal (joint)	掌指关节
MDS	myelodysplastic syndrome	骨髓增生异常综合征
MEN	multiple endocrine neoplasia	多发性内分泌肿瘤
mets	metastases	转移
MG	myasthenia gravis	重症肌无力
MGUS	monoclonal gammopathy of uncertain significance	意义未明单克隆免疫球蛋白血症
MM	mutiple myeloma	多发性骨髓瘤
MN	membranous nephropathy	膜性肾病
MODS	multi-organ dysfunction syndrome	多脏器官内衰竭
MODY	maturityonset diabetes mellitus in young	青年人中的成年发病性糖尿病
MPGN	membranoproliferative glomerulonephritis	膜增肾小球肾炎
MR	mitrial regurgitation	二尖瓣反流
MR T/L spine	thorac/lumbar spine MRI	胸/腰椎磁共振成像
MRA	mganetic resonance angiography	磁共振血管造影
MRCP	magnetic resonance cholangiopancreatography	磁共振胰胆管成像
MRSA	methicillin-resistant S. aureus	甲氧西林耐药的金葡菌
MS	mitral stenosis	二尖瓣狭窄
MTN	maligant hypertension	恶性高血压
MTX	methotrexate	甲氨蝶呤
MV	mitral valve	二尖瓣
MVP	mitral valve prolapse	二尖瓣脱垂
MVR	mitral valve replacement	二尖瓣置换
n/v	nausea and vomiting	恶心呕吐
N/V/D/C	nausea, vomiting, diarrhea, constipation	恶心/呕吐/腹泻/便秘
NAD	no acute distress	无急性面容
NE	noradrenalin	去甲肾上腺素
NGT	nasogastric tube	鼻胃管
NHL	non-hodgkin's lymphoma	非霍奇金淋巴瘤
NKDA	no known drug allergic	无已知药物过敏
NM	neromuscular	神经肌肉
NPO	nothing by mouth	进食

缩写	English	中文
NS	normal saline	生理盐水
NSCLC	non-small cell lung cancer	非小细胞肺癌
NSTEMI	non-ST-segment elevation myocardial infarction	非 ST 段抬高的心肌梗死
NSAIDS	nonsteroidal anti-inflammatory drug	非甾体类抗炎药
NPPV	noninvasive positive pressure ventilation	无创正压通气
NTG	nitroglycerin	硝酸甘油
O/D	overdose	过量
OA	osteoarthritis	骨关节炎
OCP	oral conceptive pill	口服避孕药
OI	opportunistic infection	机会感染
OTC	over-the-counter	非处方药
p/w	present with	目前
PA	pulmonary artery	肺动脉
PAC	pulmonary artery catheter	肺动脉导管
PAD	peripheral arterial disease	周围动脉疾病
PHT	pulmonary hypertension	肺高压
PAN	polyarteritis nodosa	结节性多动脉炎
pb	problem	问题
PBC	primary biliary cirrhosis	原发性胆汁性肝硬化
PCA	patient-controlled anesthesia	病人自控镇痛
PCI	percutaneous coronary intervention	经皮冠脉介入治疗
PCN	penicillin	青霉素
PCOS	polycystic ovary syndrome	多囊卵巢综合征
PCP	pneumocystis jioveci pneumonia	肺孢子菌肺炎
PCWP	pulmonary capillary wedge pressure	肺毛细血管楔压
PD	peritoneal dialysis	腹膜透析
PDA	posterior descending coronary artery	后降支
PDA	patent ductus arteriosus	动脉导管未闭
PE	pulmonary embolism	肺栓塞
PEEP	positive end-expiratory pressure	呼气末正压通气
PERRL	pupils equal and reactive to light.	双侧瞳孔等大、对光反应灵敏
PET	positron emission tomography	正电子发射计算机断层显像

PETs	pancreatic endocrine tumors	胰腺内分泌肿瘤	
PEx	physical examination	体格检查	
PFT	pulmonary function test	肺功能检查	
PID	pelvic inflammatory disease	盆腔炎症	
PIP	proximal interphalangeal	近端指间关节	
Plt	platelet	血小板	
PM	polymyositis	多发性肌炎	
PICC	peripherally inserted central venous catheters	经外周静脉置入中心静脉导管	
PMHx	past medical history	既往史	
PNA	peumonia	肺炎	
PND	paroxysmal nocturnal dyspnea	夜间阵发性呼吸困难	
PNH	paroxysaml noctural hemoglobinuria	阵发性睡眠性溶血	
posn	position	位置	
PPI	proton pump inhibitors	质子泵抑制剂	
pred	prednisolone	泼尼松（强的松）	
proc	procedure	程序/操作	
prog	prognosis	预后	
PS	pressure support	压力支持	

PSA	prostate specific antigen	前列腺特异性抗原	
PSC	primary sclerosing cholangitis	后发性硬化性胆管炎	
PT	prothrombin time	凝血时间	
pt	patient	患者	
PT/OT	physical therapy and occupational therapy	物理疗法/作业疗法	
PTA	percutaneous transluminal angioplasty	经皮血管腔内血管成形术	
PTH	parathyroid hormone	甲状旁腺素	
PTSD	post traumatic stress disorder	创伤后应激障碍	
PTX	pneumothorax	气胸	
PUD	peptic ulcer disease	消化性溃疡	
PZA	pyrazinamide	吡嗪酰胺	
PVR	pulmorary vascular resistance	肺血管阻力	
qac	before every meal	餐前	
qhs	every bedtime	睡前	
r/o	rule out	除外	
RA	rheumatoid arthritis	类风湿关节炎	
ReA	reactive arthritis	反应性关节炎	
RBBB	right bundle branch block	右束支传导阻滞	

RBC	red blood cell	红细胞	SBP	systolic BP	收缩压
RCA	right coronary artery	右冠状动脉	SCD	sudden cardiac death	心源性猝死
RF	rheumatoid factor	类风湿因子	sev.	severe	重度
RFTs	renal function tests	肾功能	SIADH	syndrome of inappropriate antidiuretic hormone	抗利尿剂分泌不当综合征
RN	registered nurse	注册护士			
ROM	range of motion (of joints)	活动度	SIEP	serum immunoelectrophoresis	血浆免疫电泳
RPGN	rapid progressive glomerulonephritis	快速进展性肾炎	SLE	systemic lupus erythematosus	系统性红斑狼疮
			SM	splenomegaly	脾大
RTA	renal tubular acidosis	肾小管酸中毒	SMA	superior mesenteric artery	肠系膜上动脉
RRR	regular rate and rhythm	心率正常心律规则	SPEP	serum protein electrophoresis	血浆蛋白电泳
RS	Reiter syndrome	赖特综合征	SSc	systemic sclerosis	系统性硬化症
RUL	right upper lobe	右上肺	STD	sexually transmitted disease	性传播疾病
RUQ	right upper quadrant	右上腹	SVC	superior vena cava	上腔静脉
RVH	right ventrical hypertrophy	右室肥厚	SSS	sick sinus syndrome	病态窦房综合征
Rx	treatment	治疗	sx	symptoms	症状
s/e	side effect	药品不良反应	T2D	type 2 diabetes mellitus	2型糖尿病
SAAG	serum-ascites albumin gradient	血清腹水白蛋白梯度	TB	tuberculosis	结核
SAH	subarachnoid hemorrhage	蛛网膜下腔出血	TCA	tricyclic antidepressant	三环抗抑郁药
SAP	severe acute pancreatitis	重症胰腺炎	TCD	transcranial Doppler	经颅多普勒超声

缩写	英文	中文
TEE	transesophageal echo	经食管心脏超声
TFT	thyroid function test	甲功
TG	triglycerides	甘油三酯
TIA	transient ischemic attack	短暂性脑缺血发作
TIBC	total iron binding capacity	总铁结合力
TP	total protein	总蛋白
TPN	totalparenteral nutrition	肠外营养
TS	tricuspid stenosis	三尖瓣狭窄
TTE	transthoracic echo	经胸骨的心脏超声
TTP	tenderness to palpation	触痛
Tx	therapy	治疗
U/A	urinalysis	尿常规
UA	uric acid	尿酸
UAP	unstable angina pectoris	不稳定心绞痛
UC	ulcerative colitis	溃疡性结肠炎
Ucx	urine culture	尿培养
Uk	Urine K	尿钾
ULN	upper limit of nomal	正常上限
UNa	urine Na	尿钠
UOP	urine output	尿量
Urea	urea	尿素
URI	upper respirator tract infection	上呼吸道
V/Q	ventilation-perfusion	通气灌注现象
VCR	vincristine	长春新碱
vitals	vital sign	生命体征
VL	virus load	病毒载量
VOD	veno-occlusive disease	静脉阻塞病
VS	vital sign	生命体征
VSD	ventricular septal defect	室间隔缺损
w/	with	和
w/o	without	没有
WPW	wolff-parkinson-white syndrome	预防激综合征
βB	beta-blocker	β受体阻滞剂
WCT	wide-complex tachycardia	宽QRS波心动过速
WHO	World Heath Organization	世界卫生组织
XRT	radiation therapy	放疗

ISBN 978-7-5679-0016-5

定价：50.00元

ISBN 978-7-5679-1171-0

9 787567 911710 >

定价：25.00元